高职国际贸易实务专业"十二五"新标准系列教材

出入境报检业务操作

主编 ◇ 童宏祥

华东师范大学出版社

前言

出入境报检业务主要涵盖了出入境过程中进出口货物与包装的报检、检验检疫以及对发货人和收货人监管等内容。随着我国对外贸易的迅猛发展，出入境报检工作已显得尤为重要，并在报检公司、报关公司、进出口公司、外贸生产企业、国际货运代理公司、国际物流公司等企业中形成了独立的工作岗位。

《出入境报检业务操作》是高职院校国际贸易、商务英语等专业的一门专业技能课程。本教材面向高职学生的就业岗位，立足出入境检验检疫工作，突出出入境业务的工作过程，注重专业知识技能的培养。本教材具有以下四方面的特色：

一是课程结构对接工作过程。本教材以我国进出口贸易业务为背景，突出检验检疫工作过程的主体地位，围绕进出口货物及运输包装这一主线，按照实际工作情境构建课程结构，形成一个比较完整的业务过程。

二是课程内容对接职业能力。本教材以项目为驱动，引用实际业务中的案例，通过"实例展示"的形式将专业知识与职业能力进行了有机衔接。

三是课程知识对接最新法律。本教材介绍了 2014 年起施行的有关检验检疫工作的行政法规，体现了知识的时效性。

四是课程结构对接学生认知特点。本教材根据不同业务的具体操作环节分成十个项目，每个项目设置学习与考证目标、项目背景和任务，每一个任务设有"案例导入"、"案例分析"和"实例展示"这三个模块，强调专业理论知识为业务操作服务，并在每个项目后配有知识技能训练，帮助学生复习与巩固专业知识和操作技能，参考答案请向出版社索取。

本书由童宏祥教授担任主编，童莉莉担任副主编。具体编写分工是：

童宏祥(项目一、项目二),童莉莉(项目三、项目四),王晓艳(项目五),卢叶敏(项目六),朱云海(项目七),孙婧(项目八),王善祥(项目九),程欣然(项目十)。由于笔者的水平有限,书中难免有错误或纰漏,恳请同行和专家不吝赐教。

编者

2014 年 8 月

目录

项目一
报检员执业资格

学习与考证目标

- 了解报检员资格考试的报考条件
- 熟悉报检员具备的专业基本知识
- 明确报检员工作的主要作用
- 掌握报检员注册登记的基本程序
- 具备报检员注册登记的基本能力

项目背景

　　报检员是办理出入境货物报检业务的主体,代表出入境货物报检单位向检验检疫机构申请检验、检疫和鉴定,获取出入境检验检疫机构签发的检验检疫证或某种公证证明。根据我国有关法律法规的规定,报检员必须获得国家质检总局或行业协会规定的资格,并在检验检疫机构注册后,才能在报检单位从事出入境检验检疫报检业务。

　　田方先生是某高职院校国际商务专业的在校学生,想在老师的指导下创办一家专业报检公司,从事出入境货物报检业务。为此,田方先生需要了解报检员认证的条件、具备的专业知识以及报检员注册登记的相关规定,获得报检员职业资格。*

---

* 全书以多家公司的进出口业务为案例背景,涉及的人名、身份证号码、电话和手机号码等个人信息均为虚拟,公司名称、地址、联系方式、证件编号等企业信息均为虚拟。

任务一　取得报检员资格证书

案例导入

　　王宁报检公司依法成立后,随着我国对外贸易的迅速发展,委托该公司对进出口货物代理报检的业务日益递增。近日,为了满足委托单位的报检要求,该公司在报检人员小吴未获得报检员资格证书和报检员证的情况下,要求其办理出口货物报检手续。请分析,根据我国《出入境检验检疫报检员管理规定》,王宁报检公司有哪些违规行为?

　　请思考下列问题:

　　1. 报检员资格考试有哪些报考条件?

　　2. 报检员要具备哪些专业基本知识?

　　报检员是指获得国家质检总局规定的资格,在检验检疫机构注册后,只能在注册报检单位负责办理出入境检验检疫报检业务的人员。要获取报检员资格证书,就要参加国家质检总局或行业协会主办的认证考试,经考核合格后才能予以颁发。

一、报检员资格考试的报考条件

　　1. 准予报考条件

　　(1) 年满 18 周岁,具有完全民事行为能力;

　　(2) 具有高中毕业或中等专业学校毕业及以上学历。

　　2. 不准予报考的情形

　　(1) 触犯刑律被判刑,刑满释放未满 5 年者;

　　(2) 被检验检疫机构吊销报检员证未满 3 年者;

　　(3) 以伪造文件、冒名代考或其他作弊行为参加报检员资格全国统一考试以及相关考试,经查实,已宣布成绩无效未满 3 年者。

二、报检员具备的专业知识

　　报检员应具备的专业知识主要包括以下几个方面:

　　(一) 了解检验检疫机构的演变

　　1. 出入境商品检验机构的演变

　　通过下表(表 1-1)的主要事记及相关内容,呈现出新中国成立后我国出入境商品检验机构的发展轨迹。

表 1-1

主要事记	相关内容
商品检验处 (1949 年)	中央贸易部国外贸易司设立了商品检验处,统一领导全国商检工作,并在各地设立了商品检验局。
商品检验总局 (1952 年)	外贸部内设商品检验总局,统一管理全国的进出口商品检验工作。1953 年,制定了《输出输入商品暂行条例》,并于 1954 年 1 月 3 日实施。
进出口商品检验总局 (1980 年)	国务院做出了关于改革商检管理体制的决定,将外贸部商品检验总局改名为中华人民共和国进出口商品检验总局,各地分支机构改名为进出口商品检验局。
国家进出口商品检验局(1982 年)	进出口商品检验总局更名为国家进出口商品检验局。1989 年通过了《进出口商品检验法》,2005 年通过了《进出口商品检验法实施条例》。

2. 出入境动植物检疫机构的演变

通过下表(表 1-2)的主要事记及相关内容,呈现出新中国成立后我国出入境动植物检疫机构的发展轨迹。

表 1-2

主要事记	相关内容
商品检验总局 (1952 年)	明确外贸部商品检验总局负责对外动植物检疫工作,其中畜产品检验处负责动物检疫,农产品检验处负责植物检疫。
动植物检疫所 (1965 年)	国务院在全国 27 个口岸设立了中华人民共和国动植物检疫所,又相继在开放口岸设立出入境动植物检疫机构。
国家动植物检疫总所 (1982 年)	国家动植物检疫总所成立,负责统一管理全国口岸动植物检疫工作,并颁布了《进出口动植物检疫条例》,翌年颁布了《进出口动植物检疫条例实施细则》,1991 年通过了《进出境动植物检疫法》。
国家动植物检疫局 (1995 年)	国家动植物检疫总所更名为国家动植物检疫局。

3. 国境卫生检疫机构的演变

通过下表(表 1-3)的主要事记及相关内容,呈现出新中国成立后我国国境卫生检疫机构的发展轨迹。

表 1-3

主要事记	相关内容
交通检疫所 (1949 年)	卫生部将原 17 个海陆空检疫所更名为交通检疫所。1957 年通过第一部卫生检疫法规《国境卫生检疫条例》,翌年颁布《国境卫生检疫条例实施细则》,1980 年发布《过境卫生传染病检测试行办法》,1986 年通过《国境卫生检疫法》。
卫生检疫总所 (1988 年)	中华人民共和国卫生检疫总所成立。1989 年颁布了《国境卫生检疫法实施细则》。
卫生检疫局 (1995 年)	卫生检疫总所更名为中华人民共和国卫生检疫局。

4. 出入境检验检疫机构的演变

通过下表(表1-4)的主要事记及相关内容,呈现出新中国成立后我国出入境检验检疫机构的发展轨迹。

表1-4

主要事记	相关内容
国家出入境检验检疫局 (1998年)	国家进出口商品检验局、国家动植物检疫局、国家卫生检疫局三局合并组建成国家出入境检验检疫局,主管全国出入境卫生检疫、动植物检疫和商品检验工作,各地直属检验检疫局及分支检验检疫机构挂牌。
国家质量监督检验检疫总局 (2001年)	国家出入境检验检疫局和国家质量技术监督局合并组建成国家质量监督检验检疫总局。原国家出入境检验检疫局设在各地的出入境检验检疫机构、管理体制及业务不变。
国家认证认可监督管理委员会 国家标准化管理委员会 (2001年)	国家认证认可监督管理委员会和国家标准化管理委员会成立,分别统一管理全国质量认证、认可和标准化工作。

出入境检验检疫机构演变如下图(图1-1):

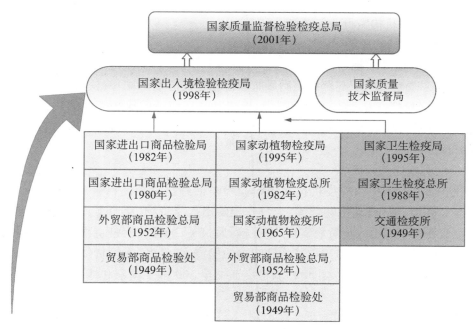

图1-1　出入境检验检疫机构的演变

(二)了解检验检疫机构的组织结构和职能

1. 国家质量监督检验检疫总局的组织结构

国家质量监督检验检疫总局(简称国家质检总局)是中华人民共和国国务院主管全国质量、计量、出入境商品检验、出入境卫生检疫、出入境动植物检疫、进出口食品安全和认证认可、标准化等工作,并行使行政执法职能的直属机构。

（1）国家质检总局内设机构

国家质检总局下设中国国家认证认可监督管理委员会（中华人民共和国国家认证认可监督管理局,简称国家认监委）和中国国家标准化管理委员会（中华人民共和国国家标准化管理局,简称国家标准委）。国家认监委（副部级）是国务院授权的履行行政管理职能,统一管理、监督和综合协调全国认证认可工作的主管机构。国家标准委（副部级）是国务院授权的履行行政管理职能,统一管理全国标准化工作的主管机构。

（2）国家质检总局内设主要部门

国家质检总局内设法规司、质量管理司、计量司、通关业务司、卫生检疫监管司、动植物检疫监管司、检验监管司、进出口食品安全局、特种设备安全监察局、产品质量监督司、食品生产监管司、执法督查司、国际合作司（WTO办公室）、科技司等部门。

（3）国家质检总局外设主要部门

为履行出入境检验检疫职能,国家质检总局在全国 31 个省（自治区、直辖市）共设有 35 个直属出入境检验检疫局,在海陆空口岸和货物集散地设有近 300 个分支局和 200 多个办事处,共有检验检疫人员 3 万余人。质检总局对出入境检验检疫机构实施垂直管理。

为履行质量技术监督职责,在全国 31 个省（自治区、直辖市）设立质量技术监督局,并下设 2800 多个行政管理部门,共有质量技术监督人员 18 万余人。质检总局对各省（自治区、直辖市）质量技术监督机构实行业务领导。

2. 国家质检总局的职能

（1）制定有关法律法规

国家质检总局负责组织起草有关质量监督检验检疫方面的法律、法规草案,制定和颁布有关质量监督检验检疫方面的规章和制度,形成基本适应行政执法需要的质量监督检验检疫法规体系,并负责组织实施与质量监督检验检疫相关的法律法规,指导和监督质量监督检验检疫的行政执法工作。

（2）依法实施通关管理

依法制定《出入境检验检疫机构实施检验检疫的进出境商品目录》（以下简称《法检目录》）,对涉及环境、卫生、动植物健康、人身安全的出入境货物、交通工具和人员实施检验检疫通关管理,在口岸对出入境货物实行"先报检,后报关"的检验检疫货物通关管理模式。出入境检验检疫机构负责实施进出口货物法定检验检疫,并签发"入境货物通关单"和"出境货物通关单",海关凭此放行;签发出境检验检疫证书至 100 多个国家和地区;依法对出入境检验检疫标志和封识进行管理;负责签发普惠制原产地证、一般原产地证、区域性优惠原产地证和专用原产地证及注册等相关业务。

（3）依法实施出入境卫生检疫管理

根据《国境卫生检疫法》及其实施条例,国家质检总局负责在我国口岸对出入境人员、交通工具、集装箱、货物、行李、邮包、尸体骸骨、特殊物品等实施卫生检疫查验、传染病监测、卫生监督和卫生处理,促进国家对外开放政策的实施,防止传染病的传入和传出,保证出入境人员的健康卫生。

（4）依法实施出入境动植物检疫管理

根据《进出境动植物检疫法》及其实施条例,国家质检总局对进出境旅客携带、邮寄的动植物及其产品和其他检疫物,装载动植物及其产品和其他检疫物的装载容器、包装物、铺垫材料,来自疫区的运输工具,以及法律、法规、国际条约、多双边协议规定或贸易合同约定应当实施检疫的其他货物和物品实施检疫和监管,以防止动物传染病、寄生虫病和植物检疫危险性病、虫、杂草以及其他有害生物传入传出,保护农、林、牧、渔业生产和人体健康,促进对外贸易的发展。

（5）依法实施进出口商品检验管理

根据《进出口商品检验法》及其实施条例,国家质检总局对进出口商品及其包装和运载工具进行检验和监管。对列入《出入境检验检疫机构实施检验检疫的进出境商品目录》中的商品实施法定检验和监督管理;对目录外商品实施抽查;对涉及安全、卫生、健康、环保的重要进出口商品实施注册、登记或备案制度;对进口许可制度民用商品实施入境验证管理;对法定检验商品的免验进行审批;对一般包装、危险品包装实施检验;对运载工具和集装箱实施检验检疫;对进出口商品鉴定和外商投资财产价值鉴定进行监督管理;依法审批并监督管理从事进出口商品检验鉴定业务的机构。

（6）依法实施进出口食品安全管理

根据《食品卫生法》和《进出口商品检验法》及相关规定,国家质检总局对进出口食品和化妆品的安全、卫生、质量进行检验监督管理,组织实施对进出口食品和化妆品及其生产单位的日常监督管理。对进口食品（包括饮料、酒类、糖类）、食品添加剂、食品容器、包装材料、食品用工具及设备进行检验检疫和监督管理。建立出入境食品检验检疫风险预警和快速反应系统,对进出口食品中可能存在的风险或潜在危害采取预防性安全保障和处理措施。

（7）依法实施产品质量监督管理

根据《产品质量法》及其实施条例,国家质检总局组织实施国家产品质量监督抽查,拟订国家重点监督的国内产品目录并组织实施监督,组织实施 QS 标志制度,管理和协调产品质量的行业监督、地方监督与专业质量监督,管理质量仲裁的检验和鉴定工作,监督管理产品质量检验机构,管理国家产品质量监督抽查免检工作,管理工业产品生产许可证的工作。

（8）依法实施食品生产监管

根据《产品质量法》《食品卫生法》及其实施条例,国家质检总局组织实施国内食品生产加工环节质量安全卫生监督管理,组织实施国内食品生产许可、强制检验等食品质量安全准入制度,负责调查和处理国内食品生产加工环节的食品安全重大事故。

（9）依法开展国际合作

国家质检总局负责管理质量监督检验检疫方面的国际合作与交流。国家质检总局与世界大多数国家和地区的相关主管部门建立了合作关系,与许多国家和地区建立了双边磋商合作机制,积极参与双边、多边及区域经济体的合作,单独或参与外交部、商务部与有关国家进行磋商和谈判。

（10）依法实施认证认可监督管理

依据《中华人民共和国认证认可条例》,国家认监委负责制定、发布和执行国家认证认可、安全质量许可、卫生注册和合格评定方面的法律、法规和规章,协调并指导全国认证认可工作,负责监督管理认可机构和人员注册机构。

(11) 依法实施标准化管理

依据《标准化法》及其实施条例,国家标准委负责起草、修订国家标准化法律法规的工作,拟定和贯彻执行国家标准化工作的方针和政策,拟定全国标准化管理规章,制定相关制度,组织实施标准化法律法规和规章制度。

3. 国家认监委的主要职能

(1) 制定有关法律法规和制度

研究、起草并贯彻执行国家认证认可、安全质量许可、卫生注册和合格评定方面的法律、法规和规章,制定、发布并组织实施认证认可和合格评定的监督管理制度和规定。

(2) 制定有关方针政策和制度

研究、提出并组织实施国家认证认可和合格评定工作的方针政策、制度和工作规则,协调并指导全国认证认可工作,监督管理相关的认可机构和人员注册机构。

(3) 制定和实施相关许可规则

研究并拟定国家实施强制性认证与安全质量许可制度的产品目录,制定并发布认证标志(标识)、合格评定程序和技术规则,组织实施强制性认证与安全质量许可工作。

(4) 负责相关生产加工单位的卫生注册登记工作

负责进出口食品和化妆品生产、加工单位卫生注册登记的评审和注册等工作,办理注册通报和海外推荐事宜。

(5) 依法监督和规范认证市场

依法监督和规范认证市场,监督管理自愿性认证、认证咨询与培训等中介服务和技术评价行为;根据有关规定,负责认证机构、认证咨询机构、培训机构和从事认证业务的检验机构(包括中外合资、合作机构和外商独资机构)的资质审批和监督;依法监督管理国外(地区)相关机构在境内的活动;受理有关认证认可的投诉和申诉,并组织查处;依法规范和监督市场认证行为,指导和推动认证中介服务组织的改革。

(6) 依法管理相关技术能力的评审和资格认定工作

管理相关校准、检测、检验实验室技术能力的评审和资格认定工作,组织实施对出入境检验检疫实验室和产品质量监督检验实验室的评审、计量认证、注册和资格认定工作;负责对承担强制性认证和安全质量许可的认证机构和承担相关认证检测业务的实验室、检验机构的审批;负责对从事相关校准、检测、检定、检查、检验检疫和鉴定等机构(包括中外合资、合作机构和外商独资机构)技术能力的资质审核。

(7) 依法参与有关国际合作活动

管理和协调以政府名义参加的认证认可和合格评定的国际合作活动,代表国家参加国际认可论坛(IAF)、太平洋认可合作组织(PAC)、国际人员认证协会(IPC)、国际实验室认可合作组织(ILAC)、亚太实验室认可合作组织(APLAC)等国际性或区域性组织以及国际标准化组织(ISO)和国际电工委员会(IEC)的合格评定活动,签署与合格评定有关的协议、协定和议定书,归口协调和监督以非政府组织名义参加的国际性或区域性合格评定组织的活动,负责 ISO 和 IEC 中国国家委员会的合格评定工作,负责认证认可、合格评定等国际活动的外事审批。

（8）依法负责有关工作的研究和宣传

负责与认证认可有关的国际准则、指南和标准的研究和宣传贯彻工作；管理与认证认可相关的合格评定的信息统计，承办《世界贸易组织技术性贸易壁垒协定》和《实施卫生与植物卫生措施协定》中有关认证认可的通报和咨询工作。

（9）研究拟订认证认可的收费办法

配合国家有关主管部门，研究拟订认证认可收费办法并对收费办法的执行情况进行监督检查。

4. 国家标准委的主要职能

（1）制定标准化的法律法规、方针政策及规章制度

参与起草、修订国家标准化法律法规的工作；拟定和贯彻执行国家标准化工作的方针政策；拟定全国标准化管理规章，制定相关制度；组织实施标准化法律法规和规章制度。

（2）制定相关规划

负责制定国家标准化事业发展规划；负责组织、协调和编制国家标准（含国家标准样品）的制定和修订计划。

（3）制定国家标准及管理工作

负责组织国家标准的制定、修订工作，负责国家标准的统一审查、批准、编号和发布；统一管理制定修订国家标准的经费和标准研究、标准化专项经费；管理和指导标准化科技工作及有关的宣传、教育、培训工作。

（4）负责协调和管理相关工作

负责协调和管理全国标准化技术委员会的有关工作；协调和指导行业、地方标准化工作；负责行业标准和地方标准的备案工作。

（5）依法参与相关工作

代表国家加入国际标准化组织（ISO）、国际电工委员会（IEC）和其他国际性或区域性标准化组织，负责组织 ISO、IEC 中国国家委员会的工作；负责管理国内各部门、各地区参与国际性或区域性标准化组织活动的工作；负责签定并执行标准化国际合作协议，审批和组织实施标准化国际合作与交流项目；负责参与与标准化业务相关的国际活动的审核工作；负责管理全国组织机构代码和商品条码工作；负责国家标准的宣传、贯彻和推广工作；监督国家标准的贯彻执行情况；管理全国标准化信息工作；在质检总局统一安排和协调下，做好世界贸易组织技术性贸易壁垒协议（WTO/TBT 协议）执行中有关标准的通报和咨询工作，并承担质检总局交办的其他工作。

5. 直属出入境检验检疫局的主要职能

（1）行政执法工作

贯彻执行出入境卫生检疫、动植物检疫和进出口商品检验的法律、法规和政策规定的实施细则、办法及工作规程，负责所辖区域的出入境检验检疫、鉴定、认证和监督管理行政执法工作。

（2）实施卫生检疫和监督工作

负责实施出入境卫生检疫、口岸传染病监测与控制、出入境人员的预防接种和传染病监测体检管理工作。

（3）实施检验检疫与监督管理工作

负责实施出入境的动植物、动植物产品、其他检疫物的检验检疫、动植物疫情的监测与调查，办理国家出入境检验检疫局授权的动植物检疫审批，以及实施动植物疫情的紧急预防措施等监督管理工作。

（4）实施法定检验和监督管理工作

负责实施进出口商品（含食品）的法定检验和监督管理以及一般包装与出口危险品货物包装检验；负责进出口商品鉴定和复验工作；办理外商投资财产鉴定等管理工作。

（5）实施注册和监督管理工作

负责实施对进出口食品、动植物及其产品等的生产（养殖、种植）和检疫注册；负责实施进口安全质量许可和出口质量许可工作；负责实施进出口产品、体系认证和实验室认可、人员注册等工作，并监督管理。

（6）实施出入境验证工作

负责实施国家实行进口许可制度的民用商品的入境验证，负责出口、转口商品的有关出境验证。

（7）实施交通工具和集装箱的卫生检疫、适载鉴定和卫生管理工作

负责实施出入境交通运载工具和集装箱及容器的卫生监督、检疫监督和有关的适载检验、鉴定；负责出入境交通运载工具、集装箱、包装物及铺垫材料和货物的卫生除害处理的管理工作。

（8）实施国际协议等规定的有关工作

负责执行国家、国务院有关部门和国家出入境检验检疫局签署的有关检疫、检验的国际协议、协定和议定书等；负责技术性贸易壁垒协定和检疫协议的实施工作。

（9）实施检验检疫证单、标识、封识的签发和监督管理工作

负责签发出入境检验检疫证单、标识和封识，并进行监督管理；负责出口商品普惠制原产地证和一般原产地证的签证工作。

（10）实施检验检疫业务的统计和有关信息反馈工作

负责所辖区域的出入境检验检疫业务统计，调查国外传染病疫情、动植物疫情和国际贸易商品质量状况，并提供有关信息报告。

（11）实施涉外检验检疫、鉴定和认证机构的监督管理工作

负责对所辖区域内各类涉外检验检疫、鉴定和认证机构（包括中外合资、合作机构）以及卫生除害处理机构的监督管理。

（12）其他工作

负责出入境检验检疫科技化、标准化和信息化工作，负责有关的国际合作与交流工作；承办国家出入境检验检疫局交办的其他工作。

6. 出入境检验检疫局下设主要部门的职能

（1）综合业务处的主要工作职责

综合业务处的主要工作职责包括：负责受理出入境货物和出口包装的报检、计费、通关工作；负责承担出入境检验检疫证书、证单的签发和归档管理工作；负责办理签发各种优惠原产地证书（普惠制原产地证书、中国-东盟自由贸易区原产地证书、曼谷协定证书等）和非优

惠原产地证书(一般原产地证书)事项,以及上海地区申请签发产地证企业的注册登记工作;负责进行政策法规宣传和接受业务咨询工作等。

(2)轻纺处的主要工作职责

轻纺处的主要工作职责包括:辖区内进出口纺织品服装的检验和监管工作;负责辖区内进出口轻工类商品的检验和监管工作;负责对法定检验范围以外的进出口纺织品实施监督管理工作;负责对属地内的服装纺织品检品公司实施监督管理工作;负责完成贸易关系人委托的各项进出口纺织品检验鉴定业务工作;负责进出境展品的检验监管工作等。

(3)卫生食品处的主要工作职责

卫生食品处的主要工作职责包括:负责辖区范围内出入境人员、货物、集装箱、交通工具和出口食品的检验检疫和卫生、质量监管工作;收集国内外有关传染病疫情信息,负责出入境卫生检疫、传染病监测和口岸卫生监督管理工作;负责出入境船员(乘务员)、旅客的检疫查验传染病监测工作,列车和海港从业人员健康证签发工作,重点做好来自疫区的船舶、列车和出入境人员的检疫查验、传染病监测、疫情处理等工作;负责尸体、棺柩、骸骨出入境检疫查验,签发有关证书。做好出入境微生物、生物制品、人体组织、血液及其制品等特殊物品的管理工作;负责出入境船舶、列车、集装箱、货物、行李、国际客轮的食品、饮水、餐具、食品容器、环境以及涉外码头、车站等的卫生监督、卫生检查、卫生评价和旅客携带动植物产品的检疫查验工作。办理有关申请项目,签发有关证书;负责所辖地区出口食品以及指定商品的检验和监督管理以及出口食品生产企业卫生注册/登记的评审和监督检查工作;负责对出口食品生产企业进行日常监督管理、抽样查验,对出口食品生产企业做好注册登记、考核评审,加强对已注册企业的监管和抽查;负责出口食品、化妆品标签、封识、批次和样品的监管工作;负责辖区内国境口岸的媒介生物的本底调查工作;负责进出境展品的检验监管工作;承办辖区内重大卫生检疫、食品卫生监督检验问题和发生食源性疾病的调查和处理工作等。

(4)动植物检验检疫处的主要工作职责

动植物检验检疫处的主要工作职责包括:负责辖区范围内的进出口动植物、动植物产品的检验检疫和监督管理工作;负责辖区内进出境动物产品生产、加工、使用、储存企业的考核和监督管理工作;负责辖区内进出境植物和植物产品企业备案的考核和监督管理;负责辖区内实蝇监测等工作;负责辖区内出口动植物产品检疫卫生注册登记企业的监督管理工作;负责口岸进境粮谷、豆类、植物性饲料的检验检疫(袋装和集装箱装载的除外);负责辖区内进境植物的后续监管工作;负责口岸进出境大中家畜、家禽、野生动物、演艺动物、精液、胚胎(进口中转除外)、观赏鱼、出入境伴侣动物的检验检疫和隔离场的考核监管工作;负责出口肉禽蛋、水产品(海运)、进出口肠衣及有关企业监督管理工作;负责食用动物饲料厂的备案考核和监督管理工作;负责进出口茶叶的检验检疫和出口茶叶企业的监督管理工作;负责出口烟叶的检验检疫工作;负责口岸进出口胶合板的检验检疫工作;负责出入境展品的动植物检疫及监管工作;负责辖区内进出境货物木包装的检疫和处理监管工作等。

(三)了解检验检疫工作的目的、任务及内容

1.出入境检验检疫工作的目的与任务

(1)对进出口商品进行检验、鉴定和监督管理

加强进出口商品检验工作,规范进出口商品检验行为,维护社会公共利益和进出口贸易有关各方的合法权益,促进对外贸易的顺利发展。

相关链接

出入境检验检疫局查获燃料油短重

某日,一艘泰籍油轮经当地检验检疫局鉴定工作人员登轮查验,发现整票货物的净重量比提单量少了 137.926 公吨,短重比例高达 3.5%。其主要原因是装货港原发短量和运输损耗造成短量所致。检验检疫局出具检验证书,由收货方向有关方进行索赔。此案获得圆满解决。

(2) 对出入境动植物及其产品进行检疫和监督管理

对出入境动植物及其产品,包括其运输工具、包装材料的检疫和监督管理,防止危害动植物的病菌、害虫、杂草种子及其他有害生物由国外传入或由国内传出,保护我国农、林、渔、牧业生产及国际生态环境与人类的健康。

相关链接

出入境检验检疫局对有害菜豆象昆虫除害

某日,福建出入境检验检疫局对来自美国经停巴拿马入境的"伊万格里利亚"轮实施船舶查验时,截获重大植物检疫性害虫菜豆象。菜豆象以幼虫蛀食豆粒,对储藏豆类可造成 35% 以上严重损失,且传播广,根治困难,位列一类危险性昆虫之首。为防止该重大检疫性有害生物的传入,检验检疫部门迅速组织人员对该轮依法实施严格的防疫除害处理。

(3) 对出入境人员、交通工具及可能传播检疫传染病的物品进行检疫和监督管理

对出入境人员、交通工具、运输设备以及可能传播检疫传染病的行李、货物、邮包等物品实施国境卫生检疫和口岸卫生监督,防止传染病由国外传入或由国内传出,保护人类健康。

相关链接

出入境检验检疫局严查输入性甲型 H1N1 流感

某日,一艘自厦门口岸入境的利比里亚籍货轮上,有4名船员经厦门检验检疫局转送地方卫生部门并确诊为甲型 H1N1 流感病例,同船还有13名船员被留船医学观察。从4月25日至7月26日,经厦门口岸入境的输入性甲型 H1N1 流感确诊病例54例,其中由厦门检验检疫局在入境检疫时发现的有44例,口岸查获率约为81.5%。

（4）按照 SPS/TBT 协议建立有关制度能打破国外技术壁垒

质检总局对2008年国外技术性贸易措施对我国出口企业影响进行了调查,结果显示:有36.1%的出口企业受到国外技术性贸易措施不同程度的影响（2007年为34.6%,2006年为31.4%）,全年出口贸易损失为505.42亿美元（2007年为494.59亿美元,2006年为359.2亿美元）,主要涉及机电仪器、农食产品、纺织鞋帽、木材纸张、非金属和化矿金属等行业,来自欧盟、美国、日本、俄罗斯和拉美等国家和地区。对此,出入境检验检疫机构可按照 SPS/TBT 协议（实施动植物卫生检疫措施协议/贸易技术壁垒协议）建立有关制度,打破国外技术壁垒。SPS 协议明确规定"各成员国有权采取为保护人类、动物或植物的生命或健康所必需的卫生与植物卫生措施,只要此类措施与本协定的规定不相抵触"。检疫机构可以合理利用其规则,打破国外技术壁垒,使我国许多产品,特别是农副产品能进入发达国家的市场。

2. 出入境检验检疫的工作内容

（1）实施法定检验检疫

法定检验检疫又称强制性检验检疫,是指出入境检验检疫机构根据《进出口商品检验法》、《进出境动植物检验检疫法》及其实施条例、《国境卫生检疫法》及其实施条例、《中华人民共和国食品卫生法》及其实施条例,以及其他有关法律法规的规定,对出入境人员、货物、运输工具、集装箱及其他法定检验检疫物实施检验、检疫和鉴定等业务。

除国家法律、行政法规规定必须由出入境检验检疫机构检验检疫的货物以外,输入国规定必须凭检验检疫机构出具的证书方准入境的或有关国际条约规定须经检验检疫机构检验检疫的进出境货物,货主或其代理人也应在规定的时限和地点向检验检疫机构报检。

（2）实施进出口商品检验

对进出口商品检验的范围规定:①列入《法检目录》内的商品,检验检疫部门依法实施检验,判定其是否符合国家技术规范的强制性要求。该程序是由抽样、检验和检查;评估、验证和合格保证;注册、认可和批准以及各项组合所构成。②法律法规和有关规定规定的必须检验检疫的出入境货物,如废旧物品（包括旧机电产品）、需做外商投资财产价值鉴定的货物、须做标识查验的出口纺织品、援外物资等,其无论是否在《法检目录》内,均应当向检验检疫机构申报。③检验检疫机构可对法定以外的进出口商品,依据有关规定实施抽查检验,并可公布抽查检验结果,或向有关部门通报。检验检疫机构根据需要,对检验合格的进出口商品加施检验检疫标志或者封识。

（3）实施进出境动植物检疫

对进出境动植物检疫的范围规定：①检验检疫机构对进境、出境、过境的动植物、动植物产品和其他检疫物实行检疫监管。对进境动物、动物产品、植物种子、种苗及其他繁殖材料、新鲜水果、烟草类、粮谷类及饲料、豆类、薯类和植物栽培介质等实行进境检疫许可制度，输入单位在签订合同前办理检疫审批手续；对出境动植物、动植物产品或其他检疫物的生产、加工、存放过程实施检疫监管。②口岸检验检疫机构对来自动植物疫区的运输工具实施现场检疫和有关消毒处理。③检验检疫机构对装载动植物、动植物产品和其他检疫物的装载容器、包装物、铺垫材料实施检疫监管。④检验检疫机构对携带、邮寄动植物、动植物产品和其他检疫物进境实行检疫监管。⑤检验检疫机构对进境拆解的废旧船舶实行检疫监管；法律法规、国际条约和贸易合同所规定的，应实施进出境动植物检疫的其他货物和物品；对于国家列明的禁止进境物，检验检疫机构作退回或销毁处理。

相关链接

出入境检验检疫局严查集装箱货物

某日，检验检疫机构对某公司从美国进口的装载废电机集装箱实施查验，发现该箱废电机表面和集装箱底部等部位附着我国规定禁止入境的土壤。经对土壤取样进行实验室分离，又从中分离出国家二类危险性害虫松材线虫活体。检验检疫机构依据有关规定出具检验证书，将该集装箱货物作退运处理。

（4）实施出入境人员、交通工具、集装箱、行李、货物等卫生检疫与处理

对出入境的人员、交通工具、集装箱、行李、货物等进行卫生检疫与处理的范围规定：①检验检疫机构对出入境的人员、交通工具、集装箱、行李、货物和邮包等实施医学检查及卫生检疫，对未染有检疫传染病，或者已实施卫生处理的交通工具签发出境或入境检疫证。②检验检疫机构对出入境人员实施传染病监测，有权要求出入境人员填写健康申明卡，出示预防接种证书和健康证书及有关证件。对患有鼠疫、霍乱、黄热病的出入境人员实施隔离留验；对患有艾滋病、性病、麻风病、精神病和开放性肺结核的外国人阻止其入境；对患有监测传染病的出入境人员，根据不同情况分别采取留验或发放就诊方便卡等措施。③检验检疫机构对国境口岸和停留在国境口岸的出入境交通工具的卫生状况实施卫生监督。④检验检疫机构对发现患有检疫传染病、监测传染病、疑似检疫传染病的入境人员实施隔离、留验和就地诊验等医学措施，对来自疫区、被传染病污染、发现传染病媒介的出入境交通工具、集装箱、行李、货物、邮包等物品进行消毒、除鼠和除虫等卫生处理。

（5）实施进口废物原料、旧机电产品装运前的检验

对进口废物原料和旧机电产品装运前的检验范围规定：①国家允许作为原料进口的废

物和涉及国家安全、环境保护、人类和动植物健康的旧机电产品,在装运前实施检验制度,可防止境外有害废物,或不符合我国有关安全、卫生和环境保护等技术规范强制性要求的旧机电进入国内,从而有效地保护了人身财产和自然环境。②进口单位应在合同中订明进口废物装运前的检验条款,在进口废物原料之前应取得国家环保总局签发的《进口废物批准证书》。出口商应在装船前向检验检疫机构指定或认可的检验机构申请实施装运前检验,经检验合格后方可装运。③进口单位须进口旧机电产品时,应在签订合同前,向国家质检总局或收货人所在地直属检验检疫局办理备案手续,需要实施装运前检验的,必须进行检验。④检验检疫机构仍可按规定对已实施装运前检验的废物原料和旧机电产品,在运抵口岸后实施到货检验。

（6）实施进口商品认证管理

对进口商品认证管理的范围规定:凡是列入《中华人民共和国实施强制性产品认证的产品目录》内的商品,必须经过指定认证机构的认证,取得认证证书并加注认证标志后,方可进口。对此,检验检疫机构严格按照规定,进行验证、查证和核对货证。

（7）实施出口商品质量许可和卫生注册管理

对出口商品质量许可和卫生注册管理的范围规定:①实施质量许可制度的出口商品有机械、电子、轻工、机电、玩具、医疗器械和煤炭类等,这些类别商品出口必须由生产企业或其代理人向当地检验检疫机构申请出口商品质量许可证书,否则不准出口。②国家对出口食品及其生产企业(包括加工厂、屠宰场、冷库、仓库等)实施卫生注册登记制度。企业只有取得卫生注册登记证书后,方可生产、加工和储存出口食品。

（8）实施出口危险货物运输包装的检验

对出口危险货物运输包装检验的范围规定:①生产出口危险货物运输包装容器的企业,必须向检验检疫机构申请包装容器的性能鉴定,鉴定合格后,才可用于包装危险的出口货物。②生产出口危险货物的企业,必须向检验检疫机构申请危险货物包装容器的使用鉴定,鉴定合格后,方可包装出口危险货物。

（9）实施外商投资财产价值鉴定

对外商投资财产价值鉴定的范围规定:外商投资财产价值鉴定包括外商投资财产的品种、质量、数量、价值和损失鉴定等范围。检验检疫机构受当事人的委托进行价值鉴定,鉴定后出具价值鉴定证书,供企业办理验资手续。

（10）实施货物装载和残损鉴定

对货物装载和残损鉴定的范围规定:①用冷冻船舱与集装箱装运易腐烂变质的出口食品,承运人、装箱单位或其代理人须在装运前向口岸检验检疫机构申请清洁、卫生、冷藏、密固等适载的检验,经检验合格后方可装运。②对外贸易关系人及仲裁、司法等机构,对海运进口商品可向检验检疫机构申请办理监视、残损鉴定、监视卸载等鉴定工作。

（11）实施进出口商品质量认证

对进出口商品质量认证的范围规定:检验检疫机构可以根据国家质检总局的规定,同外国有关机构签订协议,或接受外国有关机构的委托进行进出口商品质量认证,准许有关单位在认证合格的进出口商品上使用质量认证标志。

（12）实施涉外检验检疫、鉴定、认证机构审核认可和监督对涉外检验检疫、鉴定、认证机构审核认可和监督的范围规定：①国家质检总局对拟从事进出口商品检验、鉴定、认证的中外合资或合作公司，进行资格信誉、技术力量、装备设施和业务范围等的审查，核准后出具外商投资检验公司资格审定意见书。经商务部门批准后，领取营业执照，再到国家质检总局办理外商投资检验公司资格证书，方可开展经营活动。②国家质检总局对从事进出口商品检验、鉴定、认证业务公司的经营活动实行统一监督管理，对境内外检验鉴定认证公司设立在各地的办事处，实行备案管理。

（13）与外国和国际组织开展合作

对开展与外国和国际组织合作的范围规定：①检验检疫部门承担世界贸易组织贸易技术壁垒协议（WTO/TBT）和实施动植物卫生检疫措施的协议（WTO/SPS 协议）咨询业务。②承担联合国（UN）、亚太经合组织（APEC）等国际组织在标准与一致化以及检验检疫领域的联络工作。③负责对外签订政府部门间的检验检疫合作协议、认证认可合作协议、检验检疫协议执行议定书，并组织实施等。

3. 出入境检验检疫工作的作用

（1）体现了国家主权

出入境检验检疫机构作为执法机构，根据国家法律授权，代表国家行使检验检疫职能。主要表现为：①对出入境货物、运输工具、人员等法定检验检疫对象进行检验、检疫、鉴定、认证及监督管理。不符合我国强制性要求的入境货物，一律不得销售、使用。②对涉及安全卫生及检疫产品的国外生产企业的安全卫生、检疫条件进行注册登记。③对不符合安全卫生条件的商品、物品、包装和运输工具，有权禁止进口，或视情况在进行消毒、灭菌、杀虫或其他排除安全隐患的措施等无害化处理，重验合格后方准进口。④对于应经检验检疫机构实施注册登记的向中国输出有关产品的外国生产加工企业，必须取得注册登记证后方准向中国出口其产品。⑤有权对进入中国的外国检验机构进行核准。

（2）体现了国家管理职能

出入境检验检疫机构依照法律授权，按照中国、进口国或国际性技术法规规定，行使国家管理职能。具体表现为：①对出入境人员、货物、运输工具实施检验检疫。②对涉及安全、卫生和环保要求的出口产品生产加工企业、包装企业，实施生产许可加工安全或卫生保证体系注册登记。③必要时，帮助企业取得进口国主管机关的注册登记。④经检验检疫发现质量与安全卫生条件不合格的出口商品，有权阻止出境。⑤不符合安全条件的危险品包装容器，不准装运危险货物。⑥不符合卫生条件或冷冻要求的船舱和集装箱，不准装载易腐易变的粮油食品或冷冻品。⑦对属于需注册登记的生产企业，未经许可不得生产加工有关出口产品。⑧对涉及人类健康与安全、动植物生命与健康、环境保护与公共安全的入境产品实行强制性认证制度。⑨对成套设备和废旧物品进行装船前检验。

（3）保证了我国对外贸易顺利进行和持续发展

实施对出口商品的检验检疫监管，能有效地促进我国企业的管理水平和产品质量的提高，不断开拓国际市场，也是突破国外技术贸易壁垒，建立国家技术保护屏障的重要手段。尤其是在国际贸易中，出入境检验检疫机构对进出口商品实施检验并出具的各种检验检疫鉴定证明，为各有关当事人在履行贸易合同、运输保险合同及索赔等方面提供了公正权威的凭证。

（4）保证了农林牧渔业生产安全与农畜产品对外贸易的发展

出入境检验检疫工作保证了农、林、牧、渔业生产安全，免受国际上重大疫情灾害影响。对动植物及其产品和其他检疫物品，以及装载动植物及其产品和其他检疫物品的容器、包装物，如来自动植物疫区的运输工具（含集装箱），要实施强制性检疫，这对防止动物传染病、寄生和植物危险性病、虫、杂草及其他有害生物等检疫对象和危险疫情的传入传出，保护国家农、林、渔业生产安全和人民身体健康，促进我国农畜产品的对外贸易都具有重要作用。

（5）保证了我国人民的健康

中国是开放口岸最多的国家之一，随着国际贸易、旅游和交通运输的发展，以及出入境人员的迅速增加，鼠疫、霍乱、黄热病、艾滋病等一些烈性传染病随时都有传入的危险。因此，对出入境人员、交通工具、运输设备以及可能传播传染病的行李、货物、邮包等物品实施国境卫生检疫与处理，对防止检疫传染病的传入或传出，保护人民身体健康具有重要作用。

（四）相关专业知识

1. 报检基础知识

（1）报检单位与报检员

自理报检单位、代理报检单位和报检员的概念、权利、责任和义务，报检单位、报检员管理的有关规定；进出口企业诚信管理的有关规定。

（2）报检的一般要求

出入境报检的一般规定及要求；《出入境检验检疫机构实施检验检疫的进出境商品目录》的基础知识和查询使用方法；进出特殊监管区货物、鉴定业务报检的规定及要求。报检单填制的规定及要求；更改报检、撤销报检、重新报检的规定及要求；复验和免验的有关规定。

（3）入境货物报检

入境动植物及动植物产品、食品、化妆品、玩具、机电产品、汽车、石材、涂料、人类食品和动物饲料添加剂及原料产品、可用作原料的废物、特殊物品、展览物品、来自疫区货物、木质包装的报检规定及要求。

（4）出境货物报检

出境动植物及动植物产品、竹木草制品、食品、化妆品、玩具、机电产品、人类食品和动物饲料添加剂及原料产品、危险货物的报检规定及要求；市场采购货物、对外承包工程及援外物资、非贸易性物品的报检规定及要求；危险货物包装容器、小型气体包装容器、食品包装容器和包装材料、木质包装的报检规定及要求；出口塞拉利昂、埃塞俄比亚和埃及产品装运前检验的报检规定及要求。

（5）出入境集装箱、交通运输工具

出入境集装箱和交通运输工具检验检疫的范围和报检要求；出入境集装箱检验检疫、出入境交通运输工具检疫的有关知识。

（6）出入境人员卫生检疫

出入境人员健康检查的对象；国际预防接种的对象；出入境人员检疫申报要求。

（7）出入境旅客携带物、伴侣动物、邮寄物、快件

出入境快件检验检疫的范围和报检要求；旅客携带物、伴侣动物、邮寄物检验检疫申报

的有关规定和要求。

（8）检验检疫费

出入境检验检疫收费的有关规定。

（9）签证与放行

检验检疫证单的种类、使用范围、法律效用，检验检疫证单的结构和语言，签发检验检疫证单的一般规定、签发程序，更改、补充和重发检验检疫证单的规定；检验检疫通关放行的基本规定；检验检疫直通放行、绿色通道和通关单联网核查的有关规定。

（10）电子检验检疫

电子申报、电子监管、电子放行的内容和有关要求。

（11）检验检疫监管

进境动植物及动植物产品检疫审批、进境废物原料国外供货商注册登记及国内收货人登记、进口棉花国外供货商登记、进境旧机电产品备案、进口涂料检验登记备案的规定。

出口食品生产企业备案登记、出口商品质量许可、出口危险品生产企业登记、出口危险货物包装容器质量许可、出口水果果园及包装厂注册登记、出境竹木草制品生产企业注册登记、出境种苗花卉生产经营企业注册登记、出口植物源性食品原料种植基地备案、供港澳蔬菜种植基地和生产加工企业备案的规定。

进出口肉类产品企业、进出口水产品企业和进出口饲料和饲料添加剂企业监督管理。

强制性产品认证、出入境快件运营单位核准、进出口电池产品汞含量检验监管备案、进境植物繁殖材料隔离检疫圃备案、进出口动植物中转、隔离等场所注册登记的规定。出口工业产品企业分类管理、出入境检验检疫标志的规定。

2. 国际贸易知识

（1）国际贸易商品分类

主要包括《协调商品名称和编码制度》的结构、编排特点、归类总规则和有关知识，以及查阅 HS 编码的方法等内容。

（2）国际贸易基础知识

主要包括国际贸易术语、主要贸易方式、支付方式、常用国际贸易单证、国际贸易运输及保险等基础知识内容。

3. 基础英语

从事报检工作相关的基础英语知识，主要包括检验检疫条款、专用术语和贸易词汇等。

4. 法律法规知识

主要包括中华人民共和国进出口商品检验法及其实施条例、中华人民共和国进出境动植物检疫法及其实施条例、中华人民共和国国境卫生检疫法及其实施细则、中华人民共和国食品安全法及其实施条例的有关规定、中华人民共和国认证认可条例、国务院关于加强食品等产品安全监督管理的特别规定的有关规定、中华人民共和国对外贸易法、中华人民共和国海关法等有关法律法规知识。

■ 案例分析

高峰是高职院校国际商务专业一年级学生，今年刚满 17 周岁。为了尽快获取报检员证，故托人办理了假身份证,参加了当年的报检员资格证书认证考试。请分析,高峰有哪些违法违规行为,为什么?

■ 实例展示

在校期间,田方先生与创业团队的其他成员为了设立上海田方报检公司,根据《出入境检验检疫报检员管理规定》,参加了上一年度报检员资格全国统一考试。考试通过后,取得报检员资格证书,注册为代理报检单位报检员。

一、田方先生进行报检员考试报名

1. 网上报名

田方先生登录报检员资格全国统一考试网上报名网站(www.bjy.net.cn),点击"网上报名"按钮进入表格,并根据表格栏目的要求,进行选择或填写相关的信息。详见下列界面:

*选择考区:	====请选择考区==== ▼　　====请选择分考区==== ▼
基本资料	
*姓　名:	
*性　别:	请选择 ▼
*联系电话:	
*手机号码:	手机号可用于找回登记号、密码
*身份证号码 ▼	请确保您填写的证件号码无误提交后持不能修改此项。
*出生年月:	1980 ▼年 07 ▼月 01 ▼日
*学　历:	高中 ▼　　请考生选择已取得毕业证书的相应学历
*电子信箱:	请尽量填写此项
*民　族:	
*户口所在地:	请选择 ▼
工作单位名称:	
*联系地址:	
*邮　编:	邮编里的数字只能在半角下输入
是否取得报检员资格证:	○ 是　◉ 否
原报检员资格证号:	
个人简历:	
备注:	
	确认提交　　　重新填写

2. 现场确认

网上报名后,田方先生持本人身份证复印件、学历证书复印件、免冠同底版2寸彩色证件照3张、报名表(从报名网站下载打印),在指定的时间内进行现场确认。不办理报考资格确认者不能参加考试。

3. 领取准考证

田方先生在报考资格确认后,按检验检疫机构公布的时间和地点领取准考证。

二、田方先生取得报检员资格证书

田方先生认真按照考试大纲的要求进行复习,在指定的时间参加考试。数月后,田方先生登录网址www.bjy.net.cn,输入身份证号与准考证号,成绩显示达到发证要求,并在指定地点领取报检员资格证书(样例1-1)。

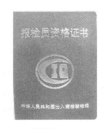

样例1-1

任务二 办理报检员注册

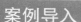

案例导入

　　某国际货运代理公司员工小郑向上海检验检疫机构代理报检一批价值 850 万美元的货物,并出示了名为王某的报检员证。经审验,发现该证有假证的可能,当即暂扣了此证。经立案调查表明:小郑利用该公司王某的报检员证,将自己的照片进行剪贴,通过彩色复印,伪造了一个"本人照片,他人资料"的假证。请分析,根据我国相关法律法规的有关规定,小郑和王某有哪些违规违法行为,为什么?

　　请思考下列问题:

1. 报检员注册登记有哪些程序?
2. 报检员注册登记有哪些具体要求?

　　根据出入境检验检疫报检员注册(试行)的规定,报检员注册应由已备案登记或注册并取得报检单位代码的代理或自理报检单位,向直属检验检疫局提出申请。报检员注册申请采取网上申请、柜台受理的方式,取得报检员资格证的人员不得由两个单位同时申请。未经报检员注册并取得《报检员证》的,不得从事报检工作。取得报检员资格证 2 年内未从事报检业务的,该证书自动失效。

一、注册登记的申请

　　1. 注册申请的条件

　　(1) 报检员注册须由在各地检验检疫局注册/备案登记的报检单位提出申请;

　　(2) 申请注册的报检员应取得国家质检总局颁发的报检员资格证,并属于申请单位的正式员工;

　　(3) 代理报检单位申请报检员注册,其拟任报检员必须是单位基本信息中的已有人员,新进人员需办理注册的,须先办理单位信息更改,在报检员资格证人员信息栏中进行增加。

　　2. 注册申请的资料

　　(1) 报检员注册申请书;

　　(2) 代理报检单位注册登记证书、自理报检单位备案登记证书复印件(盖公章);

　　(3) 报检员资格证复印件(同时交验正本);

　　(4) 报检员的身份证复印件(同时交验正本);

　　(5) 报检员近期免冠同底版 2 寸彩色证件照 2 张。

3. 注册申请的程序

（1）网上申请

①申请单位登录中国检验检疫电子业务网（www. eciq. cn），选择"报检单位备案登记、报检员注册申请（企业用户）"，点击"已注册单位"，输入"报检单位组织机构代码"、"报检单位登记号"，选择"报检员注册申请"；②填写报检员注册登记信息，点击"保存申请"；③点击"打印"，打印"报检员注册申请书"。

（2）柜台受理

申请单位在网上申请后，持规定的申请材料办理现场申报。直属检验检疫局审核申请材料，符合规定的，准予注册并向申请人颁发报检员证。如发现报检员资格证失效的，或已在检验检疫机构注册为报检员且未办理注销手续的，或被吊销报检员证未满 3 年的，或报检员注册申请人隐瞒有关情况的，不予以注册。报检员更换单位的须由原单位办理注销手续后，由新单位重新办理报检员注册的申请。对以欺骗、贿赂等不正当手段取得报检员注册的，将对其注册予以撤销，并收回其报检员证。

4. 注册申请的时间与地点

受理时间为正常工作日，受理地点为直属检验检疫局指定地点。

二、报检员的权利、义务与职责

1. 报检员的权利

报检员享有的权利如下：

（1）对于入境货物，报检员在检验检疫机构规定的时间和地点内办理报检，并提供抽（采）样、检验检疫的各种条件后，有权要求检验检疫机构在规定的期限或对外贸易合同约定的索赔期限内检验检疫完毕，并出具证明。如因检验检疫工作人员玩忽职守造成损失或使货物超过索赔期而丧失索赔权，报检员有权追究有关当事人的责任。

（2）对于出境货物，报检员在检验检疫机构规定的地点和时间，向检验检疫机构办理报检，并提供必要工作条件后，有权要求检验检疫机构在不延误装运的期限内检验检疫完毕，并出具证明。如因检验检疫工作人员玩忽职守而耽误装船结汇，报检员有权追究有关当事人的责任。

（3）报检员对检验检疫机构的检验检疫结果有异议时，有权根据有关法律规定，向原机构或其上级机构申请复验。

（4）报检员如有正当理由需撤销报检时，有权按有关规定办理撤检手续。

（5）报检员在保密情况下，提供有关商业单据和运输单据时，有权要求检验检疫机构及其工作人员保密。

（6）对检验检疫机构工作人员滥用职权、徇私舞弊、伪造检验检疫结果的，报检员有权对检验检疫机构工作人员的违法违纪行为进行控告、检举，或依法追究当事人的法律责任。

2. 报检员的义务

报检员承担的义务如下：

（1）报检员负责本企业的报检/申报事宜，报检员办理报检业务须出示《报检员证》，检验检疫机构不受理无证报检业务。

（2）报检员有义务向本企业传达并解释出入境检验检疫有关法律法规、通告及管理办法。

（3）报检员应遵守有关法律法规和检验检疫规定，在规定的时间和地点进行报检，并向检验检疫机构提供真实的数据和完整有效的单证，准确、详细、清晰地填制报检单，随附证单应齐全、真实，协助所属企业完整保存报检资料等业务档案。

（4）报检员有义务向检验检疫机构提供进行抽样、检验、检疫和鉴定等必要的工作条件，如必要的工作场所、辅助劳动力等。配合检验检疫机构为实施检验检疫而进行的现场验（查）货、抽（采）样及检验检疫处理等事宜。负责传达和落实检验检疫机构提出的检验检疫监管措施和其他有关要求。

（5）报检员有义务对经检验检疫机构检验检疫合格放行的出口货物加强批次管理，不得错发、漏发致使货证不符。对入境的法定检验检疫货物，未经检验检疫合格或未经检验检疫机构许可，不得销售、使用或拆卸、运递。

（6）报检员申请检验、检疫、鉴定等工作时，应按照有关规定缴纳检验检疫费。

3. 报检员的职责

报检员承担的职责如下：

（1）报检员必须严格遵守有关法律法规和检验检疫规定，不得擅自涂改、伪造或变造检验检疫证（单）。

（2）对于需要办理检疫审批的进境检疫物，报检员于报检前应提醒或督促有关单位办妥检疫审批手续，或准备提供隔离场所。报检后，报检员应配合检疫进程，了解检疫结果，适时协助做好除害处理，对不合格检疫物，及时配合检验检疫机构做好退运、销毁等处理工作。

（3）对于出境检疫物的报检，报检员应配合检验检疫机构，根据输入国家（地区）的检疫规定等有关情况，提醒或组织企业有关部门进行必要的自检，或提供有关产地检验检疫资料，帮助检验检疫机构掌握产地疫情，了解检疫情况和结果。

（4）对于入境检验检疫不合格的货物，应及时向检验检疫机构通报情况，以便有效处理、加强防范、重点控制，或整理材料、证据，及时对外索赔。对于出境货物，要搜集对方的反映，尤其对有异议的货物要及时通报有关情况，以便总结经验或及时采取对策，解决纠纷。

三、报检员的管理

报检员在取得《报检员证》后即可从事出入境检验检疫报检工作，检验检疫机构实行凭证报检制度，并对报检员日常的报检行为实施差错登记等监督管理。

1. 报检员管理的主要内容

报检员管理的主要内容如下：

（1）报检员不得将《报检员证》转借和涂改。

（2）报检员不得同时兼任两个或两个以上报检单位的报检工作。

（3）《报检员证》的有效期为 2 年。报检员应在有效期届满 30 日前，向发证机构提出延期申请，并提交延期申请书。检验检疫机构将结合日常报检工作记录对报检员进行审核，合格者将其《报检员证》延长 2 年，不合格者应参加检验检疫机构或行业协会组织的报检业务培训和考试,经考试合格的,《报检员证》有效期可延长 2 年。

(4) 报检员因工作单位调动和所在单位更名等其他原因而重新注册,需更改报检员信息,并应填写报检员更改申请表(样例 1-2),提供有关材料。因工作单位调动而需办理报检员证变更时,需提供新录用单位的接纳证明;因其他原因变更,需提供加盖单位公章的相关情况说明和检验检疫注册证复印件(须加盖单位公章)。

样例 1-2

变更/补办《报检员证》申请表

申请日期: 年 月 日 登记编号:

报检员姓名		报检员证号	
原报检单位		原企业注册号	
现报检单位		现企业注册号	
变更/补办原因联系电话及身份证号码		申请人签字:	
兹证明_____系我单位正式职工,上述变更/补办原因属实。我单位保证该职工遵守国家有关法律法规,按照检验检疫机构的规定和要求办理报检手续,配合做好检验检疫工作,并承担相应的法律责任。 单位负责人(签名): 单位公章: 年 月 日			
检验检疫机构审核意见: 经办人: 日期: 年 月 日			
备 注			

(5) 报检员如遗失《报检员证》,应在 7 日内,向发证机构递交说明,写明遗失的《报检员证》证号、单位注册号、遗失的时间和地点等情况,加盖单位公章,并登报声明作废。检验检疫机构对在有效期内的《报检员证》予以补发,补发前报检员不得办理报检业务。

(6) 报检员因违反报检员管理办法或其他原因被暂停报检资格的,须于暂停期满时向检验检疫局提交恢复报检资格的书面申请,写明《报检员证》证号、单位注册号和对违规行为的认识及整改情况,并加盖单位公章。

(7) 报检单位对本企业报检员不再从事报检业务的,或因故停止报检业务的,或解聘的报检员,应收回其《报检员证》交当地检验检疫机构,并以书面形式申请办理《报检员证》注销手续。检验检疫机构受理后,出具《报检员证注销证明》。

(8) 自理报检单位的报检员可以在注册地以外的检验检疫机构办理本单位的报检业务,并接受当地检验检疫机构的管理。

(9) 报检员在从事出入境检验检疫报检活动中,如有不实报检造成严重后果的,提供虚假合同、发票、提单等单据的,伪造、变造、买卖或者盗窃、涂改检验检疫通关证明、检验检疫证单、印章、标志、封识和质量认证标志的,或其他违反检验检疫有关法律法规规定,情节严重的,将取消其报检资格,吊销《报检员证》。被取消报检员资格的,3 年内不允许参加报检员资格考试。

2. 报检员实施差错登记制度

检验检疫机构对报检员的管理实施差错登记制度,具体方法如下:

(1)记分方法:依据差错或违规行为的严重程度分为 12 分、4 分、2 分和 1 分予以一次记分。记分周期为一年度,满分 12 分,从《报检员证》初次发证之日起计算。一个记分周期期满后,分值累计未达到 12 分的,该周期内的记分分值予以消除,不转入下一个记分周期。在同一批次报检业务中出现两处或以上记分事项的,分别计算、累加分值。注销后重新注册或变更个人注册信息换发《报检员证》的,原记分分值继续有效。详细内容见下表:

事 项	分值	备注
因报检员的责任造成报检单中所列项目申报错误的	1	按报检批次累计不超过 2 分
因报检员的责任造成提交的报检单与所发送的电子数据内容不一致的	1	
报检所附单据之间或所附单据与报检单内容不相符的	1	
未按规定签名或加盖公章	1	
报检随附单据模糊不清或为传真纸的	1	
报检随附单据超过有效期的	1	
未提供代理报检委托书或所提供的不符合要求的	1	
对同一批货物重复报检的	1	
经通知或督促仍不按时领取单证的	1	
已领取的检验检疫单证、证书或证件遗失或损毁的	1	
对已报检的出境货物在一个月内不联系检验检疫机构也不办理撤销报检手续的	1	按报检批次计
未在要求时间内上交应由检验检疫机构收回的《报检员证》或《报检员资格证》的	1	
错误宣传检验检疫法律法规及有关政策或散布谣言的	1	
其他应记 1 分的行为或差错	1	
对已报检入境货物经检验检疫机构督促仍不及时联系检验检疫事宜未造成严重后果的	2	
对未受理报检的单据不按检验检疫机构的要求进行更改或补充而再次申报的	2	
未按规定时间及时缴纳检验检疫费的	2	
扰乱检验检疫工作秩序,情节严重的	2	
其他应记 2 分的行为或差错	2	
代理报检单位报检员假借检验检疫机构名义刁难委托人、被投诉且经查属实的	4	
入境流向货物申报时未提供最终收货人有关信息或所提供的信息有误未造成严重后果的	4	
被检验检疫机构发现漏报、瞒报法定检验检疫的货物或木质包装未造成严重后果的	4	

事　　项	分值	备注
擅自取走报检单据或证单的	4	
擅自涂改已受理报检的报检单上的内容或撤换有关随附单据的	4	
其他应记 4 分的行为或差错	4	
转借或涂改《报检员证》的	12	
被暂停报检资格期间持他人《报检员证》办理报检及相关业务的	12	
涂改、伪造检验检疫收费收据的	12	
对入境货物不及时联系检验检疫或所提供的信息有误致使检验检疫工作延误或无法实施检验检疫并造成严重后果的	12	
不如实报检未造成严重后果并未达到吊销《报检员证》条件的	12	
其他应记 12 分的行为或差错	12	

记分后，报检员应立即纠正差错或违规行为。报检员对记分有异议的，可当场或在 3 日内提出申诉，经检验检疫机构复核，如事实、理由或者证据成立的，可根据实际情况取消或变更原记分。

（2）记分处理：凡是一个记分周期内记满 12 分的，暂停报检资格 3 个月；在同一记分周期内，暂停报检资格期间或期限届满后，被再次记满 12 分的，暂停报检资格 6 个月；暂停报检资格期限届满后，原记分分值予以清除，重新记分至该记分周期终止；暂停报检资格期间不得办理报检业务，由检验检疫机构暂时收回《报检员证》，无法收回的，将予以公告；暂停报检资格期限未满不得办理报检单位变更手续，不予出具《报检员证注销证明》。

相关链接

质检总局关于代理报检企业和报检人员管理

根据《国务院关于废止和修改部分行政法规的决定》（国务院令第 638 号）和《国务院关于取消和下放一批行政审批项目等事项的决定》（国发〔2013〕19 号）的要求，现就代理报检企业和报检人员管理有关问题公告如下：

一、代理报检企业（含从事报检业务的快件运营企业）首次办理报检手续时，应当向检验检疫机构提供代理报检企业备案表、企业法人营业执照复印件、组织机构代码证复印件、企业的印章印模，材料应当加盖企业公章，提交复印件的应当同时交验原件。

二、报检人员首次为所属企业办理报检手续时，所属企业应当向检验检疫机构提供报检人员备案表、所属单位报检备案证书、报检人员与报检企业签订的有效劳动合同、报检人员的身份证件、报检业务能力水平的证明材料，材料应当加盖企业公章，提交复印件的应当同时交验原件。

三、各级检验检疫机构按照法律法规、国家质检总局规章等规定加强对代理报检企业和报检人员的日常监督管理，维护正常的外贸秩序和检验检疫工作秩序。重点加强对代理报检企业的检验检疫信用管理和报检人员的报检差错登记管理，对违反法律法规和规章的，按规定进行处罚。

四、充分发挥行业组织的作用。国家质检总局对报检行业组织的行业管理工作进行监督管理和指导，各级检验检疫机构对当地报检行业组织的行业管理工作进行监督管理和指导。中国出入境检验检疫协会报检分会应当加强行业自律，建立行业规范，强化行业单位和人员的监督管理，组织报检从业人员报检业务能力水平培训。

五、鼓励报检人员系统学习从事报检工作应具备的检验检疫基础知识、国际贸易知识、有关法律法规知识和基础英语等报检基本知识和技能，积极参加报检从业人员报检业务能力水平培训，提高报检工作效率。

六、为保证相关工作的连续性，备案表暂用现行相关申请书，持有报检员资格证书的视同具有报检业务能力水平证明材料。代理报检企业、报检人员管理的具体办法由国家质检总局另行制定。

质检总局

2013 年 10 月 16 日

■ 案例分析

小何是某报检代理公司在苏州检验检疫局注册的报检员，2009 年 12 月，因故离开该报检公司到另一家未取得报检代理登记注册的物流公司工作。到物流公司工作后，小何使用在报检公司时私刻的报检专用章先后向当地检验检疫局报检了 62 批出入境业务。案发后，出入境检验检疫局依法给予处理。请分析出入境检验检疫局处理的依据和结果？

■ 实例展示

田方先生获得了国家质检总局颁发的《报检员资格证》，由上海田方报检公司向上海市出入境检验检疫局办理报检员注册。上海田方报检公司通过上海市出入境检验检疫局指定网站申请，打印申请书，携有关材料至受理地点办理申请手续。

一、上海田方报检公司网上预申请

1. 网上预申请

田方先生按下列步骤(图 1-2)进行网上预申请：

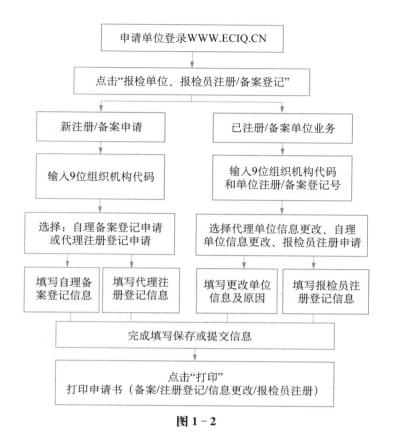

图 1 - 2

操作须知

1. 组织机构代码为 9 位，带"**X**"的须在中文状态下输入，代码中"–"不需输入；

2. 申请表中带"＊"的为必填项，不带"＊"的为可选项；

3. 单位备案/注册申请时"属地检验检疫机构"一栏应填写如上海检验检疫局（310000），"代理报检区域"填写如上海检验检疫局辖区；

4. 分公司申请时，"注册资金"填写总公司的注册资金，如是外汇须换算成人民币填写；

5. 法定代表人、银行账号及经营范围等数据出现如字符不够情况可在纸质申请书上修改；

6. 自理报检单位备案登记申请书"报检专用章"一栏不填；

7. 已批准的代理报检单位办理报检员注册时，原企业报检人员中无此人信息的须先办理企业信息更改。

2. 田方先生打印"报检员注册申请书"

样例 1 - 3

报检员注册申请书

编号：

申请单位	上海田方报检公司	单位号码	783580098	
地　　址	上海市徐汇区喜泰路 8 号	联系电话	65788888	
拟任报检员姓名	田　方	出生年月	1992 年 8 月 11 日	
身份证号	310106199208112837	联系电话	65788888	
电子信箱	TF @sohu. com	手机号码	13978912346	
资格证书编号	3102011093	发证日期	2014 年 7 月	

上海市出入境检验检疫局：
　　兹证明田方系我单位在职员工，已取得《报检员资格证》，现申请注册。
　　本单位保证所填内容及提交的材料真实、有效，并承担相应的法律责任。
　　本单位及拟任报检员保证遵守国家有关法律法规，按照检验检疫机构的规定和要求办理报检手续，配合做好检验检疫工作，并承担相应的法律责任。

　　拟任报检员（签字）：田方
　　申请单位负责人（签字）：田方　　　　　　　　　　（公章）

上海田方报检公司
专用章

2014 年 10 月 4 日

★检验检疫机构审核意见：

经办人：　　　　年　　　月　　　日

★报检员证号：　　　　　　　　　　初次发证时间：

领证人签名：　　　　　　　　　　领证日期：

备注：

说明：带★部分内容由检验检疫机构填写。

二、上海田方报检公司现场申请

田方在网上预申请后,持报检员注册申请书、代理报检单位注册登记证书、报检员资格证复印件、本人身份证复印件和 2 张彩色证件照等申请材料到上海市出入境检验检疫局(上海市民生路 1208 号)进行现场申报。

三、上海出入境检验检疫局颁发证书

上海市出入境检验检疫局审核田方的申请材料后,认为其材料齐全、内容符合规定,准予注册并向田方颁发报检员证(样例 1-4)。

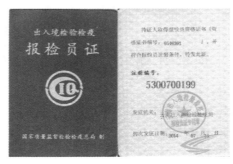

样例 1-4

★★★★★ 知识技能训练 ★★★★★

一、单项选择题

1. 1980 年国务院改革商检管理体制,将外贸部商品检验总局改为中华人民共和国( )。

A. 动植物检疫局　　　　　　　　　B. 进出口商品检验总局

C. 卫生检疫局　　　　　　　　　　D. 出入境检验检疫局

2. 1982 年将进出口商品检验总局更名为( ),由外经贸部归口管理。

A. 国家进出口商品检验局　　　　　B. 检验检疫总局

C. 卫生检疫局　　　　　　　　　　D. 出入境检验检疫局

3.《中华人民共和国国境卫生检疫法》于( )颁布实施。

A. 1989 年 12 月　　B. 1988 年　　　C. 1987 年　　　　D. 1986 年

4. 统一管理全国质量认证、认可工作的机构是( )。

A. 质检总局　　　B. 商品检验总局　　C. 国家认监委　　D. 国家标准委

5. ( )是国务院授权的履行行政管理职能,统一管理全国标准化工作的主管机构。

A. 质检总局　　　B. 商品检验总局　　C. 国家认监委　　D. 国家标准委

6. 对国家认监委与国家标准委实施管理的机构是( )。

A. 质检总局　　　B. 商品检验总局　　C. 国务院　　　　D. 以上都不是

7. 法定检验的进口商品到货后,( )必须向卸货口岸或到达口岸的检验检疫机构办理报检。

A．收货人或其代理人   B．用货人

C．发货人   D．其他贸易关系人

8. 报检人向产地检验检疫机构报检，检验检疫合格后获取（   ），凭其向口岸检验检疫机构报检。

A．出境货物通关单   B．检验检疫证

C．出境货物换证凭单   D．合格通知单

9. 法定检验检疫货物完成入境报检后，报检人应领取（   ）到海关办理通关手续。

A．入境货物通关单   B．检验证书

C．检验检疫通知单   D．以上都需要

10. 对产地和报关地相一致的出境货物，经检验检疫合格后出具（   ）。

A．检验检疫证   B．出境货物通关单

C．出境货物换证凭单   D．合格通知单

11. 检验检疫机构对报检员日常的报检行为实施（   ）管理制度。

A．注册   B．备案   C．差错登记   D．无须加盖公章

12. 检验检疫机构实行凭证报检制度，报检员报检时应主动出示其（   ）。

A．报检员证   B．报检单   C．贸易合同   D．报检员资格证

13. 获得国家质检总局颁发的（   ）的，方可注册为报检员。

A．注册证   B．准予许可决定书

C．报检员资格证   D．A 与 C

14. 取得报检员资格证后（   ）内未从事报检业务的，该证书自动失效。

A．1 年   B．2 年   C．3 年   D．4 年

15. _____主管全国报检员管理工作，_____负责报检员资格考试、注册及日常管理、定期审核等工作。（   ）

A．检验检疫机构、国家质检总局   B．国家质检总局、检验检疫机构

C．国家质检总局、海关总署   D．海关总署、检验检疫机构

16. 报检员办理报检业务须出示（   ），检验检疫机构不受理无证报检业务。

A．报检员资格证   B．报检单   C．贸易合同   D．报检员证

17. 取得报检员资格证书的人员应由所属企业向（   ）检验检疫机构申请报检员注册。

A．企业工商注册地   B．进出口口岸所在地

C．报检业务发生地   D．外贸业务发生地

18. 报检员注册应当由在检验检疫机构登记并取得（   ）的企业向登记地检验检疫机构提出申请。

A．工商营业执照   B．海关注册代码

C．报检单位代码   D．机构代码

19. 报检员有义务对经检验检疫机构检验检疫合格放行的出口货物加强（   ），不得错发、漏发致使货证不符。

A．品质管理   B．数量管理

C．包装管理   D．批次管理

20. 报检员遗失报检员证的,应当在_____日内向发证检验检疫机构递交情况说明,并登报声明作废。(　　)

A. 5　　　　　　　　B. 6　　　　　　　　C. 7　　　　　　　　D. 8

二、多项选择题

1. 作为企业的报检员,应履行的义务包括(　　)。

A. 遵纪守法并对所报检货物的质量负责

B. 提供有效单证和填制报检单并按规定办理报检

C. 按规定缴纳检验检疫费用

D. 可以借自己的名义供他人办理代理报检业务

2. 报检员有以下(　　)行为的,检验检疫机构暂停其3个月或6个月的报检资格。

A. 1年内有3次以上报检差错且情节严重

B. 转借或涂改报检员证

C. 伪造、买卖、盗窃、涂改检验检疫证单等

D. 不如实报检且造成严重后果

3. 代理单位的报检员,如有以下(　　)行为将取消代理报检资格,并注销企业登记。

A. 违反有关代理报检规定

B. 借代理名义向企业收取高额费用

C. 不能按照有关规定认真履行报检职责

D. 有欺诈行为

4. 下列表述正确的是(　　)。

A. 获得报检员资格证书方可申请注册

B. 报检员资格证是取得报检员证必备的条件

C. 具有高中或中等专业学校以上学历

D. 报检员证是办理报检业务的凭证

5. 检验检疫机构对报检员管理依据差错或违规程度分为(　　)予以一次记分。

A. 12分　　　　　　B. 4分　　　　　　C. 2分　　　　　　D. 1分

6. 以下属于报检员的义务和责任的有(　　)。

A. 负责本企业报检并按规定缴纳检验检疫费

B. 向检验检疫机构提供必要的工作条件

C. 传达落实检验检疫监管措施及其他要求

D. 向本企业解释检验检疫有关法律法规

7. 关于报检员证表述正确的有(　　)。

A. 是报检员办理报检业务的有效凭证　　　B. 不得转借他人使用

C. 遗失补办期间不得办理报检业务　　　　D. 有效期为两年

8. 以下属于报检员义务和责任的有(　　)。

A. 负责该货物的包装完好

B. 办理报检业务须出示报检员证

C. 参加检验检疫机构举办的报检业务培训

D. 协助企业完整保存报检单证资料

9. 报检员被取消报检资格、吊销报检员证的情形有（　　）。

A. 提供虚假合同、发票　　　　　　　B. 买卖检验检疫证单

C. 伪造检验检疫证单　　　　　　　　D. 涂改通关单

10. 小张是某厂报检员，被注销报检员证的情形有（　　）。

A. 该厂派小张到口岸办理本厂换证报检业务

B. 该厂停止进出口业务

C. 小张不再从事报检工作

D. 小张从该厂辞职

11. 国家认证认可监督管理委员会分别统一管理全国（　　）。

A. 质量技术标准　　　　　　　　　　B. 出入境检验检疫

C. 质量认证　　　　　　　　　　　　D. 质量认可

12. 1982 年颁布了（　　），翌年又颁布了农业部制定的（　　），作为我国进出境动植物检疫的法律依据。

A. 进出口动植物检疫条例　　　　　　B. 进出口动植物检疫实施条例实施细则

C. 国境卫生检疫条例　　　　　　　　D. 进出口动植物检疫条例实施细则

13. 报检人是（　　）的统称。

A. 货代公司　　　　　　　　　　　　B. 进出口公司

C. 报检员　　　　　　　　　　　　　D. 报检单位

14. 出入境检验检疫工作是指检验检疫机构对报检人申报的（　　）和（　　）等进行检验检疫、认证和签证等监督管理工作。

A. 出入境货物　　　　　　　　　　　B. 出入境交通运输工具

C. 出入境人员　　　　　　　　　　　D. 出入境食品

15. 国家认证认可监督管理委员会分别统一管理全国（　　）。

A. 质量技术标准　　　　　　　　　　B. 出入境检验检疫

C. 质量认证　　　　　　　　　　　　D. 质量认可

16. 出入境检验检疫工作是出入境检验检疫机构依法对进出境的（　　）分别实施检验检疫、鉴定、卫生监督。

A. 商品　　　　　　　　　　　　　　B. 动植物

C. 交通工具　　　　　　　　　　　　D. 运输设备

17. 出入境检验检疫工作的主要作用是（　　）。

A. 体现国家主权　　　　　　　　　　B. 体现国家管理职能

C. 保证我国对外贸易持续发展　　　　D. 保证了我国人民的健康

三、判断题

1. 取得报检员证的人员，最多可兼任两个公司的报检工作。（　　）

2. 报检员获得国家质检总局规定的报检员资格证后，方可从事报检业务。（　　）

3. 报检员资格证书是办理报检业务的有效凭证，不得转借、涂改。（　　）

4. 报检员资格证和报检员证的有效期均为 2 年。（　　）

5. 报检员管理差错登记制度记分周期为一年度 12 分,从每年 1 月 1 日起计算。（　　）

6. 一个记分周期期满后,分值累计未达到 12 分的,将转入下一个记分周期。（　　）

7. 在同一批次报检业务中出现两处或以上记分事项的,分别计算、累加分值。（　　）

8. 注销后重新注册或变更个人注册信息换发报检员证的,原记分分值无效。（　　）

9. 凡是一个记分周期内记满 12 分的,暂停报检资格 1 个月。（　　）

10. 检验检疫机构在报检员暂停报检资格期间暂时收回其报检员证。（　　）

11. 出入境检验检疫机构是主管出入境卫生检疫、动植物检疫、商品检验、鉴定监督管理的执法机构。（　　）

12. 国家质检总局由原国家出入境检验检疫局和国家质量技术监督局合并组建而成。（　　）

13. 国家质检总局成立后,原国家出入境检验检疫局设在各地的出入境检验检疫机构、管理体制及业务随之发生相应的变化。（　　）

14. 中华人民共和国卫生检疫局的前身是卫生检疫总所和商品检验检疫局。（　　）

15. 国家质检总局对涉及环境、卫生、动植物健康、人身安全的出入境货物、交通工具和人员实施检验检疫通关管理。（　　）

16. 在口岸对出入境货物实行"先报关,后报检"的检验检疫货物通关管理模式。（　　）

17. 出入境检验检疫机构负责实施对进出口货物检验检疫,并签发"入境货物通关单"和"出境货物通关单",海关凭单放行。（　　）

18. 一次报检、一次抽样、一次检验检疫、一次卫生除害处理、一次计收费、一次发证放行是指"三检合一"的工作模式。（　　）

四、流程示意题

根据网上报检员注册的程序填写下表:

操作步骤	选择内容	申请表
1		
2		
3		
4		
5		
6		
7		
8		

五、操作题

1. 操作资料

申请单位:上海三王报检公司

组织机构代码:783581124

企业地址：上海市浦东新区东方路 100 号

电　话：021 - 58332221

拟任报检员姓名：王立

出身年月：1992 年 8 月 16 日

身份证号：310106199208162837

联系电话：021 - 58332221

电子信箱：5698745@qq.com

2. 操作要求

请你以上海三王报检公司拟任报检员王立的身份，填写报检员注册登记申请书。

报检员注册申请书

编号：

申请单位		单位号码	
地　址		联系电话	
拟任报检员姓名		出生年月	
身份证号		联系电话	
电子信箱		手机号码	
资格证书		发证日期	

_____出入境检验检疫局：

　　兹证明_____系我单位在职员工，已取得《报检员资格证》，现申请注册。

　　本单位保证所填内容及提交的材料真实、有效，并承担相应的法律责任。

　　本单位及拟任报检员保证遵守国家有关法律法规，按照检验检疫机构的规定和要求办理报检手续，配合做好检验检疫工作，并承担相应的法律责任。

　　拟任报检员（签字）：

　　申请单位负责人（签字）：　　　　　　　　（公章）

　　　　　　　　　　　　　　　　　　　　　　　　　　　　　年　月　日

★检验检疫机构审核意见：

　　　　　　　　　　　经办人：　　　　　　年　　月　　日

★报检员证号：　　　　　　　　　　　　初次发证时间：

领证人签名：　　　　　　　　　　　　　领证日期：

备注：

说明：带★部分内容由检验检疫机构填写。

项目二
报检企业设立

学习与考证目标

- 了解报检企业设立的工商与税务登记注册程序
- 熟悉报检企业设立的工商与税务登记注册的要求
- 明确报检企业注册登记的作用
- 掌握代理报检企业注册登记的程序与要求
- 具备代理报检企业注册登记的基本能力

　　以往,凡是具有进出口权的外贸企业,只要在出入境检验检疫机构进行报检备案登记后,可为本企业的进出口货物办理出入境报检。近年来,伴随着我国对外贸易经营方式的变化,在出入境货物报检工作中逐渐分离出专门为外贸企业等单位代理报检的企业,如报检公司、货代公司和物流公司等。根据我国2010年6月1日实施的《出入境检验检疫代理报检管理规定》,凡是从事代理报检业务的企业,必须取得《企业法人营业执照》,注册资金达100万元以上,拥有5名报检员,有着固定经营场所,并取得《报检注册登记证》的,方可从事该项业务。

　　田方先生在了解了出入境检验检疫机构工作职能及工作内容后,进入设立报检企业项目的学习,了解办理公司登记的程序和要求。

任务一　办理报检企业的工商登记手续

　　王宁先生是杭州贸易公司的业务员,长期从事进出口业务,并拥有报检员证书,在业界有着一定的人脉关系。随着我国对外贸易的迅速发展,委托进出口货物代理报检业务的市场需求很大。王宁先生看到了这个商机,凭着业界的人脉关系,以王宁报检公司的名义从事代理报检业务。请分析,王宁先生违反了我国《公司登记管理条例》的哪些规定?

　　请思考下列问题:

　　1. 我国《公司登记管理条例》对公司设立规定了哪些具体程序?

　　2. 我国《公司登记管理条例》对公司设立规定了哪些具体要求?

　　根据我国《公司登记管理条例》的有关规定,公司设立应依法办理公司登记,领取《企业法人营业执照》。公司设立登记程序如下:

一、申请报检企业名称的预先核准

　　设立有限责任公司,应当由全体股东指定的代表或者共同委托的代理人向公司登记机关申请名称预先核准;设立股份有限公司,应当由全体发起人指定的代表或者共同委托的代理人向公司登记机关申请名称预先核准。公司登记机关对符合规定的,予以核准,出具《企业名称预先核准通知书》。

二、报检企业设立的工商登记

　　1. 提交企业设立登记的文件

　　设立有限责任公司应由全体股东指定的代表或者共同委托的代理人到公司登记机关,也可以通过信函、传真和电子邮件等方式提出设立登记申请,并提交有关文件,主要包括:公司法定代表人签署的设立登记申请书;全体股东指定代表或者共同委托代理人的证明;公司章程;验资机构出具的出资证明书;股东的主体资格证明或者自然人身份证明;载明公司董事、监事、经理的姓名与住所的文件以及有关委派、选举或者聘用的证明;公司法定代表人任职文件和身份证明;企业名称预先核准通知书;公司住所证明。

　　2. 受理设立登记的申请

　　公司登记机关对通过信函、传真和电子邮件等方式提出设立企业申请的,自收到申请文件和材料之日起 5 日内,对符合要求的申请者出具《受理通知书》。

3. 颁发《企业法人营业执照》

公司登记机关对申请文件等材料核准无误后,按其注册资本总额的 0.8‰ 收取设立登记费,并颁发企业法人营业执照。企业法人营业执照的签发日期为公司成立日期。企业应在企业设立登记之日起 30 日内,将加盖企业公章的营业执照复印件反馈给企业名称核准机关备案。设立公司可凭企业法人营业执照刻制公司印章、财务专用章和法人代表印章。

三、报检公司申办组织机构代码证

报检公司设立后,应向当地质量技术监督局申请组织机构代码证,填写中华人民共和国组织机构代码证申请表。经签发机构审定,符合规定的,颁发由中华人民共和国国家质量监督检验检疫总局签章的组织机构代码证。

相关链接

组织机构代码

组织机构代码是国家质量技术监督检验检疫总局为满足政府部门的管理需求,确保对境内所有经济活动主体进行统一标识,根据国家有关代码编制原则,给每一个机关、企事业单位和社会团体颁发的一个在全国范围内唯一的、始终不变的法定代码标识。组织机构代码广泛应用于税务、银行、外汇、海关、外贸和社会保障等各个领域,并在电子政务建设过程中起到了重要的作用。

■ 案例分析

杭州张泉剪刀厂于 1963 年在杭州市工商行政管理局进行了注册登记。南京张泉刀具厂于 1992 年 8 月 24 日在江宁县工商行政管理局予以注册登记,其菜刀产品的包装盒上刻印有"南京张泉"和"张泉"字样。由于杭州张泉剪刀厂是剪刀行业的知名企业,这就给南京张泉刀具厂带来市场发展的空间。为此,杭州张泉剪刀厂对南京张泉刀具厂提起申诉,称侵犯了原告的企业名称权。请分析,法院对杭州张泉剪刀厂的请求是否予以支持,为什么?

■ 实例展示

田方先生是高等职业技术学院国际商务专业的学生,参加了学校报检公司创业社团,在老师的指导下欲设立报检公司,在学习专业课程的同时模拟创业。具体情况如下:

一、上海田方报检公司名称预先核准

1. 上海田方报检公司名称预先核准的申请

田方填写企业名称预先核准申请书(样例 2－1),向徐汇区工商行政管理局登记部门提交,申请名称核准。

样例 2 - 1

企业名称预先核准申请书

申请企业名称	上海田方报检公司
备选企业名称	
1	上海斯波报检公司
2	上海四波报检公司
3	上海思博报检公司
拟从事的经营范围(只需要填写与企业名称行业表述一致的主要业务项目) 　代理各类货物进出口报检、商检报验及出证	
注册资本(金)	100 万元　　　　(法人企业必须填写)
企业类型	☑公司制　□非公司制　□个人独资　□合伙
企业住所(地址)	上海市徐汇区喜泰路 8 号
投资人姓名或名称、证照号码、投资额和投资比例(签字盖章) 　田方:身份证号码 310106199208112837;投资额 40 万元,投资比例 40% 　万历:身份证号码 310106199208252837;投资额 30 万元,投资比例 30% 　夏年:身份证号码 310106199208152837;投资额 30 万元,投资比例 30% 　　　　　　　　　　　　　　　　　　　　　　　　　　　田方章 　　　　　　　　　　　　　　　　　　　　　　　　2014 年 8 月 28 日	

2. 工商局出具上海田方报检公司名称预先核准通知书

徐汇区工商行政管理局登记部门核准后,出具《企业名称预先核准通知书》(样例 2 - 2)。

样例 2 - 2

企业名称预先核准通知书

　　　　　　　　　　　　　　　　　　　　　　(徐)登记内名预核字[140912]

第210 号

　　根据《企业名称登记管理规定》、《企业名称登记管理实施办法》等规定,同意预先核准下列由 3 个投资人出资,注册资本(金)100 万元(壹佰万元整),住所设在上海市徐汇区喜泰路 8 号的企业名称为:上海田方报检公司

　　行业及行业代码:

　　投资人、投资额和投资比例:田方 40 万、40%;万历 30 万元、30%;夏年 30 万元、30%

　　以上预先核准的企业名称保留期至2015 年 2 月 28 日。在保留期内,企业名称不得用于经营活动,不得转让。经企业登记机关设立登记,颁发营业执照后企业名称正式生效。

　　　　　　　　　　　　　　　　　　　　　　上海市工商行政管理局徐汇区分局

　　　　　　　　　　　　　　　　　　　　　　核准日期:2014 年 8 月 31 日

二、上海田方报检公司设立工商登记

1. 提交申请材料

　　上海田方报检公司获取《企业名称预先核准通知书》后,向徐汇区工商行政管理局办理公司登记,提交公司章程、公司法定代表人任职文件与身份证明、企业名称预先核准通知书

和公司住所证明(样例 2 - 3)等文件。

样例 2 - 3

房屋租赁合同

出租方(简称甲方):上海商务公司

承租方(简称乙方):上海田方报检公司

根据《中华人民共和国合同法》及相关法律法规的规定,甲、乙双方在平等、自愿的基础上,就甲方将房屋出租给乙方使用,乙方承租甲方房屋事宜,为明确双方权利义务,经协商一致,订立本合同。

第一条　甲方保证所出租的房屋符合国家对租赁房屋的有关规定。

第二条　房屋的坐落、面积情况

1. 甲方出租给乙方的房屋位于上海市徐汇区喜泰路 8 号。

2. 出租房屋面积共 30 平方米。

第三条　租赁期限、用途

1. 该房屋租赁期自 2014 年 9 月 1 日起至 2019 年 8 月 31 日止。

2. 乙方向甲方承诺,租赁该房屋仅作为办公使用。

乙方如要求续租,则必须在租赁期满 1 个月之前书面通知甲方,经甲方同意后,重新签订租赁合同。

第四条　租金及支付方式

1. 该房屋每月租金为 4000 元(大写肆仟元整)。

2. 房屋租金每 6 个月支付一次。

第五条　本合同自双方签(章)后生效。

第六条　本合同一式二份,由甲、乙双方各执一份,具有同等法律效力。

甲方:上海商务公司　　　　　　　　　　乙方:上海田方报检公司

营业执照:310607100226928　　　　　　身份证号:310106199208112837

电话:62045671　　　　　　　　　　　　电话:65788888

房地产经纪机构资质证书号码:3102256

签约代表:方达　　　　　　　　　　　　签约代表:田芳

签约日期:2014 年 9 月 1 日　　　　　　签约日期:2014 年 9 月 1 日

2. 获取企业法人营业执照

徐汇区工商行政管理局登记部门对上海田方报检公司的申请材料进行审核,核准无误后收取设立登记费,向上海田方报检公司颁发《企业法人营业执照》(样例 2 - 4)。

样例 2 - 4

企业法人营业执照

(副本)

注册号:310607100226928

名　　　　称　　上海田方报检公司

住　　　　所　　上海市徐汇区喜泰路 8 号

法定代表人姓名　　田方

注　册　资　本　　壹佰万元

共　收　资　本　　壹佰万元

公　司　类　型　　有限责任公司

经　营　范　围　　进出口业务

成　立　日　期　　2014 年 9 月 1 日

营　业　期　限　至　2019 年 8 月 31 日

须　知

1.《企业法人营业执照》是企业法人资格和合法的凭证。

2.《企业法人营业执照》分为正本和副本,正本和副本具有同样的法律效力。

3.《企业法人营业执照》正本应放置于住所醒目位置。

4.《企业法人营业执照》不得转借、涂改、出售、转让。

5. 登记情况有所变化,应到登记机关记性变更,换取新的《企业法人营业执照》。

6. 每年 3 月 1 日至 6 月 30 日参加年检。

7.《企业法人营业执照》遗失或损坏,应申明作废并补领。

年度检验情况

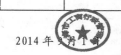

2014 年 9 月 1 日

三、报检公司申办组织机构代码证

1. 填写组织机构代码证申请表

上海田方报检公司填写中华人民共和国组织机构代码证申请表(样例2-5),并随附有关文件向上海市质量技术监督局申请申办组织机构代码证。

样例2-5

中华人民共和国组织机构代码证申请表

受理项目:新申报☑ 变更□ 年审□ 换证□ 补发□

申办单位盖章: 上海田方报检公司章   机构代码□□□□□□□□□

1	机构名称	上海田方报检公司									
2	机构类型		企业法人非法人 1 / 2	✓	事业法人非法人 3 / 4	社团法人非法人 5 / 6	机关法人非法人 7 / 8	其他机构民办非企业单位 9 / A	个体工会法人 B / C		
3	法定代表人姓名(负责人、投资人)	田方		身份证号码	310106199208112837						
4	经营或业务范围	代理货物进出口报检									
5	经济行业及代码				6	经济类型及代码					
7	成立日期	2014年9月1日		8	职工人员	8人					
9	主管部门名称、代码										
10	注册资金	100万	11	货币种类	人民币	12	外方投资机构国别(地区)、代码				
13	所在地行政区划	上海市徐汇区									
14	机构地址	上海市徐汇区喜泰路8号									
15	邮政编码	200231	16	单位电话	65788888	17	批准文号或注册号				
18	登记或批准机构、代码										
19	是否涉密单位	是□ 否☑ 若属涉密单位,请出具主管部门的证明材料。				20	申请电子副本	1本			
21	主要产品	1._____ 2._____ 3._____									
22	经办人姓名	田方	23	身份证号码	310106199208112837						
			24	移动电话	13978912346						

以下由代码管理机关填写

办证机构代码□□□□□□

1	证书有效期至	＿＿年＿＿月＿＿日	2	数据变更记录	
3	录入人（签字）	＿＿年＿＿月＿＿日	4	审核（批）人（签字）	＿＿年＿＿月＿＿日

2. 颁发组织机构代码证

徐汇区工商行政管理局通过审核后,向上海田方报检公司颁发中华人民共和国国家质量监督检验检疫总局签章的组织机构代码证(样例 2-6)。

样例 2-6

中华人民共和国 **组织机构代码证** （**副　本**） 代　码：783580098 ‖‖‖‖‖‖‖‖‖‖‖‖‖‖‖ **机构名称：**上海田方报检公司 **机构类型：**企业法人 　　　　　法定代表人：　田方 **地　　址：**上海市徐汇区喜泰路 8 号 **有 效 期：**自 2014 年 9 月 1 日至 2019 年 8 月 31 日 **颁发单位：**上海市质量技术监督局 **登 记 号：**组代管 610100-008447-1	**说　明** 1. 中华人民共和国组织机构代码是组织机构在中华人民共和国境内唯一的、始终不变的法定代码标识。《中华人民共和国组织机构代码证》是组织机构法定代码的凭证,分正本和副本。 2.《中华人民共和国组织机构代码证》不得出租、出借、冒用、转让、伪造、变造、非法买卖。 3.《中华人民共和国组织机构代码证》登记项目发生变化时,应向发证机关申请变更。 4. 各组织机构应当按有关规定,接受发证机关的年度检验。 5. 组织机构依法注销时,要向原发证机关办理注销登记,并交回全部代码证。 中华人民 共和国　国家质量监督检验检疫总局签章 年检记录 NO 2011 1363415

任务二　办理报检企业的税务登记手续

案例导入

　　近日,王宁先生向杭州工商管理行政局注册了王宁报检公司,并获得了企业法人营业执照。当日,王宁先生获悉嘉兴玩具进出口公司需要办理出口货物代理报检业务,由于是老朋友,便上门承揽该笔业务。嘉兴玩具进出口公司在不知道王宁报检公司是否办理好各项规定手续的情况下,同意了这笔代理报检业务。请分析,王宁报检公司违反了我国有关税务登记条例的哪些规定？

请思考下列问题：

1. 根据我国的《税务登记管理办法》，办理税务登记手续有哪些具体环节？
2. 根据我国《税务登记管理办法》的规定，办理税务登记手续有哪些具体要求？

根据《税务登记管理办法》（国家税务总局令第 7 号）的规定，新开公司税务登记证的办理程序如下：

一、申请税务登记

报检企业到当地主管税务机关或指定税务登记办理处，填报《申请税务登记报告书》，并随附有关证件和资料，主要包括：营业执照或其他核准执业证件；有关合同、章程、协议书；银行账号证明；法定代表人、负责人、纳税人本人的居民身份证、护照或者其他证明身份的合法证件；组织机构统一代码证书；住所、经营场所的使用证明等。

二、受理税务登记的申请

税务机关审核申请报告和有关证件及资料，对符合登记条件的，按其登记的种类，发放税务登记表。外贸企业应按规定如实地填写税务登记表并加盖企业印章，经法定代表人签字后，将税务登记表报送主管国家税务机关。

三、颁发税务登记证

税务机关对对外贸易经营者报送的税务登记表应在受理之日起 30 日内审核完毕，符合规定的，予以登记，发给税务登记证（或注册税务登记表）及其副本，并分税种填制税种登记表，确定纳税人所适用的税种、税目、税率、报缴税款的期限和征收方式及缴库方式等。

■ 案例分析

某代理报检公司于近日在工商行政管理机关领取了营业执照，于是开业经营并取得应税收入。当地税务机关在管理过程中，发现该公司既未办理税务登记又未申报纳税，即对该公司进行了处理。请分析，本案中的代理报检公司涉案的事实在哪里，为什么？

■ 实例展示

上海田方报检公司领取了《企业法人营业执照》后，到上海市国家税务局主管部门办理税务登记手续，提交《税务登记申请书》，并随附营业执照、银行账号证明、法定代表人居民身份证、组织机构统一代码证书和经营场所的使用证明等有关材料。

一、上海田方报检公司申请税务登记

上海田方报检公司的田方经理向税务登记机关领取税务登记表（样例2-7），并如实填写、签字并加盖企业印章送至徐汇区国家税务局。

样例2-7

税务登记表

纳税人名称	上海田方报检公司		纳税人识别号		NS08214567
登记注册类型	个体工商		批准设立机构		徐汇区工商行政管理局
组织机构代码	783580098		批准设立证明或文件号		

开业（设立）日期	2014.9.1	生产经营期限	5年	证照名称	营业执照	证照号码	310607100226928

注册地址	徐汇区				
	行政区域码		邮政编码	200231	联系电话	65788888
生产经营地址	区				
	行政区域码		邮政编码		联系电话	

核算方式	请选择对应项目打"√" ☑独立核算 □非独立核算	从业人数	8人其中外籍人数 _____

单位性质	请选择对应项目打"√" □企业 □事业单位 □社会团体 ☑民办非企业单位 □其他

网站网址	WWW. SIBO. COM	国际行业	□□,□□,□□,□□

适用会计制度	请选择对应项目打"√" ☑企业会计制度 □小企业会计制度 □金融会计制度 □行政事业单位会计制度

经营范围	代理货物进出口报检	请将法定代表人（负责人）身份证件复印件粘贴在此处

项目内容 联系人	姓名	身份证件		固定电话	移动电话	电子邮箱
		种类	号码			
法定代表人（负责人）	田方		310106199208112837	65788888	13978912346	TF @sohu. com
财务负责人	万历		310106199208252837	65788888	13678987652	WL @sohu. com
办税人	张力		310106199109122837	65788888	13671234567	ZL @sohu. com

税务代理人名称		纳税人识别号		联系电话	电子邮箱

注册资本	金　额			币　种	
	100万			人民币	

投资总额	金　额			币　种	
	100万			人民币	

续表

投资方名称	投资方证件号	证件种类	金额		币种	投资比例	投资方经济性质	国籍或地址

自然人投资比例		外资投资比例				国有投资比例		

分支机构名称		注 册 地 址				纳税人识别号		

总机构名称			纳税人识别号					
注册地址			经营范围					
法定代表人名称		联系电话			注册地址邮政编码			
代扣代缴代收代缴税款业务情况	代扣代缴、代收代缴税款业务内容				代扣代缴、代收代缴税种			

附报资料：

经办人签章：田方章 2014 年 9 月 20 日	法定代表人（负责人）签章：田方章 2014 年 9 月 20 日	纳税人公章：上海田方报检公司专用章 2014 年 9 月 20 日

以下由税务机关填写：

纳税人所处街乡				隶属关系	
国税主管税务局		国税主管税务所（科）		是否属于国税、地税共管户	
地税主管税务局		地税主管税务所（科）			
经办人（签章）： 国税经办人： 地税经办人： 受理日期： ___年___月___日	国家税务登记机关 （税务登记专用章）： 核准日期： ___年___月___日 国税主管税务机关：		地方税务登记机关 （税务登记专用章）： 核准日期： ___年___月___日 地税主管税务机关：		
国税核发《税务登记证副本》数量：___本　发证日期：___年___月___日					
地税核发《税务登记证副本》数量：___本　发证日期：___年___月___日					

国家税务总局监制

二、登记机关颁发税务登记证

徐汇区国家税务局受理上海田方报检公司的税务登记材料后，予以审核。经核准后予以登记，并向上海田方报检公司颁发税务登记证及其副本（样例 2-8）。

样例 2-8

税务登记证	纳税人名称　　上海田方报检公司
（副　　本）	法定代表人　　田方
	地　　址　　上海市徐汇区喜泰路 8 号
国税沪字　310683771943453　号	登记注册类型　私营有限责任公司
	经营方式　　　代理
	经营范围　　　代理货物进出口报检
发证机关：	
	经 营 期 限
	证件有效期限　2014 年 9 月 25 日
2014 年 9 月 25 日	至 2019 年 9 月 24 日

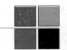

任务三　办理代理报检公司的报检注册手续

案例导入

　　近日,王宁报检公司根据我国《税务登记管理办法》的有关规定,办理了税务登记手续,领取了《税务登记证》。当日,王宁经理获悉义乌玩具进出口公司需要办理出口货物代理报检业务,便上门承揽该笔业务。义乌玩具进出口公司在不知道该公司是否具有代理报检业务资质的情况下,便予以同意,并签订了委托代理报检协议。请分析,王宁报检公司违反了我国《出入境检验检疫代理报检管理规定》的哪些规定?

　　请思考下列问题:

　　1. 根据《出入境检验检疫代理报检管理规定》的规定,从事代理报检业务的企业注册登记有哪些环节?

　　2. 根据《出入境检验检疫代理报检管理规定》的规定,从事代理报检业务的企业注册登记有哪些要求?

　　代理报检企业是指获得检验检疫机构注册登记后,接受进出境收发货人委托,代理委托人办理报检业务的境内企业,并不得以任何形式出让其名义供他人办理代理报检业务。直属检验检疫局负责所辖区域代理报检企业注册登记申请的受理、审查和监督管理工作。

一、注册登记的申请

1. 申请注册登记的条件

(1) 取得工商行政管理部门颁发的《企业法人营业执照》;

(2)《企业法人营业执照》注册资金 100 万元人民币以上;

(3) 有固定经营场所及办理代理报检业务所需的设施;

(4) 有健全的企业内部管理制度;

(5) 有不少于 5 名取得《报检员资格证书》的拟任报检员。

2. 申请注册登记所需材料

申请材料如下:

(1) 代理报检企业注册登记申请书;

(2)《企业法人营业执照》复印件;分公司以自己名义申请的,需同时提交《营业执照》复印件、总公司授权书;

(3)《组织机构代码证》复印件;

(4) 拟任报检员的《报检员资格证书》复印件;

(5) 代理报检企业与拟任报检员签订的劳动合同;

(6) 企业章程复印件;

(7) 营业场所所有权证明或者租赁证明复印件;

(8) 申请人的印章印模。

上述材料应当加盖本企业公章,提交复印件的应当同时交验正本。

二、注册登记的受理

出入境检验检疫局受理申请材料时,对符合要求的予以受理,对材料不齐全或内容不符合的,要求申请注册企业补正。

三、注册登记的许可

出入境检验检疫局对受理的申请进行审查,并指派 2 名以上工作人员对申请材料的实质内容进行现场核查,自受理申请之日起 20 日内作出准予或者不予注册登记的决定。准予注册登记的,颁发《代理报检企业注册登记证书》,有效期为 4 年;不予注册登记的,出具不予注册登记决定书。

四、报检员注册的办理

代理报检企业取得《注册登记证书》后,为拟任报检员向检验检疫机构办理报检员注册。并刻制代理报检专用章,填写企业报检专用章备案登记表(样例 2 - 9),向检验检疫机构备案,此时方可在规定的报检服务区域内从事代理报检业务。

样例2-9

企业报检专用章备案登记表

备案登记号:

企业名称				企业注册编号		
申请日期		联系人		联系电话		
申请印章个数 (每张表最多备案 8枚印章)		印章编号范围		备案有效期至 (最长不超过三年)	年 月 日	
企业声明: 　　我公司在上海出入境检验检疫局及下属机构办理报检业务时,将在《报检单》上加盖本《备案登记表》所备案的报检专用章代替企业公章。在《报检单》上,报检专用章和企业公章具有同等法律效力。 　　我公司原先在上海出入境检验检疫局备案的报检专用章同时废止。 　　特此备案。						
法人代表签字			企业公章			
报检专用章印模:						
检验检疫 机构意见						

五、代理报检业务的范围

代理报检企业从事代理报检业务的范围如下:

1. 办理报检手续

代理报检企业接受委托办理报检手续时,应当向检验检疫机构提交报检委托书。

2. 代缴检验检疫费

代理报检企业缴纳检验检疫费,该收据抬头必须为委托人,并将检验检疫收费情况如实告知委托人,不得乱收取费用。

3. 联系和配合检验检疫机构实施检验检疫

代理报检企业应根据报检委托书协议的要求,及时联系检验检疫机构实施检验检疫,提供检验检疫的条件,配合施检。

4. 领取检验检疫证单

代理报检企业根据报检委托书的要求,及时领取有关检验检疫证单,并对实施代理报检中所知悉的商业秘密负有保密义务。

六、代理报检企业的权利与义务

1. 代理报检单位的权利

代理报检单位享有的权利如下:

(1) 代理报检单位注册登记后,其在检验检疫机构注册并持有《报检员证》的报检员有权在批准的代理报检区域内,向检验检疫机构办理代理报检业务,但不得出借。

(2) 除另有规定外,代理报检单位有权代理委托人委托的出入境检验检疫的报检业务。在报关地或收货地代理进口货物报检;在产地或报关地代理出口货物报检。

(3) 代理报检单位按有关规定代理报检,提供抽样和检验检疫的各种条件后,有权要求检验检疫机构在国家质检总局统一规定的检验检疫期限内完成检验检疫工作,并出具证明文件。如因检验检疫工作人员玩忽职守造成损失,或入境货物超过索赔期而丧失索赔权,或出境货物耽误装船结汇的,有权追究当事人责任。

(4) 代理报检单位对检验检疫机构的检验检疫结果有异议的,有权在规定的期限内向原检验检疫机构或其上级检验检疫机构以至国家质检总局申请复验。

(5) 代理报检单位在保密情况下提供有关商业及运输单据时,有权要求检验检疫机构及其工作人员予以保密。

(6) 代理报检单位有权对检验检疫机构及其工作人员的违法违纪行为,进行控告或检举。

2. 代理报检单位的义务

代理报检单位承担的义务如下:

(1) 代理报检单位在办理代理报检业务时,须遵守出入境检验检疫法律、法规和规定,对代理报检的内容和提交的有关文件的真实性、合法性负责,并承担相应的法律责任。

(2) 代理报检单位从事代理报检业务时,须提交委托人的报检委托书,载明委托人与代理报检单位的名称、地址、联系电话、代理事项,以及双方责任、权利和代理期限等内容,由法定代表签字,并加盖双方公章。

(3) 代理报检单位应按规定填制报检申请单,加盖代理报检单位的合法印章,并提供检验检疫机构要求的必要单证,在规定的期限和地点办理报检手续。

(4) 代理报检单位应切实履行代理报检职责,负责与委托人联系,协助检验检疫机构落实检验检疫的时间和地点,配合检验检疫机构实施检验检疫,并提供必要的工作条件。对已完成检验检疫工作的,应及时领取检验检疫证单和通关证明。

(5) 代理报检单位应积极配合检验检疫机构对其所代理报检业务有关事宜的调查和处理。

(6) 代理报检单位应按检验检疫机构的要求聘用报检员,对其进行管理,并对其报检行为承担法律责任。如果报检员被解聘或不再从事报检工作,或离开本单位,代理报检单位应及时申请办理注销手续,否则,承担由此产生的法律责任。

七、代理报检企业的管理

1. 代理报检单位的责任

代理报检单位承担的责任如下：

（1）代理报检单位对实施代理报检过程中所知悉的商业秘密负有保密的责任。

（2）代理报检单位应按规定代委托人缴纳检验检疫费，在向委托人收取相关费用时应如实列明检验检疫机构收取的检验检疫费，并向委托人出示检验检疫机构开具的收费票据，不得借检验检疫机构名义向委托人收取额外费用。

（3）代理报检单位与被代理人之间的法律关系适用于我国《民法通则》的有关规定，并共同遵守出入境检验检疫法律法规；代理报检单位的代理报检行为，不免除被代理人根据合同或法律所应承担的产品质量责任和其他责任。

（4）有伪造、变造、买卖或者盗窃出入境检验检疫证单、印章、标志、封识和质量认证标志行为，除取消其代理报检注册登记及代理报检资格外，还应按检验检疫相关法律法规的规定予以行政处罚，情节严重，涉嫌构成犯罪的，移交司法部门对直接责任人依法追究刑事责任。

（5）代理报检单位因违反规定被检验检疫机构暂停或取消其代理报检资格所发生的与委托人等关系人之间的财经纠纷，由代理报检单位自行解决或通过法律途径解决。

（6）代理报检单位及其报检员在从事报检业务中有违反代理报检规定的，由检验检疫机构根据规定，给予通报批评、警告、暂停或取消其代理报检资格等处理；违反有关法律法规的，按有关法律法规的规定处理；涉嫌触犯刑律的，移交司法部门按照刑法的有关规定追究其刑事责任。

样例 2-10

出入境检验检疫

代理报检企业违规处理通知书

编号：_____

经我局调查确认，你单位有以下违反《出入境检验检疫代理报检管理规定》等相关规定的行为：

根据《出入境检验检疫代理报检管理规定》的规定，我局决定对你单位实施以下处理：

对 _____ 处以：警告处理。

出入境检验检疫局

（主管部门印章）

样例 2-11

出入境检验检疫

代理报检企业违规处理单

编号：

填报机构				填报日期	
单位名称				注册登记号	
联系人		电话		传真	
违规内容					
违规条款					

处理意见	填报人： 负责人：
直属局主管部门审核意见	审核人： 负责人：
主管领导审核意见	主管领导：

2. 注册登记内容的变更

代理报检企业名称、地址、法定代表人、非法人企业的负责人、经营范围等重大事项发生变更的,应当自变更之日起 30 日内凭营业执照等有关证明材料向直属检验检疫局申请变更。变更内容与《注册登记证书》记载事项有关的,直属检验检疫局应当予以换发新证。

3. 注册登记的撤销

撤销代理报检企业注册登记的情形如下:

(1) 检验检疫工作人员滥用职权、玩忽职守作出准予注册登记决定的;

(2) 超越法定职权作出准予注册登记决定的;

(3) 违反法定程序作出准予注册登记决定的;

(4) 对不具备申请资格或者不符合法定条件的申请人准予注册登记的;

(5) 以欺骗、贿赂等不正当手段取得注册登记的。

代理报检企业发生上述情形之一的,撤销代理报检企业注册登记的资格。

4. 注册登记的注销

注销代理报检企业注册登记的情形如下:

(1) 代理报检企业终止代理报检业务的;

(2) 代理报检企业依法终止的;

(3) 代理报检企业组织机构代码发生变化的;

(4) 注册登记被撤销、撤回,或者注册登记证书被吊销的;

(5) 法律、法规规定应当注销行政许可的其他情形。

代理报检企业发生上述情形之一的,注销其注册登记资格,并交还注册登记证书和报检员证。

5. 例行审核制度

(1) 例行审核的时间

出入境检验检疫局每 2 年对代理报检企业实行一次例行审核。代理报检企业应当在审核年度的 3 月 1 日至 3 月 31 日向所在地检验检疫机构申请例行审核。

(2) 例行审核的材料

提交例行审核的材料主要包括:上两年度的例行审核报告书,涵盖代理报检企业基本信息、遵守检验检疫法律法规规定情况、报检员信息及变更情况、代理报检业务情况及分析、报检差错及原因分析、自我评估等信息;出入境检验检疫代理报检企业注册登记证书复印件;组织机构代码证复印件;企业法人营业执照复印件;企业所属持有报检员资格证人员清单等。

（3）年审审查形式

现场核查、实地检查、座谈会和发放调查表等。

（4）年审审查内容

对年审材料的真实性与实质性内容进行审查,具体内容包括:代理报检企业资质变动情况;单位注册登记信息变更情况;上一年度代理报检业务及报检差错情况;遵守检验检疫代理报检管理规定的情况;遵守检验检疫法律法规的情况;报检员证注册、注销、延期等日常管理情况;公司所属报检员的违法违规情况等。

6. 代理报检企业的信用等级管理

代理报检企业信用等级评定是以代理报检企业在日常代理报检业务中,遵守法律法规、履行代理报检职责的情况为依据进行评分,并根据评分结果确定 A、B、C、D 四个等级。直属检验检疫局根据代理报检企业的不同信用等级采取不同的管理,对 A 级、B 级的代理报检企业采取宽松的管理措施,对 C 级、D 级的代理报检单位采取严加监管,目的是引导代理报检单位增强依法经营和诚实守信的意识。

7. 业务档案的管理

代理报检企业应当按照检验检疫机构的要求建立和完善代理报检业务档案,真实完整地记录其承办的代理报检业务。代理报检企业的代理报检业务档案保存期限为 4 年。

■ 案例分析

近日,某代理报检公司报检了一批出口水泥(属法定检验商品),重量为 42000 公吨,货值151 万美元。但在装船时,该代理报检公司未按规定通知检验检疫人员进行首次水尺计重,至检验检疫人员发现情况时,已经装了 1 万余公吨,致使该批水泥无法完成重量检验。请分析,检验检疫机构应如何处理,有何启示?

■ 实例展示

根据我国《出入境检验检疫代理报检管理规定》,代理报检企业应当经属地检验检疫机构注册登记,未取得代理报检企业注册登记的,不得从事代理报检业务。为此,上海田方报检公司持有关材料向上海市出入境检验检疫局办理代理报检企业注册登记手续。

一、上海田方报检公司网上申请注册

上海田方报检公司登录中国检验检疫电子业务网(http://www.eciq.cn),在该网站"业务在线"栏点击"报检企业注册登记",选择"新用户",输入"组织机构代码"、点击"注册",进入系统。之后点击左侧"代理报检企业注册"项,点击"出入境检验检疫代理报检企业注册登记申请书"(样例 2-12),输入相关信息后递交,并点击"打印"按钮,打印该申请书。

样例 2－12

申请编号：＿＿＿＿＿	中华人民共和国＿上海＿出入境检验检疫局：

出入境检验检疫
代理报检企业注册登记
申请书

申请企业：　上海田方报检公司
联 系 人：　　　田方
联系电话：　　65788888
申请日期：　2014年9月2日

中华人民共和国＿上海＿出入境检验检疫局：

　　根据相关法律法规和《出入境检验检疫代理报检管理规定》（第128号令），本企业特向贵局申请出入境检验检疫代理报检企业注册登记，并附相关材料。

　　本企业将严格遵守出入境检验检疫有关法律、法规和规定，按照检验检疫机构的规定和要求办理代理报检业务，配合做好检验检疫工作，并承担相应的经济责任和法律责任。本企业具有固定营业场所及符合办理代理报检业务所需的条件，具备健全的企业内部管理制度。

　　本企业保证如实提交有关材料和反映真实情况，并对申请材料的实质内容的真实性负责，特请批准。

　　本企业郑重声明，本企业与检验检疫机构行政机关工作人员无任何利益关系，未聘请检验检疫机构行政机关工作人员和按国家有关规定应予以回避的人员以及离开检验检疫工作岗位3年内的工作人员。

法定代表人　　申请企业（公章）

（签字）：田方

上海田方报检
公司专用章

基本情况

企业名称	中文	上海田方报检公司		简称	
	英文	SHANGHAI TIANFANG INSPECTION CORPORATION			
住　　所				邮政编码	200231
办公地址		上海市徐汇区喜泰路8号		行政区划	徐汇区
企业性质		私营	注册资本（万元）		100万元
企业法人营业执照号码		310607100226928	组织机构代码		783580098
分公司营业执照号码			组织机构代码		
法定代表人		田方	电话	65788888	传真	65788899
分公司负责人			电话		传真	
企业联系人		田方	电话	65788888	传真	65788899
电子邮箱		TF@sohu.com	开户银行	中国银行上海分行		
获得的体系认证			银行账号	4005743－212324		

	序号	姓名	报检员资格证号码	身份证号码	联系电话	本人签字
拟任报检人员	1	田方	3102011093	310106199208112837	65788888	田方
	2	刘星	310123987644	310106199008152837	65788888	刘星
	3	王通	310123987643	310106199109112837	65788888	王通
	4	夏敏	310123987642	310106199012172837	65788888	夏敏
	5	方天	310123987641	310106198902082837	65788888	方天
	6					
	7					
	8					

二、上海田方报检公司现场书面确认

网上申请之日起 30 日内，上海田方报检公司持出入境检验检疫代理报检企业注册登记申请书、企业法人营业执照、组织机构代码证、拟任报检员的报检员资格证书复印件、与拟任报检员签订的劳动合同、营业场所租赁证明复印件和申请单位的印章印模到上海出入境检验检疫局提交核查。

三、登记机关颁发代理报检企业登记证书

上海出入境检验检疫局对申请材料进行审查，并派工作人员进行现场核查。经上海出入境检验检疫局核准后，准予注册登记，颁发《代理报检企业注册登记证书》（样例 2 - 13）。

样例 2 - 13

	年审记录
企业名称　　**上海田方报检公司** 单位地址　**上海市徐汇区喜泰路 8 号** 法定代表人　　　**田方** 组织机构代码　　**783580098** 　　经审核，你单位符合《出入境检验检疫代理报检管理规定》中关于代理报检单位注册登记条件，准予注册登记。 报检区域：上海 发证机关：上海市出入境检验检疫局 发证日期：2014 年 9 月 20 日	你单位　　年度年审核报告书悉。经审核，你单位符合年审要求，通过年审。 　　年度信用等级： 　　签批人：　　　　（盖章） 　　　　　　　　　　　　　年　月　日 　　你单位　　年度年审核报告书悉。经审核，你单位符合年审要求，通过年审。 　　年度信用等级： 　　签批人：　　　　（盖章） 　　　　　　　　　　　　　年　月　日 　　你单位　　年度年审核报告书悉。经审核，你单位符合年审要求，通过年审。 　　年度信用等级： 　　签批人：　　　　（盖章） 　　　　　　　　　　　　　年　月　日

代理报检企业注册登记证书

企 业 名 称　上海田方报检公司　　　　　　　注册登记号　3100110908

法 定 代 表 人　田方

分公司负责人

组织机构代码　783580098

住　　　　所　上海市徐汇区喜泰路 8 号

报 检 区 域　上海

注 册 日 期　2014 年 9 月 20 日

发证机关　上海市出入境检验检疫局

发证日期　2014 年 9 月 20 日

国家质量监督检验检疫总局监制

四、办理企业报检专用章备案登记

上海田方报检公司向上海检验检疫协会办理报检专用章备案登记手续,填写企业报检专用章备案登记表(样例2-14),并随附企业介绍信、代理报检单位注册登记证明书等资料。

样例2-14

企业报检专用章备案登记表

备案登记号:

企业名称	上海田方报检公司			企业注册编号	3100110908
申请日期	2014年9月21日	联系人	田方	联系电话	65788888
申请印章个数 (每张表最多备案8枚印章)	1个	印章编号范围		备案有效期至 (最长不超过3年)	2017年9月20日
企业声明: 　　我公司在上海出入境检验检疫局及下属机构办理报检业务时,将在《报检单》上加盖本《备案登记表》所备案的报检专用章代替企业公章。在《报检单》上,报检专用章和企业公章具有同等法律效力。 　　我公司原先在上海出入境检验检疫局备案的报检专用章同时废止。 　　特此备案。					
法人代表签字	田方		企业公章	上海田方报检公司 专用章	
报检专用章印模:					
上海田方报检公司 代理报检专用章					
检验检疫机构意见					

★★★★★ **知识技能训练** ★★★★★

一、单项选择题

1. (　　)的日期为公司成立日期。

　A. 设立企业申请　　　　　　　　　B. 受理通知书

　C. 企业法人营业执照　　　　　　　D. 以上都不是

2. 办理出入境检验检疫代理报检企业注册登记手续必须填写(　　)。

　A. 税务登记申请书　　　　　　　　B. 注册登记证书

　C. 注册登记申请书　　　　　　　　D. A与B

3. 每一个单位、组织和团体全国范围内都有一个唯一的、始终不变的法定代码标识是(　　)。

A. 行业标准 　　　　　　　　　　 B. 组织机构代码证
C. 企业法人营业执照 　　　　　　 D. B 与 C

4. 新设立公司可凭（　　　）刻制印章,开立银行账户。
A. 企业法人营业执照 　　　　　　 B. 组织机构代码证
C. 税务登记证 　　　　　　　　　 D. A 与 D

5. 办理代理报检企业注册登记的申请人在网上申请之日（　　　）内提供书面材料。
A. 15 日 　　　　 B. 20 日 　　　　 C. 25 日 　　　　 D. 30 日

6. 出入境检验检疫代理报检企业注册登记的条件之一是（　　　）拟任报检员。
A. 5 名 　　　　 B. 4 名 　　　　 C. 3 名 　　　　 D. 2 名

7. 公司登记机关收取设立登记费为注册资本总额的（　　　）。
A. 0.5‰ 　　　　 B. 0.8‰ 　　　　 C. 0.9‰ 　　　　 D. 10‰

8. 出入境检验检疫代理报检企业注册登记条件之一是注册资金须（　　　）以上。
A. 250 万元 　　 B. 200 万元 　　 C. 150 万元 　　 D. 100 万元

9. 代理报检企业实行信用等级管理,根据评分结果确定（　　　）。
A. A 级 　　　 B. A、B 级 　　　 C. A、B、C 级 　　 D. A、B、C、D 级

10. 代理报检企业实行信用等级管理,属于严加监管的是（　　　）。
A. A 级 　　　 B. A、B 级 　　　 C. C、D 级 　　　 D. B、C、D 级

二、多项选择题

1. 设立有限责任公司由全体股东指定代表或代理人通过（　　　）方式向公司登记机关提出。
A. 信函 　　　　 B. 传真 　　　　 C. 电子邮件 　　 D. 上门受理

2. 报检单位按其登记的性质,可分为（　　　）。
A. 报检公司 　　　　　　　　　　 B. 自理报检单位
C. 代理报检单位 　　　　　　　　 D. 外贸公司

3. 公司设立应依法办理公司登记,领取（　　　）后,方可从事经营活动。
A. 企业法人营业执照 　　　　　　 B. 报关注册登记证书
C. 报检单位备案登记 　　　　　　 D. 税务登记证

4. 出入境检验检疫代理报检企业注册登记条件是（　　　）。
A. 100 万元以上注册资金 　　　　 B. 5 名以上拟任报检员
C. 固定经营场所 　　　　　　　　 D. 公司管理制度

5. 出入境检验检疫代理报检企业注册登记提供的书面材料是（　　　）。
A. 注册资金证明 　　　　　　　　 B. 企业法人营业执照
C. 组织机构代码证 　　　　　　　 D. 拟任报检员劳动合同

6. 例行审核报告书应包括（　　　）等内容。
A. 报检员信息及变更情况 　　　　 B. 报检差错及原因分析
C. 遵守检验检疫法律法规规定情况 　D. 代理报检业务情况及分析

三、判断题

1. 出入境检验检疫局受理所辖区域代理报检企业的注册登记。（　　　）

2. 出入境检验检疫局每年都对代理报检企业实行一次例行审核制度。（　　　）

3. 变更注册登记证书记载事项的，直属检验检疫局应当予以换发新证。（　　　）

4. 代理报检企业的代理报检业务档案保存期限为 5 年。（　　　）

5. 代理报检企业注销注册登记资格的，应交还注册登记证书。（　　　）

6. 以欺骗、贿赂等不正当手段取得代理报检企业注册登记的，应予以注销。（　　　）

7. 对代理报检企业实行信用等级管理，A 级、B 级企业采取宽松的管理措施。（　　　）

8. 代理报检企业信用等级是以代理报检企业的注册资金大小予以评定的。（　　　）

四、流程示意题

根据代理报检企业的设立程序填写下表：

设立环节	登记机构	提交主要资料	主要申请表	获取证件
办理工商登记				
申请组织机构代码证				
办理税务登记				
报检企业注销登记				

五、操作题

1. 操作资料

申请企业：上海三王报检公司（电子邮箱 DF@sohu.com）

企业住所：上海市浦东新区东方路 100 号（邮编 200021）

电　话：021 - 58332221　传真：021 - 58332222

法人代表：王立（手机 13917933388）

企业性质：私营

注册资金：160 万元

从业人数：8 人

开户银行：中国银行浦东支行

银行账号：4743 - 322123241

营业执照号：3106071002261123

组织机构代码：783581124

拟任报检人员：5 名（报检员资格证号码、身份证号码、电话自拟）

注册登记机构：上海出入境检验检疫局

2. 操作要求

请你以上海三王报检公司联系人的身份，根据上述资料填写出入境检验检疫代理报检企业注册登记申请书。

<table>
<tr><td colspan="2">申请编号：_____

出入境检验检疫
代理报检企业注册登记
申请书

申请企业：_____
联 系 人：_____
联系电话：_____
申请日期：_____</td><td>中华人民共和国_____出入境检验检疫局：
　　根据相关法律法规和《出入境检验检疫代理报检管理规定》(第128号令)，本企业特向贵局申请出入境检验检疫代理报检企业注册登记，并附相关材料。
　　本企业将严格遵守出入境检验检疫有关法律、法规和规定，按照检验检疫机构的规定和要求办理代理报检业务，配合做好检验检疫工作，并承担相应的经济责任和法律责任。本企业具有固定营业场所及符合办理代理报检业务所需的条件，具备健全的企业内部管理制度。
　　本企业保证如实提交有关材料和反映真实情况，并对申请材料的实质内容的真实性负责，特请批准。
　　本企业郑重声明，本企业与检验检疫机构行政机关工作人员无任何利益关系，未聘请检验检疫机构行政机关工作人员和按国家有关规定应予以回避的人员以及离开检验检疫工作岗位3年内的工作人员。
法定代表人　　　　申请企业(公章)：
(签字)：</td></tr>
</table>

基本情况

企业名称	中文		简称	
	英文			

住　　所			邮政编码	
办公地址			行政区划	
企业性质		注册资本(万元)		
企业法人营业执照号码		组织机构代码		
分公司营业执照号码		组织机构代码		
法定代表人		电话	传真	
分公司负责人		电话	传真	
企业联系人		电话	传真	
电子邮箱		开户银行		
获得的体系认证		银行账号		

	序号	姓名	报检员资格证号码	身份证号码	联系电话	本人签字
拟任 报检 人员	1					
	2					
	3					
	4					
	5					
	6					
	7					
	8					

项目三
一般货物出入境报检业务

学习与考证目标

- 了解出入境货物的报检范围
- 熟悉出入境货物报检的基本程序
- 明确出入境货物通关单的基本作用
- 掌握出入境货物报检单的填写方法
- 具备出入境货物报检工作的基本能力

出入境货物报检是报检人根据法律、行政法规、对外贸易合同的规定和要求，向检验检疫机构申请检验、检疫、鉴定以获准出入境或取得销售使用的合法凭证及某种公证证明所必须履行的法定程序和手续。代理报检公司接受进出口公司的出入境货物的报检，双方应签订报检委托书，明确双方的权利与义务。代理报检公司的报检员应根据我国检验检疫相关法律与行政法规的规定，并依据报检委托书的约定，及时向口岸出入境检验检疫机构申请检验，获取检验检疫证书、出入境货物通关单等有关证件。

田方先生获得了报检员资质后，在开展报检业务前，要了解出入境报检业务的范围、程序和要求。

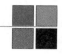

任务一　办理一般货物出境报检

案例导入

　　上海欣欣自行车公司与日本富士商社签订了山地自行车的销售合同。出口商上海欣欣自行车公司根据合同的规定完成了备货,委托当地高力国际货运代理公司办理出口货物运输和出境货物报检等手续。根据我国《出入境检验检疫机构实施检验检疫的进出境商品目录》的规定,自行车属于法定检验商品,应提供上海欣欣自行车公司的质量合格证明书。由于代理报检时未提供相关证明书,经出口地检验检疫机构抽查检验后,发现部分产品质量不达标,不出具出境货物通关单。请分析,委托人和受托人存在哪些不合理的行为?

　　请思考下列问题:

　　1. 出境货物报检范围有哪些具体规定?

　　2. 法定出境货物报检的程序有哪几个具体环节及要求?

　　出境货物报检是报检人根据我国有关法律法规与国际贸易合同的规定,向检验检疫机构申请检验、检疫、鉴定以获准出境合法凭证及某种公证证明所必须履行的法定程序和手续。

一、出境货物报检范围

　　根据我国有关检验检疫法规的规定,结合我国出口贸易的实际情况,出境检验检疫的报检范围主要有四个方面。

　　1. 法律与行政法规所规定的实施检验检疫的出境对象

　　根据我国《进出口商品检验法》及其实施细则等有关法律的规定,下列出境对象须向检验检疫机构报检,由其实施检验检疫或鉴定工作。

　　(1) 列入《出入境检验检疫机构实施检验检疫的进出境商品目录》内的货物;

　　(2) 出口危险货物包装容器的性能检验和使用鉴定;

　　(3) 出境集装箱;

　　(4) 出境动植物、动植物产品和其他检疫物;

　　(5) 装载动植物、动植物产品和其他检疫物的装载容器、包装物、铺垫材料;

　　(6) 装载出境动植物、动植物产品及其他检疫物的装载容器;

　　(7) 来自动植物疫区的运输工具、出境或过境的动植物、动植物产品及其他检疫物运输工具;

　　(8) 出境人员、交通工具、运输设备以及可能传播检疫传染病的行李、货物和邮包等物品;

（9）旅客携带物和携带伴侣动物；

（10）国际邮寄物；

（11）其他法律、行政法规规定需经检验检疫机构实施检验检疫的其他出境对象。

2. 输入国家或地区所规定须凭检验检疫机构出具证书方准入境的对象

某些国家或地区规定，从中国输入货物的木质包装，装运前要进行热处理、熏蒸或防腐等除害处理，并由我国检验检疫机构出具熏蒸/消毒证书，凭其验放货物。

3. 凡我国作为成员的国际条约、公约和协定所规定的实施检验检疫的出境对象

凡我国作为成员的国际条约、公约和协定所规定的，必须由我国检验检疫机构实施检验检疫的出境货物，该货主或其代理人须向检验检疫机构报检，实施检验检疫。

4. 凡国际贸易合同约定的须凭检验检疫机构签发的证书进行交接、结算的出境货物

凡在国际贸易合同或协议中规定的出境货物，要以我国检验检疫机构签发的检验检疫证书作为交接、结算依据，该货主或其代理人须向检验检疫机构报检，由检验检疫机构按照合同、协议的要求实施检验检疫或鉴定，并签发检验检疫证书。

相关链接

出境货物报检分类

1. 出境一般报检

出境一般报检是指法定检验检疫出境货物的货主或其代理人，持有关证单向产地检验检疫机构申请检验检疫，以取得出境放行证明及其他证单的报检。

在当地海关报关时，经报关地检验检疫机构检验检疫合格后，签发出境货物通关单，货主或其代理人凭其向海关报关；在异地海关报关的，由产地检验检疫机构签发出境货物通关单或换证凭条，货主或其代理人凭其向报关地的检验检疫机构申请换发出境货物通关单。

2. 出境换证报检

出境换证报检是指经产地检验检疫机构检验检疫合格的法定检验检疫出境货物的货主或其代理人，持产地检验检疫机构签发的出境货物换证凭单或换证凭条向报关地检验检疫机构申请换发出境货物通关单的报检。对于出境换证报检的货物，报关地检验检疫机构按照国家质检总局规定的抽查比例进行查验。

3. 出境货物的预检报检

出境货物预检报检是指货主或者其代理人持有关单证向产地检验检疫机构申请对暂时还不能出口的货物预先实施检验检疫的报检。预检报检的货物经检验检疫合格的，检验检疫机构签发出境货物换证凭单，货主或其代理人在出口时，可在检验检疫有效期内，持此单向检验检疫机构申请办理放行手续。申请预检报检的货物须是经常出口的、非易腐烂变质、非易燃易爆的商品。

二、出境货物检验检疫工作程序

出境货物分为两类：一类是法定检验检疫货物，必须接受检验检疫机构的检验；另一类是非法定检验检疫货物，是根据委托人的需要，由检验检疫机构进行抽验。两类出境货物的检验检疫程序基本一致，以下为法定检验检疫出境货物的报检流程图(图 3-1)。

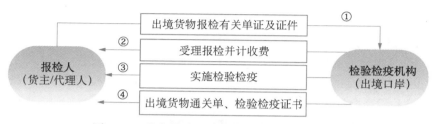

图 3-1 法定检验检疫出境货物报检一般流程

操作说明

(1) 报检人在规定时限内向当地检验检疫机构报检，提交规定的报检单证与报检员证书。

(2) 检验检疫机构按有关规定审核报检资料及报检员证，符合要求的，受理报检并计收费。

(3) 施检部门实施检验检疫。

(4) 对产地和报关地相一致的出境货物，经检验检疫合格后，出具出境货物通关单和检验检疫证书；对产地和报关地不一致的出境货物，向产地检验检疫机构报检，检验检疫合格后，由其出具出境货物换证凭单或将电子信息发送至口岸检验检疫机构并出具出境货物换证凭条，报检人凭出境货物换证凭单，或出境货物换证凭条向口岸检验检疫机构报检。口岸检验检疫机构验证或核查货证无误后，出具出境货物通关单和检验检疫证书。

1. 报检的时限

出境货物最迟应在出口报关或装运前7天报检，对于个别检验检疫周期较长的货物，应留有相应的检验检疫时间。

2. 报检的地点

法定检验检疫货物，除活动物需由口岸检验检疫机构检验检疫外，原则上实施产地检验检疫。

3. 报检所需单据

出境货物报检时，应提交出境货物报检单，并随附出口贸易合同、信用证、发票、装箱单、生产经营部门出具的厂检证明等必要单据。

4. 检验检疫业务收费规定

(1) 按货值计算检验检疫费时的收费规定

收费标准中以货值为基础计费的(即为"率")，以出入境货物的贸易信用证、发票、合同所列货物总值或海关估价为基础计收。检验检疫机构采用货物总值的凭证种类顺序应依次为贸易信用证、发票、合同、海关完税价格。检验检疫费以人民币计算，不足最低收费标准的，按最低额收取，元以下四舍五入。

(2) 按一批计算检验检疫费时的收费规定

检验检疫机构对出入境货物的计费以"一批"为一个计算单位。"一批"是指同一品名（HS 编码相同）在同一时间（报检时间相同），以同一个运输工具，来自或运往同一地点，同一收货人或发货人的货物。列车多车厢运输，满足以上条件的，按一批计；单一集装箱多种品名货物拼装，满足以上条件的，按一批计。

（3）关于同批货物涉及多项检验检疫业务计算方式的规定

检验检疫计算方式分为：检验检疫；数量、重量鉴定；包装鉴定，实验室检验；财产鉴定；安全监测；检疫处理。同批货物涉及多项检验检疫业务的，每项费用分别计算，累计收费。同批货物检验检疫费超过 5000 元的，超过部分按 80％计收。

（4）关于抽样检验的收费规定

检验检疫机构对法定检验检疫的出入境货物按照有关检验检疫操作规程或检验检疫条款规定，抽样检验代表全批的，均按全批收费。

（5）关于品质检验和重量鉴定不同实施方式的收费规定

①货物品质检验费按不同品质检验方式计算。由检验检疫机构进行检验的，按收费标准的 100％收取品质检验费，如为进料或来料加工出境货物，品质检验按收费标准的 70％计收；由检验检疫机构会同有关单位，如出口生产企业、收货人共同进行检验的，按收费标准的 50％收取品质检验费。②货物重量鉴定费按不同鉴定方式计算。由检验检疫机构独立鉴重的，按收费标准的 100％收取鉴重费；由检验检疫机构监督鉴重的，或利用其他单位的鉴定设备完成重量鉴定的，按收费标准的 50％收取鉴重费。

（6）货物品质的其他收费规定

①对危险品、有毒有害货物的品质检验、重量鉴定、包装使用鉴定以及装载上述货物的运输工具装运条件的鉴定，按其收费标准加一倍计收。②出入境贵稀金属单价每公斤超过 20000 元的，超过部分免收品质检验费。③同批货物同时实施品质检验与价值鉴定的，只计收财产鉴定费。财产鉴定费不属于货物检验检疫费的组成部分。④出入境货物每批总值不足 2000 元的，免收品质检验费、含数量或重量鉴定费、包装鉴定费，只收证书（单）工本费；涉及其他检验检疫业务的，如卫生检验、卫生检疫、动植物检疫等按规定收取相应费用。

（7）关于另收实验室检验项目、鉴定项目费的收费规定

有以下情况之一的，检验检疫机构另收实验室检验项目、鉴定项目费：①收费标准中规定另行收取实验室检验项目、鉴定项目费的。②外国政府或双（多）边协议或出入境关系人要求增加检验检疫操作规程以外的检验项目、鉴定项目的。③法律法规或国家质量监督检验检疫总局规章规定增加检验检疫操作规程以外检验项目、鉴定项目，且明确要求另行收费的。

（8）关于重新检验检疫的收费规定

检验检疫机构对已实施检验检疫的出入境法定检验检疫对象，因各种原因须重新报检并检验检疫的，按收费标准另行收取费用。有下列四种情况：

一是输入或前往国家（地区）更改检验检疫要求的。主要有两种情形：①出口货物或出境人员入境的国家（地区）更改了检验检疫要求。②更改入境国家（地区）后，有不同检验检疫要求的。需要重新实施检验检疫的，另行收费；不需要重新实施检验检疫的，只收取签发证书（单）费。

二是货物更换包装或拼装的。主要有货物更换包装、货物拼装、货物并批三种情形。需

要重新实施检验检疫的,另行收费。

三是超过检验检疫有效期或证书(单)报运出口期限的。出境人员或出口货物离境时,超过检验检疫有效期,需要重新实施检验检疫,另行收费。如果超过证书(单)报运出口期限,未超过检验检疫有效期,仅更换证书(单),只收取签发证书(单)费。

四是在口岸查验过程中,发现货证不符、批次混乱,需重新整理的。在口岸查验过程中,发现货证不符、批次混乱,需重新整理的,且重新检验检疫的,按收费标准另行收费。

(9)关于检验检疫不合格且重新加工整理的收费规定

经检验检疫机构检验检疫不合格并已签发不合格通知单的出口货物,按全额收取检验检疫费。经检验检疫机构同意对不合格货物重新加工整理,检验检疫机构减半收取检验检疫费,该规定仅适用于品质检验费。

(10)关于检验检疫机构委托其他检验单位检验的收费规定

检验检疫机构委托经质检总局资质认可的检验机构或其他检测单位对法定检验检疫对象实施检验的,检验检疫机构支付其检验费,再按收费标准向出入境关系人收取。

(11)关于检验检疫机构凭其他检验单位检验结果出证的收费规定

法律、行政法规规定出入境货物由有关检验单位实施检验,检验检疫机构凭检验结果出证的,检验检疫机构只收取签发证(单)工本费,不收取检验费等其他任何费用。

(12)关于出境货物产地检验检疫后,口岸检验检疫机构签证放行的收费规定

口岸检验检疫机构凭产地检验检疫机构签发的换证凭单查验换证的,只收取签发证(单)工本费,不收取查验费等其他任何费用。

(13)关于过境动植物、动植物产品的收费规定

入境口岸检验检疫机构只对过境植物、动植物产品的运输工具和包装物实施检疫,按规定收取运输工具和包装物检验检疫费。根据有关法律、行政法规规定,需对植物、动植物产品抽样检疫的,按收费标准收费。过境动物的检疫按照动物检疫收费项目标准收取检疫费。

(14)关于食品及食品加工设备卫生检验的收费规定

检验检疫机构对进口食品,食品添加剂,食品容器,包装材料,食品用工具、设备,用于食品和食品用工具设备的洗涤剂、消毒剂等,实施卫生监督检验的,按收费标准收取卫生检验费用。进口食品单一品种在100公吨以下和非单一品种在500公吨以下的,按小批量食品收费标准计收。

(15)关于小额边境贸易检验检疫的收费规定

边境口岸每批次价值在人民币10万元以下(含10万元)的小额边境贸易检验检疫收费,按收费标准的70%计收;每批次价值在人民币5万元以下(含5万元)的小额边境贸易检验检疫收费,按收费标准的50%计收。

出入境检验检疫收费标准部分内容

编号	名　　称	计费单位	收费标准	最低费额	备　　注
一	货物及运输工具检验检疫费				
(一)	货物检验检疫费			60 元	

续表

编号	名 称	计费单位	收费标准	最低费额	备 注
1	品质检验	货物总值	1.5‰		含出口危险货物小型气体容器包装检验。
2	食品及其加工设备卫生检验	货物总值	1.2‰		小批量食品按货物总值的 4‰收费。
（二）	运输工具检验检疫费				
1	检疫				
（1）	船舶（包括废旧船和修理船）				客轮加收 50%。
a	10001 总吨以上	艘次	330		
b	5001～10000 总吨	艘次	260		
（2）	飞机				
a	起飞重量 100 吨以上	架次	50		

5. 出境证单的种类

以下介绍部分出境证单的种类及适用范围：

格式/编号	证单名称及适用范围	规定签发人	签字范围
B1-2	出境货物报检单：用于出境货物、包装铺垫材料、集装箱等申报。	报检签字人	申请类
B1-3	出境货物运输包装检验申请单：用于申请法检出境货物运输包装性能检验和危险货物包装的使用鉴定。	报检签字人	申请类
C1-1	检验证书：适用于出境货物的品质、规格、数量、重量、包装等检验项目，证书具体名称根据需要打印。	授权签字人	检验类鉴定类
C2-1	卫生证书：用于经检验符合卫生要求的出境食品以及其他需要实施卫生检验的货物。	授权签字人	卫生类食品类
C2-2	健康证书：用于食品加工的化工产品、纺织品、轻工品等与人、畜健康有关的出境货物。	授权签字人	卫生类食品类
C4-1	动物卫生证书：适用符合各类检疫要求的出境动物。	官方兽医	动物检疫类
C5-1	植物检疫证书：用于符合各类检疫要求的出境植物、植物产品以及其他检疫物。	授权签字人	植物检疫类
C7-1	熏蒸/消毒证书：用于经检验检疫处理的出入境货物、动植物及其产品、包装材料、废旧物品以及装载容器等。	授权签字人	检疫处理类
B2-2	出境货物通关单（一式两联）：用于国家法律法规、行政法规规定必须经检验检疫合格的出境货物的通关	检务签字人	通关类
B3-2	出境货物运输包装性能检验结果单：用于经检验合格的出境货物包装性能检验。	授权签字人	检验类
B3-3	出境危险货物运输包装使用鉴定结果单：用于证明包装容器适合装载出境危险货物。	授权签字人	检验、鉴定类

■ 案例分析

　　某体育用品进出口公司首次出口多功能健身器(法检商品),向检验检疫局申报检验,并声称船期很急。检验员下厂检验时,发现该公司申报出口 14 批次健身器材中,仅有 2 个批次生产完工,且检出安全项目不合格。对此,要求企业进行整改。2 个月过后,急于出口货物的这家公司却始终未与检验员联系检验事宜,引起了检验检疫机构的怀疑,随即前往海关调查。经查,原来该公司已将健身器材的 HS 编码"9506.9110"改为"9506.9190"(一般的体育活动、体操或竞技用品)出境了,其未列入实施法定检验的目录。面对检验检疫局执法人员的调查,该公司辩称,多功能健身器属于体育活动用品,并以"海关已经验放"来证明其合理性。对此,检验检疫局请海关的专家就商品编码作出最终的判断,确定多功能健身器属于健身器械,应归入"9506.9110"编码。请分析出入境检验检疫局对上述违法行为,将依据什么法律法规进行处理? 该案给我们哪些启示?

■ 实例展示

　　近日,上海田方报检公司与上海在野岛进出口公司签订了报检委托书,为上海在野岛进出口公司出口的钢锉刀货物办理出境报检手续。根据我国《出入境检验检疫机构实施检验检疫的进出境商品目录》的规定,钢锉刀属于法定检验货物。报检操作如下:

一、委托人提供报检资料

　　上海在野岛进出口公司提供的报检资料有销售合同书、商业发票、装箱单和报检委托书。

　　1. 销售合同书

　　样例 3 - 1

上海在野岛进出口公司
SHANGHAI ZYD IMP. & EXP. CORPORATION
No. 1 RENMIN ROAD SHANGHAI CHINA

TEL:021 - 65788811 　　　**销 售 合 同 书**　　　 S/C NO:20050339

FAX:021 - 65788812 　　　**SALES CONTRACT**　　　 DATE:OCT. 30,2014

To Messrs:

　　　　FUJI TRADING CORPORATION

　　　　3 - 1YAMATOLI,OSAKA JAPAN

敬启者/ Dear Sirs,

　　下列签字双方同意按下列条款达成协议/The undersigned sellers and buyers have agreed to close the following transaction as per terms and conditions stipulated below:

品名与规格 Commodity and Specification	数量 Quantity	单价 Unit Price	金额 Amount
STEAL FILE ART No. 31 ART No. 32 AS PER SAMPLE NO. 121	6000 SETS 6000 SETS	CIF OSAKA USD 6.50 USD 6.50	USD39000.00 USD39000.00

包装：每套装入一个塑料袋,50 套装入一只出口纸箱/ EACH SET IN A POLYBAG 50 SETS INTO AN
PACKING   EXPORT CARTON.

唛头：主唛内容包括 FUJI、销售合同号、目的港和箱数/ SHIPPING MARK INCLUDES FUJI S/C NO.
MARKS．,PORT OF DESTINATION AND CARTON NO.

装运港：上海/SHANGHAI
LOADING PORT：

目的港：大阪/ OSAKA
DESTINATION：

装运期限：2014 年 12 月 31 日前/ BEFORE DEC. 31，2014
TIME OF SHIPMENT：

分批装运：不允许/ NOT ALLOWED
PARTIAL SHIPMENT：

转船：不允许/ NOT ALLOWED
TRANSHIPMENT：

保险：一切险/ ALL RISKS
INSURANCE：

付款条件：电汇/T/T
TERMS OF PAYMENT ：

凡以 CIF 条件成交的业务,保额为发票价的 110%,投保险别以售货合同书中所列列的为限,买方如果要求增加保额或保险范围,应于装船前经卖方同意,因此而增加的保险费由买方负责/For transactions conclude on C. I. F basis, it is understood that the insurance amount will be for 110% of the invoice value against the risks specified in Sales Confirmation. If additional insurance amount or coverage is required，the buyer must have consent of the Seller before Shipment，and the additional premium is to be borne by the Buyer.

本合同书内所述全部或部分商品,如因人力不可抗拒的原因,以致不能履约或延迟交货,卖方概不负责/ The Seller shall not be held liable for failure of delay in delivery of the entire lot or a portion of the goods under this Sales Contract consequence of any Force Majeure incidents.

买方收到本售货合同书后请立即签回一份,如买方对本合同书有异议,应于收到后五天内提出,否则认为买方已同意接受本合同书所规定的各项条款/The buyer is requested to sign and return one copy of the Sales Contract immediately after the receipt of same, Objection, if any, should be raised by the Buyer within five days after the receipt of this Sales Contract，in the absence of which it is understood that the Buyer has accepted the terms and conditions of the sales Contract.

买方：
THE BUYER：松本 | FUJI TRADE CORPORATION |

卖方：
THE SELLER：叶岛 | 上海在野岛进出口公司合同专用章 |

2. 商业发票

样例 3－2

上海在野岛进出口公司
SHANGHAI ZYD IMPORT & EXPORT CORPORATION
No. 1 RENMIN ROAD SHANGHAI CHINA
TEL：021－65788811 FAX：021－65788812
税务登记号：310928374655
COMMERCIAL   INVOICE

发票代码：1310008204222
INV NO：TX0743
DATE： DEC. 05,2014
S/C NO：20050339

FROM ___SHANGHAI PORT___ TO ___OSAKA PORT___

MARKS & NO	DESCRIPTIONS OF GOODS	QUANTITY	U/PRICE	AMOUNT
FUJI 20050339 OSAKA C/NO. 1 – 240	STEAL FILE ART No. 31 ART No. 32 AS PER SAMPLE NO. 121 EACH SET IN A POLYBAG 50 SETS INTO AN EXPORT CARTON	6000SETS 6000SETS	CIF OSAKA USD 6. 50 USD 6. 50 TOTAL	USD39000. 00 USD39000. 00 USD78000. 00

TOTAL AMOUNT：SAY US DOLLARS SEVENTY EIGHT THOUSAND ONLY.

WE HEREBY CERTIFY THAT THE CONTENTS OF INVOICE HEREIN ARE TRUE AND CORRECT.

SHANGHAI ZYD IMPORT & EXPORT CORPORATION
叶岛

上海在野岛进出口公司
310928374655
发票专用章

3. 装箱单

样例 3 – 3

上海在野岛进出口公司
SHANGHAI ZYD IMPORT & EXPORT CORPORATION
No. 1 RENMIN ROAD SHANGHAI CHINA
TEL：021 – 65788811　FAX：021 – 65788812

出口专用

PACKING LIST

INV NO：TX0743
DATE： DEC. 05，2014
S/C NO：20050339
L/C NO：11052011

FROM ___SHANGHAI PORT___ TO ___OSAKA PORT___

C/NOS	GOODS DESCRIPTION & PACKING	QTY (SETS)	G. W (KGS)	N. W (KGS)	MEAS (CBM)
1 – 120 121 – 240	STEAL FILE ART No. 31 ART No. 32 AS PER SAMPLE NO. 121 EACH SET IN A POLYBAG 50 SETS INTO AN EXPORT CARTON	6000 6000	2160 2160	1800 1800	12 12
TOTAL		12000	4320	3600	24

SAY TOTAL TWO HUNDRED AND FORTY CARTONS ONLY

SHANGHAI ZYD IMPORT & EXPORT CORPORATION
叶岛

二、签订代理报检委托书

1. 填写报检委托书的方法

报检委托书是委托人与受托人进行代理报检业务的协议,共有三联,第一联为检验检疫机构留存,第二联为客户联,第三联为代理报检单位留存。报检单位是指经检验检疫机构注册登记,依法接受有关关系人委托,为有关关系人办理报检/申报业务,在工商行政管理部门注册登记的境内企业法人,主要有专业代理报检单位、国际货物运输代理报检单位、国际船务运输代理报检单位。报检委托书的内容与缮制方法如下:

(1)出入境检验检疫局名称

缮制出境口岸出入境检验检疫局的名称。

(2)出口货物时间

缮制该票货物的出口日期。

(3)品名

缮制该票货物的名称,并与发票上货名一致。

(4)HS 编码

按海关规定的商品分类编码规则,填写该出口货物的商品编号。

(5)数(重)量

缮制该票货物的数量或重量,并与其他单据同项内容一致。

(6)合同号

缮制该票货物的编号。

(7)信用证号

缮制该票货物的信用证编号。

(8)审批文件

根据有关法律法规的规定,将该出口货物报检必须提供的文件名称填入此栏。

(9)其他特殊要求

委托人在报检中必须达到的要求,在此注明。

(10)受托单位

缮制受理该报检业务单位的名称。

(11)代理内容

选择代理报检业务事宜,在相关事宜前的"□"内打"√"。

(12)委托人签章

委托人签名盖章,并注明日期。

(13)受托人签章

受托人签名盖章,并注明日期。

2. 签订报检委托书

样例 3 - 4

代理报检委托书

编号:20141208

___上海市___ 出入境检验检疫局：

　　本委托人(备案号/组织机构代码___3102014365___)保证遵守国家有关检验检疫法律、法规的规定,保证所提供的委托报检事项真实、单货相符。否则,愿承担相关法律责任。具体委托情况如下：

　　本委托人将于___2014___年___12___月间进口/出口如下货物：

品名	锉刀	HS 编码	8203.1000
数(重)量	12000 套	包装情况	纸箱
信用证/合同号	11052011	许可文件号	310158741
进口货物 收货单位及地址			
其他特殊要求			

　　特委托___上海田方报检公司___(代理报检注册登记号___3100110908___),代表本委托人办理上述货物的下列出入境检验检疫事宜：

☑1. 办理报检手续；

☑2. 代缴纳检验检疫费；

☑3. 联系和配合检验检疫机构实施检验检疫；

☑4. 领取检验检疫证单。

☐5. 其他与报检有关的相关事宜_____

联 系 人：___叶岛___

联系电话：___65788811___

本委托书有效期至___2014___年___12___月___31___日　　　委托人(加盖公章)

上海在野岛进出口公司
业务专用章

2014 年 12 月 5 日

受托人确认声明

本企业完全接受本委托书。保证履行以下职责：

1. 对委托人提供的货物情况和单证的真实性、完整性进行核实；

2. 根据检验检疫有关法律法规规定办理上述货物的检验检疫事宜；

3. 及时将办结检验检疫手续的有关委托内容的单证、文件移交委托人或其指定的人员；

4. 如实告知委托人检验检疫部门对货物的后续检验检疫及监管要求。

如在委托事项中发生违法或违规行为,愿承担相关法律和行政责任。

联系人：___田方___

联系电话：___65788888___　　　　　　　　　　　　　　　受托人(加盖公章)

上海田方报检公司
代理报检专用章

2014 年 12 月 5 日

第三联:代理报检单位留存

三、受委托人填写出境货物报检单

1. 出境货物报检单的填写方法

出境货物报检单的主要内容和缮制方法如下：

(1) 编号

由检验检疫机构报检受理人员填写,前6位为检验检疫机构代码,第7位为报检类代码,第8、9位为年代码,第10至15位为流水号。实行电子报检后,该编号可在受理电子报检的回执中自动生成。

（2）报检单位

填写报检单位的全称,并盖报检单位印章。

（3）报检单位登记号

填写报检单位在检验检疫机构备案或注册登记的代码。

（4）联系人

填写报检人员姓名。

（5）电话

填写报检人员的联系电话。

（6）报检日期

检验检疫机构实际受理报检的日期,由检验检疫机构受理报检人员填写。

（7）发货人

预检报检的,可填写生产单位;出口报检的,应填写外贸合同中的卖方。

（8）收货人

填写外贸合同中的买方名称。

（9）货物名称

填写出口贸易合同中规定的货物名称及规格。

（10）HS编码

填写本批货物的商品编码（8位数或10位数编码）,以当年海关公布的商品税则编码分类为准。

（11）产地

填写本货物的生产或加工地的省、市和县名称。

（12）数/重量

填写本货物实际申请检验检疫数/重量,重量还应注明毛重或净重。

（13）货物总值

填写本批货物的总值及币种,应与出口贸易合同与发票上的货物总值一致。

（14）包装种类及数量

填写本批货物实际运输包装的种类及数量,应注明包装的材质。

（15）运输工具名称及号码

填写装运本批货物的运输工具的名称和号码。

（16）合同号

填写出口贸易合同、订单或形式发票的号码。

（17）信用证号

填写本批货物的信用证编号。

（18）贸易方式

根据实际情况填写一般贸易、来料加工、进料加工、易货贸易和补偿贸易等贸易方式。

（19）货物存放地点

填写本批货物存放的具体地点或厂库。

（20）发货日期

填写出口装运日期，预检报检可不填。

（21）输往国家和地区

填写出口贸易合同中买方所在国家和地区，或合同注明的最终输往国家和地区。

（22）许可证/审批号

如为实施许可/审批制度管理的货物，必须填写其编号，不得留空。

（23）生产单位注册号

填写本批货物生产、加工的单位在检验检疫机构注册登记编号，如卫生注册登记号、质量许可证号等。

（24）启运地

填写装运本批货物离境交通工具的启运口岸/城市地区名称。

（25）到达口岸

填写本批货物最终抵达目的地停靠口岸名称。

（26）集装箱规格、数量及号码

货物若以集装箱运输，应填写集装箱的规格、数量及号码。

（27）合同订立的特殊条款以及其他要求

填写在出口贸易合同中特别订立的有关质量、卫生等条款，或报检单位对本批货物检验检疫的特别要求。

（28）标记及号码

填写本批货物的标记号码，如没有标记号码，则填"N/M"，不得留空。

（29）用途

根据实际情况，填写食用、奶用、观赏或演艺、伴侣动物、试验、药用、其他等用途。

（30）随附单据

根据向检验检疫机构提供的实际单据，在该项前的"□"内打"√"，或在"□"后补填单据名称，在其"□"内打"√"。

（31）需要证单名称

根据需要由检验检疫机构出具的证单，在对应的"□"内打"√"或补填，并注明所需证单的正副本数量。

（32）报检人郑重声明

报检人员必须亲笔签名。

（33）检验检疫费

由检验检疫机构计费人员填写。

（34）领取证单

报检人在领取证单时，填写领证日期并签名。

2. 受委托人填写出境货物报检单

样例3-5

中华人民共和国出入境检验检疫
出境货物报检单

报检单位(加盖公章): 上海田方报检公司 代理报检专用章   *编号:_____

报检单位登记号:3100110908   联系人:田方   电话:65788888   报检日期:2014 年 12 月 18 日

发货人	(中文)上海在野岛进出口公司				
	(外文)SHANGHAI ZYD IMPORT & EXPORT CORPORATION				
收货人	(中文)				
	(外文)FUJI TRADING CORPORATION				
货物名称(中/外文)	HS 编码	产地	数/重量	货物总值	包装种类及数量
钢锉刀 STEAL FILE	8203.1000	南京	12000 套	78000 美元	240 箱

运输工具名称号码	DONGFANG V.190		贸易方式	一般贸易	货物存放地点	上海市江苏路9号
合同号	20050339		信用证号		用途	
发货日期	2014.12.31	输往国家(地区)	日本	许可证/审批证		310158741
启运地	上海	到达口岸	大阪	生产单位注册号		NJ08123456
集装箱规格、数量及号码		2×20'/ TEUL31203456434、TEUL31203456435				

合同、信用证订立的检验 检疫条款或特殊要求	标记及号码	随附单据(划"√"或补填)	
按照合同要求检验	FUJI 20050339 OSAKA C/NO. 1-240	☑合同 ☐信用证 ☑发票 ☐换证凭单 ☑装箱单 ☐厂检单	☐包装性能结果单 ☐许可/审批文件 ☐ ☐

需要证单名称(划"√"或补填)		*检验检疫费	
☐品质证书　　　__正__副 ☐重量证书　　　__正__副 ☑数量证书　　　1_正_2_副 ☐兽医卫生证书　__正__副 ☐健康证书　　　__正__副 ☐卫生证书　　　__正__副 ☐动物卫生证书　__正__副	☐植物检疫证书　　__正__副 ☐熏蒸/消毒证书　__正__副 ☐出境货物换证凭单　__正__副	总金额 (人民币元)	
		计费人	
		收费人	

报检人郑重声明:	领取证单		
1. 本人被授权报检。 2. 上列填写内容正确属实,货物无伪造或冒用他人的厂名、标志、认证标志,并承担货物质量责任。 　　　　　　　　　　　签名:_田方_	日期		
	签名		

注:有"*"号栏由出入境检验检疫机关填写　　　　　　　　　　　◆国家出入境检验检疫局制

四、出入境检验检疫局签发出境货物通关单

样例 3-6

中华人民共和国出入境检验检疫
出境货物通关单

编号:201112510

1. 收货人 FUJI TRADING CORPORATION		5. 标记及唛码
2. 发货人 上海在野岛进出口公司		FUJI

3. 合同/提(运)单号
   20050339
	4. 输出国家或地区
	   中国
		20050339
		OSAKA
		C/NO. 1-240

6. 运输工具名称及号码
  DONGFANG V. 190
	7. 目的地
	  日本
		8. 集装箱规格及数量
		  2×20'

9. 货物名称及规格
钢锉刀
STEAL FILE
	10. HS 编码
	8203.1000
		11. 申报总值
		78000 美元
			12. 数/重量、包装数量及
			种类
			
			  4320 公斤
			  240 箱

13. 证明

上述货物业已报检/申报,请海关予以放行。
本通关单有效期至   2015 年 1 月 10 日

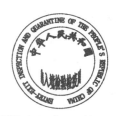

签字:丁鸣

日期:2014 年 12 月 23 日

14. 备注

任务二　办理一般货物入境报检

案例导入

　　日前,江苏南通电子公司委托上海电子进出口公司从日本山田商社进口一台抛光机,货值78500美元。该机从上海口岸入境运抵目的地南通后,上海电子进出口公司还未向江苏南通检验检疫局申请检验,就允许江苏南通电子公司安装使用。请分析,根据我国出入境检验检疫相关法律法规的规定,上海电子进出口公司与江苏南通电子公司有哪些违规行为?

　　请思考下列问题:

　　1. 入境货物报检范围有哪些具体规定?

　　2. 法定入境货物报检的程序有哪几个具体环节及要求?

　　入境货物报检是报检人根据我国有关法律法规和对外贸易合同的规定,向检验检疫机构申请检验、检疫、鉴定以获准入境合法凭证及某种公证证明所必须履行的法定程序和手续。

一、入境货物报检范围

　　根据我国有关检验检疫法律法规的有关规定,入境检验检疫的报检范围主要有以下三个方面:

　　1. 法律与行政法规所规定的实施检验检疫的入境对象

　　根据我国《进出口商品检验法》及实施条例等有关法律、行政法规的规定,下列入境对象须向检验检疫机构报检,由其实施检验检疫或鉴定工作。

　　(1)列入《出入境检验检疫机构实施检验检疫的进出境商品目录》内的货物;

　　(2)入境废物、进口旧机电产品;

　　(3)进境集装箱;

　　(4)进境、过境的动植物、动植物产品及其他检疫物;

　　(5)进境动植物性包装物、铺垫材料;

　　(6)来自动植物疫区的运输工具,装载进境或过境的动植物、动植物产品及其他检疫物的运输工具;

　　(7)进境拆解的废旧船舶;

　　(8)入境人员、交通工具、运输设备以及可能传播检疫传染病的行李、货物和邮包等物品;

（9）旅客携带物和携带伴侣动物；

（10）国际邮寄物；

（11）法律、行政法规规定需经检验检疫机构实施检验检疫的其他应检对象。

2. 贸易合同约定须凭检验检疫机构签发的证书进行索赔的入境货物

凡在进口贸易合同或协议中规定的入境货物，要以我国检验检疫机构签发的检验检疫证书作为索赔依据的，该货主或其代理人须向检验检疫机构报检，由检验检疫机构按照合同、协议的要求实施检验检疫或鉴定，并签发检验检疫证书。

3. 有关国际条约规定须经检验检疫的入境对象

凡我国作为成员的国际条约、公约和协定所规定的，必须由我国检验检疫机构实施检验检疫的入境货物，该货主或其代理人须向检验检疫机构报检，实施检验检疫。

二、入境货物检验检疫工作程序

根据不同的检验检疫实施地，可分为进境一般报检、进境流向报检和异地施检报检三种情形。根据不同的报检对象，可分为法定检验和抽查检验两种基本类型。法定检验检疫和抽查检验检疫的报检环节基本相同。以下介绍法定检验检疫报检流程（图 3-2）：

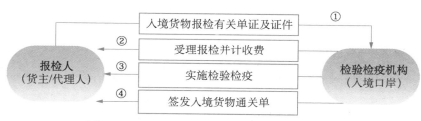

图 3-2　法定检验检疫入境货物报检一般流程

操作说明

1. 报检人在规定时限内向当地检验检疫机构报检，提交规定的报检单证与报检员证书。
2. 检验检疫机构按有关规定审核报检资料及报检员证，符合要求的，受理报检、计收费，并在提单上加盖检验检疫章。
3. 施检部门实施检验检疫。
4. 对产地和报关地相一致的法定检验检疫入境货物，经检验检疫合格后出具二联入境货物通关单；对产地和报关地不一致的，出具四联入境货物通关单；不属于法定检验检疫入境的，签发检验检疫联系凭单，到目的地指定地点接受检验检疫。

1. 报检的时限

（1）入境货物需对外索赔出证的，应在索赔有效期前不少于 20 天内向到货口岸或货物到达地的检验检疫机构报检。

（2）对入境的一般货物应在入境时向入境口岸、指定的或到达站的检验检疫机构办理报检或申报。

2. 报检的地点

（1）审批、许可证等有关政府批文中规定检验检疫地点的，在规定的地点报检；

（2）大宗散装商品、易腐烂变质商品、卸货时发现包装破损、重数量短缺的商品，必须在卸货口岸检验检疫机构报检；

（3）其他入境货物应在入境前或入境时向报关地检验检疫机构报检。

3. 入境货物报检所需单据

入境货物报检时，应填写并提供入境货物报检单（样例 3 - 11），并随附进口贸易合同、国外发票、提/运单和装箱单等有关基本单证。报检人对检验检疫有特殊要求的，应在报检单上注明并交付相关文件。具体情形如下：

（1）凡实施安全质量许可、卫生注册，或其他需审批审核的货物，应提供有关证明。

（2）需品质检验的，还应提供国外品质证书或质量保证书、产品使用说明书及有关标准和技术资料；凭样成交的，须加附成交样品；以品级或公量计价结算的，应同时申请重量鉴定。

（3）申请残损鉴定的，还应提供理货残损单、铁路商务记录、空运事故记录或海事报告等证明货损情况的有关单证。

（4）申请重（数）量鉴定的，还应提供重量明细单，理货清单等。

（5）货物经收、用货部门验收或其他单位检测的，应随附验收报告或检测结果以及重量明细单等。

4. 入境证单的种类

以下介绍部分入境证单的种类及适用范围：

格式/编号	证单名称及适用范围	规定签发人	签字范围
B1 - 1	入境货物报检单：用于入境货物、包装铺垫材料、集装箱等及外商投资财产鉴定的申报。	报检签字人	申请类
C9 - 1	检验证书：用于检验不合格须索赔的入境货物、应报检人要求或交接、结汇、结算要求的证书，具体名称根据需要打印。	授权签字人	检验类 鉴定类
C9 - 2	卫生证书：用于经卫生检验合格的入境食品、食品添加剂等或卫生检验不合格须索赔的入境食品、食品添加剂等。	授权签字人	卫生类 食品类
C9 - 4	动物检疫证书：适用经检疫不符合要求的入境动物。	官方兽医	动物检疫类
C9 - 5	植物检疫证书：用于经检疫不符合要求的入境植物、植物产品以及木质包装物、植物性废弃物、土壤、菌种等其他物品。	授权签字人	植物检疫类
B2 - 1 - 1	入境货物通关单（一式两联）：用于在本地报关并实施检验检疫的入境货物的通关，包括调离海关监管区。	检务签字人	通关类
B2 - 1 - 2	入境货物通关单（一式四联）：用于在本地报关，转异地检验检疫的入境货物的通关，包括调离海关监管区。	检务签字人	通关类
B5 - 1	入境货物检验检疫证明：用于经检验检疫合格的法检入境货物，但入境食品经检验合格的，暂用"C9 - 2 卫生证书"。	检验检疫经办人	检验检疫类

检验检疫证单的法律效力

1. 检验检疫机构代表国家履行国际义务的重要手段

当今,世界经济呈现一体化发展趋势,国与国之间的经济文化交往日益频繁,为保护各国的安全、卫生、健康和环保,有关国际组织在检验检疫方面制定了许多国际法则、国际公约与国际惯例。如国际兽医局(OIE)制定的《国际动物卫生法典》、国际植物保护公约组织(IPPC)制订的《国际植保公约》、《濒危野生动植物种国际贸易公约》等,已被世界各国接受和遵守。检验检疫机构据此签发的检验检疫证单,如兽医卫生证书、动物卫生证书、植物检疫证书、交通工具卫生检疫证书、国际旅行健康证书、国际预防接种证书等,是代表国家履行国际义务职责。

2. 出入境货物通关的重要依据

检验检疫证单作为出入境货物通关的重要依据,表现如下:

(1) 凡列入《出入境检验检疫机构实施检验检疫的进出口商品目录》范围内的进出口货物(包括转关运输货物),海关一律凭货物报关地出入境检验检疫机构签发的《入境货物通关单》或《出境货物通关单》验放。

(2) 未列入《出入境检验检疫机构实施检验检疫的进出口商品目录》范围的进出口货物,国家法律、法规另有规定须实施检验检疫的,海关亦凭检验检疫机构签发的《入境货物通关单》或《出境货物通关单》验放。

(3) 有些出境货物,尤其是涉及社会公益、安全、卫生、检疫、环保等方面的货物,入境国家海关根据其国家法令或政府规定要求,凭检验检疫机构签发的证单,如品质证书、兽医证书、健康卫生证书、熏蒸消毒证书等作为通关验放的重要依据。

3. 海关征收和减免关税的主要凭证

检验检疫证单作为海关征收和减免关税的主要凭证,体现在下列三个方面:

(1) 有些国家海关凭商业发票和依据检验检疫证单上的检验检疫结果,征收进出境货物关税,有的海关还委托检验检疫机构对货物的品种、质量、成分等进行鉴定,以检验检疫证单作为把关或计收关税的主要凭证。

(2) 对到货后因发货人责任造成的残损、短缺或品质等问题的入境货物,出现换货、退货或赔偿等现象时,往往涉及到免征关税或退税。检验检疫机构签发的证书可作为通关免税或者退税的主要凭证。

(3) 检验检疫机构签发的产地证书是进口国海关征收或减免关税的有效凭证。一般产地证是享受最惠国税率的有效凭证,普惠制产地证是享受给惠国减免关税的主要凭证。

4. 履行交接、进口国准入的必要证件

检验检疫证单作为履行交接、进口国准入的必要证件,表现如下:

(1) 在国际贸易中,大多凭证单进行交易,为确保所交易的货物符合合约规定,需要官方检验检疫机构签发各种检验检疫证书作为交接的一个必要证件。

（2）在国际贸易中，多数国家为保护本国的利益，制定相关的入境许可条例，如凭检验检疫机构出具的卫生证书、木质包装熏蒸证书、植物检疫证书、兽医证书等方可入境。因此，进口国海关将凭出口商提供的规定的检验检疫证书作为入境的必要证件。

5. 结算或议付货款的有效凭证

在国际贸易合同或信用证检验检疫条款中，通常规定以检验检疫证书中所列的货物品质、规格、成分、公量等检验检疫结果来判断买卖双方是否按合同规定履约，并将检验检疫证书作为结算或议付的凭证。因此，卖方在结算或议付货款时必须向银行提交合同、信用证所规定的检验检疫证书，由其审核，否则会招致银行拒付。

6. 办理索赔、仲裁及诉讼的法律依据

在进出口业务活动中，承运人或其他贸易关系人获取的检验检疫证单，都是一份明确了责任范围的证明文件。在发生商务纠纷或争议时，检验检疫机构签发的证单是证明事实状态，明确责任归属的重要法律文件。有关当事人可凭检验检疫机构签发的检验证单向责任人提出索赔，作为仲裁或诉讼时举证的重要法律依据。

7. 办理验资的有效证明文件

在外商投资企业及各种对外补偿贸易中，境外投资者以实物作价投资的，或用投资资金从境外购买的财产，都需到检验检疫机构办理外商投资财产鉴定，检验检疫机构按规定出具价值鉴定证书，证明投资各方投入财产价值量。各地会计师事务所凭检验检疫机构的价值鉴定证书办理外商投资财产的验资工作。

■ 案例分析

近日，某塑胶制品有限公司经深圳皇岗口岸从台湾地区进口 ABS 塑胶粒共 5 批次，货物总量 90 公吨，总值 158220 美元。该 5 批货物进境时，皇岗检验检疫局依法签发了 5 份《入境货物调离通知单》，并明确告知："上述货物需调往目的地检验检疫机构实施检验检疫，请及时与目的地检验检疫机构联系。上述货物未经检验检疫，不准销售、使用。"然而该公司在货物通关进境后，不但没有与报检申报的目的地检验检疫机构联系，而且无视该局执法人员的多次催报，将货物全部予以使用。该公司仅办理了进境流向报检手续而没有办理异地施检的报检手续，擅自将货物予以使用，构成了逃避进口商品法定检验的事实。请分析，检验检疫机构会对该公司进行如何处理，为什么？

■ 实例展示

近日，范正进出口公司从日本进口一批高质量的手工工具扳手，根据我国有关检验检疫法规的规定，该批货物属于法定检验货物。为此，范正进出口公司委托上海田方报检公司办理这批入境货物的报检手续,双方在报检委托书上签章。上海田方报检公司收到委托人的报检资料后,填写入境货物报检单,并及时向口岸出入境检验检疫机构办理报检手续。

一、委托人提供报检资料

范正进出口公司提供的报检资料有购货确认书、发票、装箱单、进口货物许可证、到货通知和报检委托书。

1. 购货确认书

样例 3 - 7

PURCHASE CONTRACT

TEL:021 - 56082266

FAX:021 - 56082265

P/C NO:TX200523

DATE: AUG. 25,2014

The Buyer: FANZHENG IMPORT & EXPORT CORPORATION

1321 ZHONGSHAN ROAD SHANGHAI CHINA

TEL:021 - 56082266 FAX:021 - 56082265

The Sellers: TOKYO IMPORT & EXPORT CORPORATION

82 - 324 OTOLI MACHI TOKYO, JAPAN

TEL:028 - 548742 FAX:028 - 548743

The Seller and the Buyer have confirmed this Contract with the terms and conditions stipulated below.

DESCRIPTIONS OF GOODS	QUANTITY	UNIT PRICE	AMOUNT
WRENCH	1000 SETS	FCA TOKYO	USD 10000. 00
HEX DEYS WRENCH	1500 SETS	USD 10. 00/set	USD 15000. 00
DOUBLE RING OFFSET WRENCH	2000 SETS	USD 10. 00/set	USD 40000. 00
CONBINATION WRENCH	1500 SETS	USD 20. 00/set	USD 30000. 00
ADJUSTABLE WRENCH		USD 20. 00/set	

1. COUNTRY OF ORIGIN AND MANUFACTURER: TOKYO IMPORT & EXPORT CORPORATION JAPAN
2. PACKING: PACKED IN 1 CARTON OF 50 SETS EACH
3. AIRPORT OF LOADING: TOKYO AIRPORT
4. AIRPORT OF DESTINATION: SHANGHAI PUDONG AIRPORT
5. PAYMENT: T/T
6. PARTIAL SHIPMENTS: ALLOWED
7. TRANSHIPMENT: ALLOWED
8. LATEST SHIPMENT DATE: NOT LATER THAN DEC. 31, 2014
9. DOCUMENTS: THE SELLER SHALL PRESENT THE FOLLOWING DOCUMENTS TO THE PAYING BANK FOR NEGOTIATION:
   1) Three originals and three copies of signed commercial invoice indicating contract number.
   3) Three originals and three copies of packing list.
   4) Two copies of certificate of quality issued by manufacturer.
   5) Within 12 hours after the goods are completely loaded, the seller shall fax to notify the buyer of the contract number, name of commodity, quantity, gross weight, Air Waybill no. and the date of delivery.
10. INSPECTION AND CLAIMS: IF THE QUALITY/WEIGHT AND/OR THE SPECIFICATIONS OF THE GOODS SHOULD BE FOUND NOT IN LINE WITH THE CONTRACTED STIPULATIONS, OR SHOULD THE GOODS PROVE DEFECTIVE FOR ANY REASONS, INCLUDING LATENT DEFECT OR THE USE OF UNSUITABLE MATERIALS, THE BUYER WOULD ARRANGE AN INSPECTION TO BE CARRIED OUT BY THE INSPECTION BUREAU AND HAVE THE RIGHT

TO CLAIM AGAINST THE SELLERS ON THE STRENGTH OF THE INSPECTION CERTIFICATE ISSUED BY THE BUREAU. ALL CLAIMS SHALL BE REGARDED AS ACCEPTED IF THE SELLERS FAIL TO REPLY WITHIN 30 DAYS AFTER RECEIPT OF THE BUYER'S CLAIM.

Buyer: 范正进出口公司合同专用章

FANZHENG IMPORT & EXPORT CORPORATION

范正

Seller: TOKYO IMPORT & EXPORT CORPORATION

TOKYO IMPORT & EXPORT CORPORATION

山田

2. 发票

样例 3 - 8

TOKYO IMPORT & EXPORT CORPORATION
82 - 324 OTOLI MACHI TOKYO, JAPAN
TEL:028 - 548742　FAX:028 - 548743

FAN ZHENG IMPORT & EXPORT CORPORATION 1321 ZHONGSHAN ROAD SHANGHAI CHINA TEL:021 - 56082266　FAX:021 - 56082265	INVOICE NO.　IN057911
	DATE:　NOV. 20, 2014
	PAYMENT TERMS: T/T
P/C NO: TX200523	MARKS: FAN ZHENG TOKYO TX200523 C/NO. 1 - 120

SHIPPED FROM	SHIPPED TO	AIR/VOYAGE NO.
TOKYO	SHANGHAI	FUN - 321

DESCRIPTION	QUANTITY	PRICE PER SET	TOTAL AMOUNT
WRENCH HEX DEYS WRENCH DOUBLE RING OFFSET WRENCH CONBINATION WRENCH ADJUSTABLE WRENCH 　PACKED IN 1 CARTON OF 50 　SETS EACH	1000 SETS 1500 SETS 2000 SETS 1500 SETS	FCA TOKYO USD 10. 00 USD 10. 00 USD 20. 00 USD 20. 00	USD 10000. 00 USD 15000. 00 USD 40000. 00 USD 30000. 00 USD 95000. 00

SAY U. S. DOLLARS NINETY FIVE THOUSAND ONLY

山田

TOKYO IMPORT & EXPORT CORPORATION

3. 装箱单
样例 3 - 9

TOKYO IMPORT & EXPORT CORPORATION
82 - 324 OTOLI MACHI TOKYO, JAPAN
TEL:028 - 548742   FAX:028 - 548743

FANZHENG IMPORT & EXPORT CORPORATION 1321 ZHONGSHAN ROAD SHANGHAI CHINA TEL:021 - 56082266 FAX:021 - 56082265			INVOICE NO. IN057911		
			DATE: NOV. 20, 2014		
			PAYMENT TERMS: T/T		
P/C NO: TX200523			MARKS: FANZHENG TOKYO TX200523 C/NO. 1 - 120		
SHIPPED FROM	SHIPPED TO		AIR/VOYAGE NO.		
TOKYO	SHANGHAI		FUN - 321		
PACKAGES	DESCRIPTION	QUANTITY	GROSS WEIGHT		NET WEIGHT
120 CARTONS	WRENCH HEX DEYS WRENCH DOUBLE RING OFFSET WRENCH CONBINATION WRENCH ADJUSTABLE WRENCH PACKED IN 1 CARTON OF 50 SETS EACH	1000 SETS 1500 SETS 2000 SETS 1500 SETS 6000SETS	500 KGS 750 KGS 1000 KGS 750 KGS 3000 KGS		460 KGS 690 KGS 920 KGS 690 KGS 2760 KGS

山田
TOKYO IMPORT & EXPORT CORPORATION

二、签订代理报检委托书

样例 3 - 10

代理报检委托书

编号:20141209

　　__上海市__ 出入境检验检疫局:
　　本委托人(备案号/组织机构代码__310783580__)保证遵守国家有关检验检疫法律、法规的规定,保证所提供的委托报检事项真实、单货相符。否则,愿承担相关法律责任。具体委托情况如下:
　　本委托人将于__2014__年__12__月间进口/出口如下货物:

品名	扳手	HS 编码	8204.1100
数(重)量	6000 套	包装情况	胶袋包装
信用证/合同号	TX200523	许可文件号	3101120987
进口货物 收货单位及地址	范正进出口公司 上海市中山路 1321 号	进口货物提运单号	FUN - 01186
其他特殊要求			

特委托____上海田方报检公司____（代理报检注册登记号____3100110908____），代表本委托人办理上述货物的下列出入境检验检疫事宜：

☑1. 办理报检手续；

☑2. 代缴纳检验检疫费；

☑3. 联系和配合检验检疫机构实施检验检疫；

☑4. 领取检验检疫证单。

☐5. 其他与报检有关的相关事宜_____

联系人：____范正____

联系电话：____56082266____

本委托书有效期至____2014____年____12____月____31____日   委托人（加盖公章）

> 上海范正进出口公司
> 报检专用章

2014 年 12 月 1 日

受托人确认声明

本企业完全接受本委托书。保证履行以下职责：

1. 对委托人提供的货物情况和单证的真实性、完整性进行核实；

2. 根据检验检疫有关法律法规规定办理上述货物的检验检疫事宜；

3. 及时将办结检验检疫手续的有关委托内容的单证、文件移交委托人或其指定的人员；

4. 如实告知委托人检验检疫部门对货物的后续检验检疫及监管要求。

如在委托事项中发生违法或违规行为，愿承担相关法律和行政责任。

联系人：____田方____

联系电话：____65788888____   受托人（加盖公章）

> 上海田方报检公司
> 代理报检专用章

2014 年 12 月 1 日

第一联：检验检疫机构留存

三、受委托人填写入境货物报检单

1. 入境货物报检单的填写方法

填制入境货物报检单的方法如下：

（1）编号

由检验检疫机构报检受理人员填写，前 6 位为检验检疫机构代码，第 7 位为报检类代码，第 8、9 位为年代码，第 10 至 15 位为流水号。实行电子报检后，该编号可在受理电子报检的回执中自动生成。

（2）报检单位

填写报检单位的全称，并加盖报检单位印章。

（3）报检单位登记号

填写报检单位在检验检疫机构备案或注册登记的代码。

（4）联系人

填写报检人员姓名。

（5）电话

填写报检人员的联系电话。

（6）报检日期

检验检疫机构实际受理报检的日期，由检验检疫机构受理报检人员填写。

（7）收货人（中/外文）

填写进口贸易合同中的买方,中英译文应一致。

（8）发货人（中/外文）

填写进口贸易合同中的卖方,中英译文应一致。

（9）货物名称（中/外文）

填写本批货物的品名,应与进口贸易合同和国外发票名称一致,如为废旧货物应注明。

（10）HS 编码

填写本批货物的商品编码,以当年海关公布的商品税则编码分类为准。一般为 8 位数或 10 位数编码。

（11）原产国（地区）

填写本批货物生产/加工的国家或地区。

（12）数/重量

填写本批货物的数/重量,应与进口贸易合同、国外发票上所列的货物数/重量一致,并应注明数/重量单位。

（13）货物总值

填写本批货物的总值及币种,应与进口贸易合同和国外发票上所列一致。

（14）包装种类及数量

填写本批货物实际运输包装的种类及数量,应注明包装的材质。

（15）运输工具名称号码

填写装运本批货物的运输工具名称及号码。

（16）合同号

填写本批货物的进口贸易合同号,或订单、形式发票的号码。

（17）贸易方式

填写本批进口货物的贸易方式。根据实际情况,选填一般贸易、来料加工、进料加工、易货贸易、补偿贸易、边境贸易、无偿援助、外商投资、对外承包工程进出口货物、出口加工区进出境货物、出口加工区进出区货物、退运货物、过境货物、保税区进出境仓储、转口货物、保税区进出区货物、暂时进出口货物、暂时进出口留购货物、展览品、样品、其他非贸易性物品和其他贸易性货物等。

（18）贸易国别（地区）

填写本批进口货物的贸易国家或地区名称。

（19）提单/运单号

填写本批进口货物的海运提单号或空运单号,有二程提单的应同时填写。

（20）到货日期

填写本批进口货物到达口岸的日期。

（21）启运国家（地区）

填写本批进口货物的启运国家或地区名称。

（22）许可证/审批号

需办理进境许可证或审批的进口货物应填写有关许可证号或审批号,不得留空。

（23）卸毕日期

填写本批进口货物在口岸卸毕的实际日期。

（24）启运口岸

填写装运本批进口货物启运口岸的名称。

（25）入境口岸

填写装运本批进口货物交通工具进境首次停靠的口岸名称。

（26）索赔有效期至

按进口贸易合同规定的日期填写，特别要注明截止日期。

（27）经停口岸

填写本批进口货物在到达目的地前中途曾经停靠的口岸名称。

（28）目的地

填写本批进口货物最后到达的交货地。

（29）集装箱规格、数量及号码

进口货物若以集装箱运输应填写集装箱的规格、数量及号码。

（30）合同订立的特殊条款以及其他要求

填写在进口贸易合同中订立的有关质量、卫生等特殊条款，或报检单位对本批货物检验检疫的特别要求。

（31）货物存放地点

填写本批进口货物存放的地点。

（32）用途

填写本批进口货物的用途。根据实际情况选填种用或繁殖、食用、奶用、观赏或演艺、伴侣动物、实验、药用、饲用、其他。

（33）随附单据

向检验检疫机构提供的实际单据名称前的"□"内打"√"。如没有，在"□"后补填其名称。

（34）标记及号码

填写进口货物的标记号码，应与进口贸易合同和国外发票等有关单据保持一致。若没有标记号码，则填"N/M"。

（35）外商投资财产

由检验检疫机构报检受理人员填写。

（36）报检人郑重声明

由报检人员亲笔签名。

（37）检验检疫费

由检验检疫机构计费人员填写。

（38）领取证单

由报检人在领取证单时，填写实际领证日期并签名。

样例 3－11

中华人民共和国出入境检验检疫
入境货物报检单

报检单位(加盖公章)：<u>上海田方报检公司 代理报检专用章</u>　　　　　　　　　　　　＊编号：_____

报检单位登记号：3100110908　　联系人：田方　电话：65788888　　报检日期：2014 年 12 月 5 日

收货人	(中文)	范正进出口公司	企业性质(划"√")	□合资　□合作　□外资		
	(外文)	FANZHENG IMPORT & EXPORT CORPORATION				
发货人	(中文)					
	(外文)	TOKYO IMPORT & EXPORT CORPORATION				

货物名称(中/外文)	HS 编码	原产国	数/重量	货物总值	包装种类及数量
扳手 WRENCH	8204.1100	日本	6000SETS	95000.00 美元	120 纸箱

运输工具名称号码		FUN－321		合同号	TX200523
贸易方式	一般贸易	贸易国别(地区)	日本	提单/运单号	FUN－01186
到岸日期	2014.12.4	启运国家(地区)	日本	许可证/审批号	3101120987
卸毕日期	2014.12.4	启运口岸	东京	入境口岸	上海浦东机场
索赔有效期至	2015.12.4	经停口岸		目的地	上海

集装箱规格、数量及号码	40 英尺集装箱 1 个　COSF59607456

合同订立的特殊条款 以及其他要求		货物存放地点	上海市逸仙路 5 号
		用　途	自营内销

随附单据(划"√"或补填)		标记及号码	＊外商投资财产(划"√")　□是　否
☑合同 ☑发票 ☑提/运单 □兽医卫生证书 □植物检疫证书 □动物检验证书 □卫生证书 □原产地证 ☑许可/审批文件	☑到货通知 ☑装箱单 □质保书 □理货清单 □磅码单 □验收报告 □	FANZHENG SHANGHAI TX200523 C/NO. 1－120	＊检验检疫费
			总金额 (人民币元)
			计费人
			收费人

报检人郑重声明： 　1. 本人被授权报检。 　2. 上列填写内容正确属实。 　　　　　　　　　签名：_范正_	领取证单	
	日期	
	签名	

注：有"＊"号栏由出入境检验检疫机关填写　　　　　　　　　　　◆国家出入境检验检疫局制

四、出入境检验检疫局签发入境货物通关单

样例 3 - 12

中华人民共和国出入境检验检疫
入境货物通关单

编号:310110508

1. 收货人 范正进出口公司		5. 标记及唛码 FANZHENG SHANGHAI TX200523 C/NO. 1 - 120
2. 发货人 TOKYO IMPORT & EXPORT CORPORATION		
3. 合同/提(运)单号 TX200523/FUN - 01186	4. 输出国家或地区 　　　　日本	
6. 运输工具名称及号码 　　FUN - 321	7. 目的地 　　　　上海	8. 集装箱规格及数量 40 英尺集装箱 1 个
9. 货物名称及规格 　　扳手 　　WRENCH * * * * * * * * * * * * * * * * *	10. HS 编码 8204.1100	11. 申报总值 95000.00 美元	12. 数/重量、包装数量及种类 　　6000 SETS 　　3000 KGS 　　120 CTNS

13. 证明
上述货物业已报验/申报,请海关予以放行。 　　本通关单有效期至　2015 年 1 月 31 日   　　签字:丁毅　　　　　　　　　　　　　　　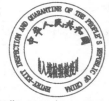　日期:2014 年 12 月 6 日

14. 备注

★★★★★　**知识技能训练**　★★★★★

一、单项选择题

1. 报检人向产地检验检疫机构报检,检验合格后获取( )并向口岸检验检疫机构报检。

A. 出境货物通关单　　　　　　　　　B. 检验检疫证

C. 出境货物换证凭单　　　　　　　　D. 合格通知单

2. 对产地和报关地相一致的出境货物,经检验检疫合格后出具( )。

A. 检验检疫证　　　　　　　　　　　B. 出境货物通关单

C. 出境货物换证凭单　　　　　　　　D. 合格通知单

3. 法定检验进口商品的收货人或其代理人应当向( )的检验检疫机构报检。

A. 报关地　　　　B. 目的地　　　　C. 使用地　　　　D. 生产地

4. 法定检验的进口商品到货后,( )必须向卸货口岸或到达口岸的检验检疫机构办理报检。

A. 收货人或其代理人　　　　　　　　B. 用货人

C. 发货人　　　　　　　　　　　　　D. 其他贸易关系人

5. 出境货物的检验检疫流程一般为( )。

A. 报检—签发证单—实施检验检疫　　B. 签发证单—实施检验检疫—报检

C. 签发证单—报检—实施检验检疫　　D. 报检—实施检验检疫—签发证单

6. 出口法定检验商品的报检人应向( )检验检疫机构申请实施检验。

A. 生产地　　　　B. 装运地　　　　C. 报关地　　　　D. 离境口岸

7. 一般出口货物最迟应在出口报关或装运前( )报检。

A. 10 天　　　　B. 7 天　　　　C. 5 天　　　　D. 3 天

8. 已办理报检手续并领取检验检疫证单后应重新报检的情形是( )。

A. 检验检疫合格　　　　　　　　　　B. 有不同检验检疫要求

C. 货物破损　　　　　　　　　　　　D. 改换包装

9. 报检后( )内未联系检验检疫事宜的,作自动撤销报检处理。

A. 7 天　　　　　　B. 14 天　　　　C. 21 天　　　　D. 28 天

10. 出境货物通关单的有效期,一般货物为( )天。

A. 30 天　　　　　B. 40 天　　　　C. 50 天　　　　D. 60 天

11. 检验检疫机构对出入境货物的计费是以( )为一个计算单位。

A. 一批　　　　　B. 一件　　　　　C. 一包　　　　　D. 一箱

12. 检验检疫费不足最低收费标准的,按最低额收取,以下表示正确的是( )。

A. 540.09 元　　　B. 540.59 元　　　C. 540.95 元　　　D. 541.00 元

13. 根据《出入境检验检疫收费办法》的规定,同批货物检验检疫费超过 5000 元的,超过部分按( )计收。

A. 60%　　　　　B. 70%　　　　　C. 80%　　　　　D. 90%

14. 检验检疫机构会同有关单位共同进行品质检验,按收费标准的( )收取检验费。

A．40%　　　　　　B．50%　　　　　　C．60%　　　　　　D．70%

15. 出入境货物每批总值不足 2000 元的,征收(　　　)。

A．证书(单)工本费　　　　　　　　B．品质检验费

C．数量或重量鉴定费　　　　　　　D．包装鉴定费

二、多项选择题

1. 出境货物检验检疫的一般工作程序是(　　　)。

A．报检　　　　　B．检验检疫　　　　　C．通关　　　　　D．卫生处理

2. 关于法定检验的出口商品,以下表述正确的有(　　　)。

A．在规定的地点和期限内报检　　　B．在商品生产地或指定的地点申请检验

C．未经检验或经检验不合格的不准出口　D．A 与 B

3. 出境货物报检可分为(　　　)。

A．出境一般报检　　　　　　　　　B．出境换证报检

C．出境货物预检报检　　　　　　　D．出境特殊报检

4. 入境货物检验检疫的一般工作程序是(　　　)。

A．报检　　　　　B．通关　　　　　C．检验检疫　　　　　D．卫生处理

5. 办理出口货物报检手续时,出境货物报检单中"发货人"一栏可填写(　　　)。

A．生产单位　　　　　　　　　　　B．外贸合同中的卖方

C．信用证的受益人　　　　　　　　D．出口货物的承运人

6. 入境货物需对外索赔出证应在索赔期前 20 天内向(　　　)的检验检疫机构报检。

A．到货地口岸　　　B．货物到达地　　　C．签约地　　　D．装运地

7. 入境货物的报检分为(　　　)。

A．进境一般报检　　　　　　　　　B．进境流向报检

C．异地施检报检　　　　　　　　　D．进境特殊报检

8. 某企业进口一批法检货物,以下表述正确的有(　　　)。

A．货物通关放行后向检验检疫机构报检

B．货物通关放行后可将货物投入使用

C．货物经检验检疫合格后投入使用

D．货物未经检验检疫使用的将受到行政处罚

9. 检验检疫机构对出入境货物的计费是以"一批"为一个计算单位,应理解为(　　　)。

A．同一个 HS 编码和报检时间　　　B．同一个运输工具

C．来自或运往同一地点　　　　　　D．同一收货人、发货人的货物

10. 检验检疫计算方式分为(　　　)等类型。

A．检验检疫　　　　　　　　　　　B．数量、重量、包装、财产鉴定

C．安全监测　　　　　　　　　　　D．实验室检验

三、判断题

1. 出境货物报检单中的"包装种类及数量"应填写货物实际运输包装的种类及数量,无须注明包装材质。(　　　)

2. 对于出境换证报检的货物,报关地检验检疫机构按照国家质检总局规定的抽查比例

进行查验。（　　）

3. 对于需办理换证报检手续的出境货物,报关地检验检疫机构凭"出境货物换证凭单"或"出境货物换证凭条"换发出境货物通关单。（　　）

4. 对产地与报关地不同的出境法检货物,报检人应向产地检验检疫机构申请签发出境货物通关单,办理通关手续。（　　）

5. 出境货物报检单中的"报检日期"应由报检员按照检验检疫机构实际受理报检的日期填写。（　　）

6. 报检人办理入境货物通关后,应及时与检验检疫机构联系检验检疫事宜,未经检验检疫的,不准销售或使用。（　　）

7. 检验检疫机构对入境的特殊货物的报检,先签发入境货物通关单,后检验检疫。（　　）

8. 法定检验检疫又称强制性检验检疫。（　　）

9. 报检人向检验检疫机构报检后,不得撤销报检。（　　）

10. 报检人在向检验检疫机构办理报检手续并领取检验检疫证单后,可以撤销报检。（　　）

11. 单一集装箱多种品名货物拼装,即使满足"一批"条件的,也不可按一批计。（　　）

12. 列车多车厢运输,满足"一批"条件的,按一批计。（　　）

13. 同批货物涉及多项检验检疫业务的,不得累计收费。（　　）

四、流程示意题

根据出境货物报检业务程序填写下表:

操作步骤	工作内容	有关单证
1		
2		
3		
4		
5		

五、操作题

1. 操作资料

受委托人:上海三王报检公司

电话:021-58332221　传真:021-58332222

注册登记号:3105522414

报检员姓名:王立

检验检疫机构:上海出入境检验检疫局

合同号:7C3091201

代理报检事宜:第1至第4条

出口商名称:上海在野岛进出口公司(组织代码3102014365)

进口商名称：HEIDE TRADING CO. LTD

商品名称：锤子（HAMMER）

货物产地：上海

商品编码：8205.2000

数量：5000 套

包装：500 纸箱

重量体积：每箱毛重 20 公斤；每箱净重 17 公斤、每箱体积 0.1 CBM

货物总值：10000 美元

许可证号：3105247841

船名航次：DAXIN V.328

贸易方式：一般贸易

货物存放地：上海市浦东新区东方路 100 号

装运日期：2014 年 12 月 10 日

输往国家：德国

生产单位注册号：31085847465

启运地：上海

到达口岸：汉堡

随附单据：合同、发票、装箱单、许可证

需要证单名称：品质证书

2. 操作要求

请你以上海三王报检公司报检员王立的身份，填写下列代理报检委托书和出境货物报检单。

代理报检委托书

编号：

_____出入境检验检疫局：

本委托人（备案号/组织机构代码_____）保证遵守国家有关检验检疫法律、法规的规定，保证所提供的委托报检事项真实、单货相符。否则，愿承担相关法律责任。具体委托情况如下：

本委托人将于_____年_____月间进口/出口如下货物：

品　名		HS 编码	
数（重）量		包装情况	
信用证/合同号		许可文件号	
进口货物 收货单位及地址		进口货物提/运单号	
其他特殊要求			

特委托_____（代理报检注册登记号_____），代表本委托人办理上述货物的下列出入境检验检疫事宜：

□1. 办理报检手续；

□2. 代缴纳检验检疫费；

□3. 联系和配合检验检疫机构实施检验检疫；

□4. 领取检验检疫证单。

□5. 其他与报检有关的相关事宜＿＿＿＿＿＿＿＿＿＿＿＿＿＿＿＿＿＿＿＿＿＿＿＿＿

联系人：＿＿＿＿＿＿＿＿＿

联系电话：＿＿＿＿＿＿＿＿

本委托书有效期至＿＿＿＿年＿＿＿＿月＿＿＿＿日　　　　　委托人（加盖公章）

年 月 日

受托人确认声明

本企业完全接受本委托书。保证履行以下职责：

1. 对委托人提供的货物情况和单证的真实性、完整性进行核实；

2. 根据检验检疫有关法律法规规定办理上述货物的检验检疫事宜；

3. 及时将办结检验检疫手续的有关委托内容的单证、文件移交委托人或其指定的人员；

4. 如实告知委托人检验检疫部门对货物的后续检验检疫及监管要求。

如在委托事项中发生违法或违规行为，愿承担相关法律和行政责任。

联系人：＿＿＿＿＿＿＿

联系电话：＿＿＿＿＿＿＿　　　　　　　　　　　　　　　　受托人（加盖公章）

年 月 日

中华人民共和国出入境检验检疫
出境货物报检单

报检单位（加盖公章）：　　　　　　　　　　　　　　　　　　　＊编号：＿＿＿＿＿＿

报检单位登记号：　　　　　联系人：　　　　　电话：　　　　　报检日期：

发货人	（中文）					
	（外文）					
收货人	（中文）					
	（外文）					

货物名称（中/外文）	HS 编码	产地	数/重量	货物总值	包装种类及数量

运输工具名称号码		贸易方式		货物存放地点	
合同号		信用证号		用途	
发货日期		输往国家（地区）		许可证/审批证	
启运地		到达口岸		生产单位注册号	

集装箱规格、数量及号码	

合同、信用证订立的检验检疫条款或特殊要求	标记及号码	随附单据（划"√"或补填）	
		□合同 □信用证 □发票 □换证凭单 □装箱单 □厂检单	□包装性能结果单 □许可/审批文件 □ □ □ □

续表

需要证单名称（划"√"或补填）		* 检验检疫费	
□品质证书　　　　　__正__副 □重量证书　　　　　__正__副 □数量证书　　　　　__正__副 □兽医卫生证书　　　__正__副 □健康证书　　　　　__正__副 □卫生证书　　　　　__正__副 □动物卫生证书　　　__正__副	□植物检疫证书　　　__正__副 □熏蒸/消毒证书　　 __正__副 □出境货物换证凭单　__正__副	总金额 （人民币元）	
		计费人	
		收费人	
报检人郑重声明： 　1. 本人被授权报检。 　2. 上列填写内容正确属实，货物无伪造或冒用他人的厂名、标志、认证标志，并承担货物质量责任。 　　　　　　　　　　　　　　　签名：_____		领取证单	
		日期	
		签名	

注：有"＊"号栏由出入境检验检疫机关填写　　　　　　　　　　　　　　◆国家出入境检验检疫局制

项目四
食品出入境报检业务

学习与考证目标

- 了解出入境食品报检范围
- 熟悉出口食品生产企业、收货人的备案管理制度
- 明确出入境检验检疫直通放行的主要作用
- 掌握出入境食品报检的基本程序及要求
- 具备出入境食品报检工作的基本能力

　　根据我国《食品安全法》、《食品安全法条例》以及《出口食品生产企业备案管理规定》等法律法规的规定,为保证食品安全,保障公众身体健康和生命安全,依法对进出境食品、食品添加剂、食品包装实施检疫,建立检疫备案制、审核制、生产许可制,并进行监督管理。

　　作为一个专业报检公司所代理的出入境货物有很多种类,其中食品类在出入境报检业务中占较大比重。为此,田方先生要了解出入境食品报检范围、程序和要求,掌握报检单据的填写方法,具备出入境食品报检工作的基本能力。

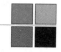

任务一 办理出境食品的报检

案例导入

　　2014年8月,青青食品有限公司向当地出入境检验检疫机构办理出境油炸花生仁的报检,货值为16416美元,货物重量为8.64公吨、数量为1200纸箱,未注明是罐装产品。青青食品有限公司联系检验检疫人员到现场验货时,发现该批货物已进行了罐装,而该公司不具备罐装能力。经调查得知,青青食品有限公司将经过油炸加工后的花生仁擅自运至异地非卫生注册企业进行了罐装。请分析,青青食品有限公司有哪些不合法的行为?

　　请思考下列问题:

1. 出口食品生产企业备案有哪些具体规定?
2. 出口食品报检的范围有哪些规定?
3. 出口食品报检程序有哪些具体环节及要求?

　　2011年10月1日起施行的《出口食品生产企业备案管理规定》对出口食品生产企业实行备案管理制度,国家质检总局统一管理全国出口食品生产企业备案工作,国家认监委组织实施全国出口食品生产企业备案管理工作,检验检疫机构实施所辖区域内出口食品生产企业备案和监督检查工作。

一、出境食品报检的范围

　　所有出口食品与用于出口食品的食品添加剂等,包括各种供人食用、饮用的成品和原料,以及按照传统习惯加入药物的食品。

二、出境食品检疫工作程序

　　出境食品的报检流程如图4-1所示:

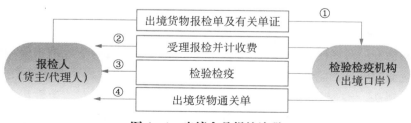

图4-1 出境食品报检流程

1. 报检的时限

出口食品生产企业按规定的时间向检验检疫机构进行报检,对于个别检疫周期较长的货物,应留有相应的检验检疫时间,原则上实施产地检验检疫。

2. 报检所需单证

出口食品报检应提交的主要单证有出境货物报检单,出口贸易合同、信用证、发票、装箱单、厂检单、出境货物包装性能检验结果单等。

3. 检疫颁证

检验检疫机构对出口食品进行检疫,符合出口国卫生标准或销售合同规定的要求,出具出境货物通关单及卫生证书。海关凭出境货物通关单、卫生证书以及其他报关资料受理报关业务。

三、出口食品生产企业卫生注册登记

1. 卫生注册登记对象

出口食品生产企业卫生注册登记的对象是出口食品的生产、加工、储存企业。国家对其实施卫生注册和登记制度,该企业必须取得卫生注册证书或卫生登记证书后,方可生产、加工和储存食品。货主或其代理人向检验检疫机构报检的出口食品,须产自或储存于经卫生注册或登记的企业或仓库,未经卫生注册或登记的企业和仓库所生产或储存的出口食品,不得出口。

在《实施出口食品卫生注册、登记的产品目录》内的食品,生产企业实施卫生注册,其外的食品由生产企业实施卫生登记管理。国家认证认可监督管理委员会主管全国出口食品生产企业卫生注册和登记工作,各地由直属出入境检验检疫局负责。

2. 卫生注册登记程序

(1) 卫生注册登记申请

出口食品生产企业在生产食品前,应向所在地直属检验检疫局申请卫生注册或卫生登记,填写《出口食品生产企业卫生注册登记申请书》一式三份,并随附企业法人营业执照复印件、卫生质量体系文件和厂区平面图、车间平面图、工艺流程图以及生产工艺关键部位的图片资料。

(2) 核准签证

直属检验检疫局组织评审组对申请材料予以审核,并就申请单位的出口食品生产、加工、储存条件进行现场评审,并作出是否准予许可的决定。准予许可的,于 10 日内颁发《卫生注册证书》或《卫生登记证书》,有效期为 3 年,可在期满前 3 个月提出复查申请,合格的予以换证。

3. 卫生注册登记管理

直属检验检疫局对注册企业实施日常监督管理和定期监督检查。由检验检疫机构派员对卫生注册企业实施日常监督,并组织卫生注册评审员对卫生注册企业定期实施监督检查。对肉类、水产、罐头、肠衣类的卫生注册企业,每年至少检查一次;对季节性出口产品的卫生注册企业,按照生产季节进行监督检查;对获得国外卫生注册的企业,至少每半年(或生产季节)进行一次全面监督检查;对其他卫生注册企业,直属检验检疫局可视具体情况确定监督检查次数。如发现有对产品安全卫生质量构成严重威胁的因素,包括原料、辅料和生产加工用水(冰)等,或经出口检验检疫发现产品安全卫生质量不合格,且情况严重的,直属检验检疫局应书面通知企业限期整改,并暂停受理其出口报检。

(1)注册资格吊销

有下列情形之一的,将吊销其注册资格:①限期内未完成整改的;②企业因内部管理等原因,导致其产品在国外出现卫生质量问题造成不良影响的;③企业隐瞒出口产品安全卫生质量问题的事实真相,造成严重后果的;④企业拒不接受监督管理的;⑤借用、冒用、转让、涂改、伪造卫生注册证书、注册编号和卫生注册标志的。

被吊销卫生注册证书的企业,1年内不得重新提出卫生注册申请。

(2)注册资格自动失效

有下列情形之一的,卫生注册资格将视为自动失效:①卫生注册企业的名称、法人代表或者通讯地址发生变化后30日内,未申请变更的;②卫生注册企业的生产车间改建、扩建、迁址完毕或者其卫生质量体系发生重大变化后30日内,未申请复查的;③1年内没有出口注册范围内食品的;④逾期未申请换证复查的。

四、出口食品生产企业备案管理制度

1. 出口食品生产企业备案程序

(1)企业书面申请

出口食品生产企业备案时,应当提交书面申请和以下相关文件、证明性材料:①营业执照、组织机构代码证、法定代表人或者授权负责人的身份证明;②企业承诺符合出口食品生产企业卫生要求和进口国(地区)要求的自我声明和自查报告;③企业生产条件(厂区平面图、车间平面图)、产品生产加工工艺、关键加工环节等信息、食品原辅料和食品添加剂使用以及企业卫生质量管理人员和专业技术人员资质等基本情况;④建立和实施食品安全卫生控制体系的基本情况;⑤依法应当取得食品生产许可以及其他行政许可的,提供相关许可证照;⑥其他通过认证以及企业内部实验室资质等有关情况。

(2)检验检疫机构受理与审核

检验检疫机构对出口食品生产企业的备案材料进行初步审查,材料齐全并符合法定形式的,予以受理,并组成评审组审核文件内容,必要时可进行现场检查。

(3)检验检疫机构颁证

检验检疫机构根据评审组的评审报告进行审查,并做出是否备案的决定。符合备案要求的,颁发出口食品生产企业备案证明,有效期为4年。有效期届满前3个月,可向其所在地检验检疫机构提出延续备案申请,符合要求的,予以换发备案证明。

2. 出口食品生产企业备案管理

(1)出口食品生产企业的自律

出口食品生产企业应当建立食品安全卫生控制体系运行机制及出口食品生产记录档案,保存期限不得少于2年,并于每年1月底前向其所在地检验检疫机构提交上一年度报告。

出口食品生产企业发生食品安全卫生问题的,应当及时向所在地直属检验检疫机构报告,并提交相关材料、原因分析和整改计划。

（2）检验检疫机构的监督

检验检疫机构根据有关规定和出口食品风险程度,确定对不同类型产品的出口食品生产企业的监督检查频次,并对仅通过文件审核予以备案的出口食品生产企业,根据需要进行现场检查。

检验检疫机构建立出口食品生产企业备案管理档案,及时汇总信息并纳入企业信誉记录,审查出口食品生产企业年度报告,对存在相关问题的出口食品生产企业,应当加强监督、检查,并向所在地人民政府通报。

（3）检验检疫机构的行政处罚

检验检疫机构注销出口食品生产企业备案证明的情形是:①备案证明有效期届满,未申请延续的。②备案证明有效期届满,经复查不符合延续备案要求的。③出口食品生产企业依法终止的。④2年内未出口食品的。⑤法律法规规定的应当注销的其他情形。

检验检疫机构对出口食品生产企业暂停使用备案证明的情形是:①出口食品安全卫生管理存在隐患,不能确保其产品安全卫生的。②出口食品生产企业出口的产品因安全卫生方面的问题被进口国（地区）主管当局通报的。③出口食品经检验检疫时发现存在安全卫生问题的。④不能持续保证食品安全卫生控制体系有效运行的。⑤未依照本规定办理变更或者重新备案事项的。

检验检疫机构撤销出口食品生产企业备案证明的情形是:①出口食品发生重大安全卫生事故的。②不能持续符合我国食品有关法定要求和进口国（地区）法律法规标准要求的。③以欺骗、贿赂等不正当手段取得备案证明的。④向检验检疫机构隐瞒有关情况、提供虚假材料或者拒绝提供其活动情况的真实材料的。⑤出租、出借、转让、倒卖、涂改备案证明的。⑥拒不接受监督管理的。⑦出口食品生产、加工过程中非法添加非食用物质、违规使用食品添加剂以及采用不适合人类食用的方法生产、加工食品等行为的。

因以欺骗、贿赂等不正当手段取得备案证明被撤销备案证明的,出口食品生产企业3年内不得再次申请备案。因其他行为被撤销备案证明的,1年内不得再次申请备案。

相关链接

进口食品不良记录管理实施细则

一、总则

（一）为保障进口食品安全,落实进口食品企业主体责任,促进行业自律,根据《中华人民共和国食品安全法》及其实施条例、《中华人民共和国进出口商品检验法》及其实施条例和《进出口食品安全管理办法》（总局令第144号）的有关规定,特制定本细则。

（二）本细则适用于进口食品境外生产企业和出口商、国内进口商、代理商（以下简称:进口食品企业)不良记录使用管理。

(三)国家质量监督检验检疫总局(以下简称质检总局)主管全国进口食品不良记录管理工作,确定和发布相关控制措施。

质检总局设在各地的出入境检验检疫机构负责收集、核准、上报与进口食品有关的进口食品安全信息,建立不良记录,对有不良记录的进口食品企业及相关国家或地区的进口食品实施控制措施。

二、不良记录生成

质检总局和各级检验检疫机构根据下述信息,经研判,记入进口食品企业的不良记录。

(一)进口食品检验检疫监督管理工作中发现的食品安全信息。

(二)国内其他政府部门通报的,以及行业协会、企业和消费者反映的食品安全信息。

(三)国际组织,境外政府机构,境外行业协会、企业和消费者反映的食品安全信息。

(四)其他与进口食品安全有关的信息。

三、风险预警及控制措施

(一)质检总局制订对各级别不良记录所涉及企业和产品的处置措施原则,汇总发布有关信息。

(二)各直属检验检疫局分别对各自辖区的不良记录进行汇总上报,对严重的不良记录信息立即研判,在上报信息的同时按照相关法律法规规定处理。

(三)质检总局对汇总的全国不良记录信息进行研判,根据研判结论发布风险预警通告,公布对不良记录进口食品企业采取不同程度的控制措施。

对列入《进口食品境外生产企业注册实施目录》,已获得注册资格的进口食品企业,由国家认监委按照《进口食品境外生产企业注册管理规定》(总局 2012 年第 145 号令)有关条款,采取限期整改、暂停注册资格或撤销其注册等处置措施,并报质检总局。

四、解除风险预警

(一)境内不良记录进口食品企业满足解除风险预警条件时,可向其工商注册地或最近 12 个月内有进口食品贸易记录的直属检验检疫局申请解除风险预警。经直属检验检疫局、质检总局分级风险研判,认为其风险已不存在或者已降低到可接受的程度时,由质检总局及时解除风险预警及控制措施。

(二)境外不良记录进口食品企业满足解除风险预警条件时可向其所在国家/地区食品安全主管部门申请解除风险预警。该国家/地区食品安全主管部门根据企业申请开展调查,并将企业整改措施和调查报告通报质检总局。质检总局开展风险研判,认为其风险已不存在或者已降低到可接受的程度时,应当及时解除风险预警及控制措施。

(三)不良记录涉及整个国家/地区的,满足解除风险预警条件时,其食品安全主管部门应将问题原因调查及监管措施整改情况通报质检总局。质检总局开展风险研判,认为其风险已不存在或者已降低到可接受的程度时,应当及时解除风险预警及控制措施。

五、附则

(一)此前质检总局和各检验检疫机构发布的其他进口食品控制措施与本细则规定的控制措施不一致的,应从严执行。

(二)企业提供的检测报告应符合以下要求:

1. 国外合法并具有相应检测能力的检测机构以及境内取得食品检验机构资质认定的检测机构可出具检测报告。必要时,质检总局将确认公布检测机构名单,并实施动态管理。

2. 检测报告应与进口食品的生产日期或生产批号一一对应。

3. 因检出非法添加物被列入不良记录的,则检测报告应当包括该项目。

(三)进口化妆品不良记录管理参照本细则实施。

(四)本细则由质检总局负责解释。

(五)本细则自 2014 年 7 月 1 日起施行。

■ 案例分析

日前,山东检验检疫局接到举报,大兴食品贸易公司涉嫌冒用乌来食品贸易公司的出口食品生产企业备案证明号出口冷冻食品,于是对涉案公司进行全面调查。经查实,大兴食品贸易公司在近 3 个月里,利用乌来食品贸易公司的出口食品生产企业备案证明号报检出口冷冻点心共 810 箱,价值人民币 38680 元。请分析,依据我国检验检疫相关法律法规,对上述两家公司的违规事实如何处理,为什么?

■ 实例展示

近日,上海田方报检公司与上海食品进出口公司签订了报检委托书,代办冷冻水饺出境报检手续。根据我国有关检验检疫法规的规定,冷冻水饺属于法定检疫货物,该公司的报检员填写出境货物报检单,并随附合同书、信用证、发票、装箱单、厂检单、出境货物包装性能检验结果单等报检资料,向当地出入境检验检疫机构办理出境货物的报检手续。

一、办理冷冻水饺出境报检手续

上海食品进出口公司填写出境货物报检单,并随附合同书、信用证、发票、装箱单、厂检单、出境货物包装性能检验结果单等报检资料。

1. 签订代理报检委托书

样例 4 – 1

代理报检委托书

编号：20141102

__上海市__ 出入境检验检疫局：

　　本委托人（备案号/组织机构代码__673580052__）保证遵守国家有关检验检疫法律、法规的规定，保证所提供的委托报检事项真实、单货相符。否则，愿承担相关法律责任。具体委托情况如下：

　　本委托人将于__2014__年__11__月间进口/出口如下货物：

品名	冷冻水饺	HS 编码	1902.2000
数（重）量	18000 千克	包装情况	纸箱
信用证/合同号	FJ49584	许可文件号	310254740
进口货物 收货单位及地址			
其他特殊要求			

　　特委托__上海田方报检公司__（代理报检注册登记号__3100110908__），代表本委托人办理上述货物的下列出入境检验检疫事宜：

☑1. 办理报检手续；

☑2. 代缴纳检验检疫费；

☑3. 联系和配合检验检疫机构实施检验检疫；

☑4. 领取检验检疫证单。

□5. 其他与报检有关的相关事宜_____

联 系 人：__王林祥__

联系电话：__65712818__

本委托书有效期至__2014__年__11__月__30__日　　委托人（加盖公章）

> 上海食品进出口公司
> 业务专用章
> 2014 年 11 月 5 日

受托人确认声明

本企业完全接受本委托书。保证履行以下职责：

1. 对委托人提供的货物情况和单证的真实性、完整性进行核实；

2. 根据检验检疫有关法律法规规定办理上述货物的检验检疫事宜；

3. 及时将办结检验检疫手续的有关委托内容的单证、文件移交委托人或其指定的人员；

4. 如实告知委托人检验检疫部门对货物的后续检验检疫及监管要求。

如在委托事项中发生违法或违规行为，愿承担相关法律和行政责任。

联 系 人：__田方__

联系电话：__65788888__　　　　　　　　　　受托人（加盖公章）

> 上海田方报检公司
> 代理报检专用章
> 2014 年 11 月 5 日

2. 填写出境货物报检单

样例 4-2

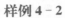

中华人民共和国出入境检验检疫
出境货物报检单

报检单位(加盖公章): ┌─────────────────┐ 上海田方报检公司 代理报检专用章 └─────────────────┘ 　　　　　＊编号:＿＿＿＿＿＿＿＿＿

报检单位登记号:3100110908　联系人:田方　电话:65788888　　　报检日期:2014 年 11 月 18 日

发货人	(中文)上海食品进出口公司				
	(外文)SHANGHAI FOOD IMPORT & EXPORT CORPORATION				
收货人	(中文)				
	(外文)OKAWA TRADING CORPORATION				

货物名称(中/外文)	HS 编码	产地	数/重量	货物总值	包装种类及数量
冷冻水饺 FROZEN DUMPLING	1902.2000	上海	18000 千克	18000 美元	1800 箱

运输工具名称号码	DOFA V.120	贸易方式	一般贸易	货物存放地点	上海市滨江路 2 号
合同号	20111039	信用证号	FJ49584	用途	
发货日期	2014.11.28	输往国家(地区)	韩国	许可证/审批证	310254740
启运地	上海	到达口岸	首尔	生产单位注册号	NJ99984561

集装箱规格、数量及号码	1×20′/ TEXU312034564123

合同、信用证订立的检验 检疫条款或特殊要求	标记及号码	随附单据(划"√"或补填)	
按照合同要求检验	OKAWA 20111039 SEOU C/NO. 1-1800	☑合同 ☑信用证 ☑发票 ☐换证凭单 ☑装箱单 ☑厂检单	☑包装性能结果单 ☑许可/审批文件 ☐ ☐

需要证单名称(划"√"或补填)		＊检验检疫费	
☐品质证书　　＿正＿副 ☐重量证书　　＿正＿副 ☐数量证书　　＿正＿副 ☐兽医卫生证书　＿正＿副 ☐健康证书　　＿正＿副 ☑卫生证书　　1 正 2 副 ☐动物卫生证书　＿正＿副	☐植物检疫证书　　＿正＿副 ☐熏蒸/消毒证书　　＿正＿副 ☐出境货物换证凭单　＿正＿副	总金额 (人民币元)	
		计费人	
		收费人	

报检人郑重声明:	领 取 证 单	
1. 本人被授权报检。 　2. 上列填写内容正确属实,货物无伪造或冒用他人的厂名、标志、认证标志,并承担货物质量责任。 　　　　　　　　　签名:＿田方＿	日期	
	签名	

注:有"＊"号栏由出入境检验检疫机关填写　　　　　　　　　　　◆国家出入境检验检疫局制

二、出入境检验检疫局签发出境货物通关单

样例 4-3

中华人民共和国出入境检验检疫
出境货物通关单

编号：201102102

1. 收货人 OKAWA TRADING CORPORATION	5. 标记及唛码 OKAWA 20111039 SEOU C/NO. 1 - 1800
2. 发货人　上海食品进出口公司	

3. 合同/提(运)单号 20111039	4. 输出国家或地区 中国	5. 标记及唛码 OKAWA 20111039 SEOU C/NO. 1 - 1800
6. 运输工具名称及号码 DOFA V.120	7. 目的地 韩国	8. 集装箱规格及数量 1×20′

9. 货物名称及规格 冷冻水饺 FROZEN DUMPLING	10. HS 编码 1902.2000	11. 申报总值 18000 美元	12. 数/重量、包装数量及种类 18000 千克 1800 箱

13. 证明

上述货物业已报检/申报，请海关予以放行。

本通关单有效期至　2015 年 2 月 23 日

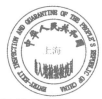

签字：丁鸣

日期：2014 年 11 月 23 日

14. 备注

任务二 办理入境食品的报检

案例导入

日前,大溪食品贸易公司从阿根廷进口1.9公吨婴幼儿奶粉,当货物到达口岸后,办理入境货物报检手续。口岸检验检疫工作人员在对婴幼儿配方乳粉的中文标签进行检验时,发现其配料中有硫酸铁。硫酸铁在我国不属于食品添加剂,而是化学物质,不能使用于食品中,于是对这批货物作出退货处理的决定。请分析,检验检疫机构作出处理决定的依据是什么,为什么?

请思考下列问题:

1. 进口食品收货人备案需要提交哪些材料?
2. 进口食品报检的范围有哪些规定?
3. 进口食品报检程序有哪几个具体环节及要求?

根据我国《食品安全法》、《国务院关于加强食品等产品安全监督管理的特别规定》等相关规定,对进口食品收货人和入境食品实施监督管理。进口食品企业一般是指与外方签订进口食品购货合同的境内企业。

一、入境食品报检范围

1. 进口食品

根据我国《食品安全法》的规定,食品是指各种供人食用或者饮用的成品和原料以及按照传统既是食品又是药品的物品,但是不包括以治疗为目的的物品。

2. 食品添加剂

食品添加剂是指为改善食品品质和色、香、味以及为防腐、保鲜和加工工艺的需要而加入食品中的人工合成或者天然物质。

3. 食品包装材料与食品包装容器

用于食品的包装材料和容器是指包装、盛放食品或者食品添加剂用的纸、竹、木、金属、搪瓷、陶瓷、塑料、橡胶、天然纤维、化学纤维、玻璃等制品和直接接触食品或者食品添加剂的涂料。

4. 食品生产经营的工具、设备

用于食品生产经营的工具、设备是指在食品或者食品添加剂生产、流通、使用过程中直接接触食品或者食品添加剂的机械、管道、传送带、容器、用具、餐具等。

二、入境食品报检工作程序

入境食品报检流程如图 4-2 所示：

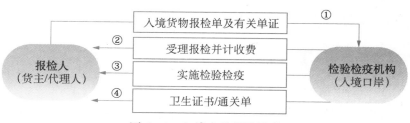

图 4-2　入境食品报检流程

1. 入境食品报检时间

收货人或代理人在收到进口食品到达通知书后，及时向口岸地检验检疫机构办理报检手续。

2. 入境食品报检所需资料

报检需提供入境货物报检单、购货合同、外国发票、外国装箱单、提(运)单、原产地证明、官方卫生证书、第三方检测机构检测分析报告、生产企业出厂检验报告、中文标签样张、外文标签样张及翻译件和反映产品特定属性的证明材料等。

3. 受理施检

检验检疫机构受理报检后，对标签进行提前审核，如不符合要求的需要补正。进口食品到港后，收货人应及时与检验检疫机构联系检验事宜。检验检疫机构对检验检疫合格的食品，签发卫生证书和通关单，检验检疫不合格的，依法监督销毁、退货或进行整理。

三、入境食品收货人管理

1. 进口食品收货人备案程序

（1）下载备案资料

进口企业下载进口食品收货人备案申请表，随附企业法人营业执照、组织机构代码证书、对外贸易经营者备案登记表、食品流通许可证等有关文件。

（2）备案机构受理

备案受理机构为出入境检验检疫协会与进口食品协会，可选择其中任意一家申请备案。进口企业提出备案申请时，须提交加盖有本公司公章的纸质备案申请表 1 份，电子版格式的备案申请表和随附信息附表，以及随附文件的电子文档（WORD 或 PDF 格式）。

（3）审核发证

出入境检验检疫局食监处对企业提交申请资料的真实性、食品安全质量管理制度的有效性、仓储场地的符合性进行考核。经审核合格的企业，给予备案编号，颁发"口岸进口食品收货人备案凭证"。

2. 入境食品收货人管理

（1）自觉遵守我国《食品安全法》及其实施条例、《进出口商品检验法》及其实施条例和相关的法律法规，保证进口食品符合我国相关规定要求。

（2）保证运输和储存条件符合食品安全要求。

（3）建立食品进口和销售记录制度，如实记录进口食品的名称、规格、数量、生产日期、批号、保质期、出口商和购货者名称及联系方式、交货日期、进口卫生证书编号等内容，记录保存期限不得少于 2 年，并自觉接受监管部门的核查。

（4）未取得卫生证书时，不得擅自销售，否则将依法追究相应责任。

四、入境食品监督管理

1. 入境食品标签审核

食品标签是指在食品包装容器上或附于食品包装容器上的一切附签、吊牌，文字、图形、符号说明物。

（1）食品标签审核对象

由于食品标签将直接影响着消费者的利益和健康，根据我国《食品安全法》的规定，下列入境食品标签中所标示内容、图形和符号等由出入境检验检疫机构进行审核，否则不得进口。

① 进口预包装食品标签。预包装食品是指预先定量包装或者制作在包装材料和容器中的食品。预包装食品的包装上应当有标签，其应标明的事项有：名称、规格、净含量、生产日期；成分或者配料表；生产者的名称、地址、联系方式；保质期；产品标准代号；贮存条件；所使用的食品添加剂在国家标准中的通用名称；生产许可证编号；法律、法规或者食品安全标准规定必须标明的其他事项；专供婴幼儿和其他特定人群的主辅食品，其标签还应当标明主要营养成分及其含量。进口的预包装食品应当有中文标签和中文说明书。标签和说明书应当符合我国有关法律、行政法规的规定和食品安全国家标准的要求，载明食品的原产地以及境内代理商的名称、地址、联系方式。预包装食品没有中文标签、中文说明书或者标签、说明书不符合本条规定的，不得进口。

② 进口食品添加剂食品标签。进口的食品添加剂应当有中文标签和中文说明书。标签、说明书应当符合我国有关法律、行政法规的规定以及食品安全国家标准的要求，载明食品添加剂的原产地和境内代理商的名称、地址、联系方式。食品添加剂没有中文标签、中文说明书或者标签、说明书不符合本条规定的，不得进口。

（2）食品标签审核程序

当地的出入境检验检疫机构受理食品标签审核的申请，由国家质检总局进行审核、批准和发证工作。

① 入境食品标签审核申请时间。进口食品的经营者或其代理人应在报检前及行政许可规定的时限内，向检验检疫机构提出申请。

② 入境食品标签审核申请所需材料。主要包括：《进出口食品标签审核申请书》（样例 4-4）、食品标签的设计说明及适合使用的证明材料；食品标签所标示内容的说明材料；进口国/地区官方允许销售的证明文件或原产地证明；经销商或代理商的营业执照；进口产品的配料为"纯天然"等，或产品为"高……"、"低……"，或涉及年份、酒龄、荣誉证明等特征性指标的，须提供原产地有效说明材料；具有特殊功效的进口产品应提供实验证明材料；进口产品须提供进口企业卫生许可证；食品标签样张，难以提供样张的，可提供有效照片。上述材料须提供

各 2 份,标签样张为 6 份,并加盖申请单位公章,外文内容均译成中文。如品种与工艺相同,规格或包装形式不同的,可合并提出食品标签审核的申请,其中每种标签须提交 6 套样张。

③ 检验检疫机构核准签证。检验检疫机构受理申请后,按规定对标签及申请材料内容进行审查,标签的格式、版面以及标注的与质量有关的内容是否真实、准确,并将审查意见和全部申请材料报送国家质检总局。目前,检验检疫机构对食品的标签审核,与进口食品检验检疫结合进行。经审核合格的,在规定出具的检验证明文件中加注"标签经审核合格"字样。

样例 4-4

中华人民共和国国家质量监督检验检疫总局
进出口食品标签审核申请书

(进口范本)

申请书编号:

申请单位名称				
地 址				
邮 编		电话		传真
联系人		电话		传真
食品品牌/名称				
生产厂商 (名称及地址)				
经销单位		商品条形码		
包装规格及材料				
原产国或地区		销售国或地区		
需提供的材料				
编号	材料名称	编号	材料名称	
1		2		
3		4		
5				

注:1. 提供材料的划"√",需加盖申请单位公章;2. 外文内容须有中文译文;3. 材料要装订成册(两套)。

备注	
本产品申请单位保证:本申请表中所申报的内容和所附资料均真实、准确、可靠、科学。如有不实之处,我单位愿承担法律责任,及由此造成的一切后果。 申请单位代表签名(盖章): 日期	受理人: 日 期:

2. 入境食品监督管理

(1)建立食品进口和销售记录制度

进口商应当建立食品进口和销售记录制度,如实记录食品的名称、规格、数量、生产日期、生产或者进口批号、保质期、出口商和购货者名称及联系方式、交货日期等内容。食品进口和销售记录应当真实,保存期限不得少于 2 年。

食品进口商可通过纸质或电子《入境食品进口、销售记录表》(样例4-5)登记和保存入境食品进口、销售记录。检验检疫部门对食品进口商入境食品进口、销售记录做不定期抽查,抽查结果作为企业信用管理的一项重要考评指标,将直接影响到对其所进口食品的检验监管方式。

样例4-5

入境食品进口、销售记录表

入境食品入库登记															入境食品出货登记										
入库日期	品名	品牌	原产地	制造商	制造商注册号	规格	数量	重量	产品批号	生产日期	保质日期	报检单编号	境外出口商/代理商	境外出口商/代理商备案号	国外检疫证书号	检验检疫机构食品证书签发日	出库日期	品名	规格	数量	重量	产品批号	生产日期	货物流向地区	购货者名称	联系人	联系电话	备注

注:来源于相同原产地、制造商、品牌、规格的产品为一张独立记录表,相关入境检验检疫信息是产品入库登记的必填内容,记录表中不同生产日期的产品每次进出库记录为一行独立记录条目。

(2)风险预警或者控制措施

根据我国《食品安全法》第六十四条规定,境外发生的食品安全事件可能对我国境内造成影响,或者在进口食品中发现严重食品安全问题的,国家出入境检验检疫部门应当及时采取风险预警或者控制措施,并向国务院卫生行政、农业行政、工商行政管理和国家食品药品监督管理部门通报。接到通报的部门应当及时采取相应措施。

(3)备案与注册制度

根据我国《食品安全法》第六十五条规定,向我国境内出口食品的出口商或者代理商应当向国家出入境检验检疫部门备案,向我国境内出口食品的境外食品生产企业应当经国家出入境检验检疫部门注册,其注册有效期为4年。国家出入境检验检疫部门定期公布已经备案的出口商、代理商和已经注册的境外食品生产企业名单。已经注册的境外食品生产企业提供虚假材料,或者因境外食品生产企业的原因致使相关进口食品发生重大食品安全事故的,国家出入境检验检疫部门应当撤销注册,并予以公告。

(4)违反法律法规及相关规定的处理

① 进口不符合我国食品安全国家标准的食品,进口尚无食品安全国家标准的食品或首次进口食品添加剂新品种、食品相关产品新品种未经过安全性评估的,违反《食品安全法》规定之一的,违法生产经营的食品货值金额不足1万元的,并处2千元以上5万元以下罚款;货值金额1万元以上的,并处货值金额五倍以上十倍以下罚款;情节严重的,吊销许可证。

② 进口商未建立并遵守食品进口和销售记录制度的,由有关主管部门按照各自职责分工,责令改正,给予警告;拒不改正的,处二千元以上二万元以下罚款;情节严重的,责令停产停业,直至吊销许可证。

■ 案例分析

某日,我国出入境检验检疫机构从韩国产5个品牌的泡菜、2个品牌的辣椒酱和1个品牌的烤肉酱的产品中检出寄生虫卵。为维护消费者健康安全,国家质检总局停止上述韩国品牌的泡菜、辣椒酱、烤肉酱及相关产品的进口入境,并加强对来自韩国的泡菜、辣椒酱、烤肉酱及相关产品的检验工作。请分析,检验检疫机构对已入境的韩国产不合格泡菜、辣椒酱及烤肉酱如何处理?

■ 实例展示

近日,上海田方报检公司与上海食品进出口公司签订了报检委托书,代其办理威士忌酒(WHISKY)入境报检手续。依据我国《食品安全法》及其实施条例、《进出口商品检验法》及其实施条例和相关的法律法规,填写入境货物报检单,并随附购货合同书、国外发票、装箱单、提单、原产地证明、国外卫生证书、生产企业检验报告等资料(下略),向上海出入境检验检疫机构办理报检手续。

一、办理威士忌酒入境报检手续

1. 报检材料

(1) 购货合同书

样例 4 - 6

SHANGHAI FOOD IMPORT & EXPORT CORPORATION
328 SHANXI ROAD SHANGHAI, CHINA
PURCHASE　CONTRACT

P/C NO:SOT0405127

DATE:OCT 22,2014

THE BUYER: SHANGHAI FOOD IMPORT & EXPORT CORPORATION

328 SHANXI ROAD SHANGHAI, CHINA

TEL:021 - 62781456　FAX:021 - 62781454

THE SELLERS: DENSE LIGHT SEMICONDUCTORS PTE LTD.

6 CHANGJ NORTH STREET PARIS FRANCE

TEL: 33 - 01 - 64157986　　FAX: 33 - 01 - 64157988

THIS CONTRACT IS MADE BY AND BETWEEN THE BUYER AND SELLER, WHEREBY THE BUYER AGREES TO BUY AND THE SELLER AGREES TO SELL THE UNDER-MENTIONED COMMODITY ACCORDING TO THE TERMS AND CONDITIONS STIPULATED BELOW.

1. COMMODITY, SPECIFICATIONS, QUANTITY AND UNIT PRICE:

GOODS OF DESCRIPTION	QUANTITY	UNIT PRICE	AMOUNT
WHISKY MACALLEN HIGHLAND MALT 18 YRS 75 cl ROYAL SALUTE 70 cl	100 PCS 100 PCS	FOB PARIS USD55.00/PC USD55.00/PC	USD5500.00 USD5500.00

2. **COUNTRY OF ORIGIN AND MANUFACTURER**：FRANCE, PARIS WHISKY LTD.
3. **PACKING**：PACKED IN 1 CARTON OF 5 PCS EACH.
4. **SHIPPING MARK**：S. F. C/ SOT0405127/SHANGHAI/ C/NO.
5. **DELIVERY**：BEFORE DEC. 31,2014
6. **LOADING PORT**：PARIS PORT
7. **DESTINATION PORT**：SHANGHAI PORT
8. **PARTIAL SHIPMENTS**：NOT ALLOWED
9. **TRANSSHIPMENT**：ALLOWED
10. **TERMS OF PAYMENT**：BY 30% T/T IN ADVANCE, THE OTHERS 70% T/T AFTER SHIPMENT
11. **INSURANCE**：FOR 110% OF THE INVOICE VALUE COVERING ALL RISKS BY BUYER
12. **DOCUMENTS**：THE SELLER SHALL PRESENT THE FOLLOWING DOCUMENTS TO THE PAYING BANK.
    1) Three copies of Signed Commercial Invoice.
    2) Three copies of Packing List.
    3) within 12 hours after the goods are completely loaded，the Seller shall FAX to notify the Buyer of the contract number，name of commodity，quantity，gross weight，B/L No. and the date of delivery.

Buyer：
上海食品进出口公司
合同专用章
SHANGHAI FOOD IMPORT & EXPORT CORPORATION
马君

Seller：
DenseLight Semi ... td.
PETER

（2）商业发票
样例 4 - 7

DENSE LIGHT SEMICONDUCTORS PTE LTD 6 CHANGJ NORTH STREET PARIS FRANCE TEL：33 - 01 - 64157986　　FAX：33 - 01 - 64157988	**Commercial Invoice** **INVOICE NO.**　EXY070931 **DATE**：DEC. 12, 2014
SHANGHAI FOOD IMPORT & EXPORT CORPORATION 328 SHANXI ROAD SHANGHAI, CHINA TEL：021 - 62781456　FAX：021 - 62781454	**PAYMENT TERMS**： 30% T/T IN ADVANCE, 70% T/T AFTER SHIPMENT
MARKS：　S. F. C 　　　　　SOT0405127 　　　　　SHANGHAI 　　　　　C/NO. 1 - 40	

SHIPPED FROM	PARIS	SHIPPED TO	SHANGHAI

DESCRIPTION	QUANTITY	UNIT PRICE	TOTAL AMOUNT
WHISKY MACALLEN HIGHLAND MALT 18 YRS 75 cl ROYAL SALUTE 70 cl	100 PCS 100 PCS	FOB PARIS USD55.00/PC USD55.00/PC	USD5500.00 USD5500.00 USD11000.00

SAY U. S. DOLLARS ELEVEN THOUSAND ONLY.

PETER
DENSELIGHT SEMICONDUCTORS PTE LTD.

（3）装箱单

样例 4 - 8

DENSE LIGHT SEMICONDUCTORS PTE LTD 6 CHANGJ NORTH STREET PARIS FRANCE TEL：33 - 01 - 64157986　　FAX：33 - 01 - 64157988	**Packing list**
	INVOICE NO.　EXY070931 **DATE**：DEC. 12, 2014
SHANGHAI FOOD IMPORT & EXPORT CORPORATION 328 SHANXI ROAD SHANGHAI, CHINA TEL：021 - 62781456　FAX：021 - 62781454	**AYMENT TERMS**： 30% T/T IN ADVANCE, 70% T/T AFTER SHIPMENT
MARKS：　　S. F. C 　　　　　SOT0405127 　　　　　PARIS 　　　　　C/NO. 1 - 40	

SHIPPED FROM		**PARIS**	**SHIPPED TO**	**SHANGHAI**	
PACKAGES	**DESCRIPTION**		**QUANTITY**	**GROSS WEIGHT**	**NET WEIGHT**
1 - 20 21 - 40	WHISKY MACALLEN HIGHLAND MALT 18 YRS 75 cl ROYAL SALUTE 70 cl		100 PCS 100 PCS	160 KGS 160 KGS	140 KGS 140 KGS
	TOTAL		200 PCS	320 KGS	280 KGS

SAY TOTAL FORTY CARTONS ONLY.

PETER
DENSELIGHT SEMICONDUCTORS PTE LTD.

2. 签订代理报检委托书

样例 4 - 9

代理报检委托书

编号：20141131

　　__上海市__　出入境检验检疫局：

　　本委托人（备案号/组织机构代码__310783580__）保证遵守国家有关检验检疫法律、法规的规定，保证所提供的委托报检事项真实、单货相符。否则，愿承担相关法律责任。具体委托情况如下：

　　本委托人将于__2014__年__12__月间进口/出口如下货物：

品名	威士忌酒	HS 编码	2208. 3000
数（重）量	200 盒	包装情况	纸箱
信用证/合同号	SOT0405127	许可文件号	3120987341
进口货物 收货单位及地址	上海食品进出口公司 上海市山西路 328 号	进口货物 提运单号	COS543204
其他特殊要求			

　　特委托__上海田方报检公司__（代理报检注册登记号__3100110908__），代表本委托人办理上述货物的下列出入境检验检疫事宜：

　　☑1. 办理报检手续；
　　☑2. 代缴纳检验检疫费；

☑ 3. 联系和配合检验检疫机构实施检验检疫；

☑ 4. 领取检验检疫证单。

☐ 5. 其他与报检有关的相关事宜 _____

联系人：赵田

联系电话：62781456

本委托书有效期至 __2014__ 年 __12__ 月 __31__ 日　　　委托人（加盖公章）

> 上海食品进出口公司
> 报检专用章
> 2014 年 12 月 10 日

受托人确认声明

本企业完全接受本委托书。保证履行以下职责：

1. 对委托人提供的货物情况和单证的真实性、完整性进行核实；

2. 根据检验检疫有关法律法规规定办理上述货物的检验检疫事宜；

3. 及时将办结检验检疫手续的有关委托内容的单证、文件移交委托人或其指定的人员；

4. 如实告知委托人检验检疫部门对货物的后续检验检疫及监管要求。

如在委托事项中发生违法或违规行为，愿承担相关法律和行政责任。

联系人：田方

联系电话：65788888　　　　　　　　　　　受托人（加盖公章）

> 上海田方报检公司
> 代理报检专用章
> 2014 年 12 月 10 日

3. 填写入境货物报检单

样例 4–10

> 上海田方报检公司
> 报检专用章

中华人民共和国出入境检验检疫
入境货物报检单

报检单位（加盖公章）：　　　　　　　　　　　　　　　＊编号：_____

报检单位登记号：3100110908　联系人：田方　电话：65788888　　报检日期：2014 年 12 月 22 日

收货人	（中文）　上海食品进出口公司	企业性质（划"√"）	☐合资　☐合作　☐外资
	（外文）SHANGHAI FOOD IMPORT & EXPORT CORPORATION		
发货人	（中文）		
	（外文）　DENSE LIGHT SEMICONDUTCORS PTE LTD.		

货物名称（中/外文）	HS 编码	原产国	数/重量	货物总值	包装种类及数量
威士忌酒 WHISKY	2208.3000	法国	200 PCS	11000.00 美元	40 箱

运输工具名称号码		FU3134		合同号	SOT0405127
贸易方式	一般贸易	贸易国别（地区）	法国	提单/运单号	COS543204
到货日期	2014.12.21	启运国家（地区）	法国	许可证/审批号	3120987341
卸毕日期	2014.12.21	启运口岸	巴黎	入境口岸	吴淞海关
索赔有效期至	2015.12.21	经停口岸		目的地	上海
集装箱规格、数量及号码					
合同订立的特殊条款 以及其他要求		货物存放地点		上海市逸仙路 100 号	
		用途		自营内销	

续表

随附单据（划"√"或补填）		标记及号码	*外商投资财产（划"√"）	□是 □否
☑合同 ☑发票 ☑提/运单 □兽医卫生证书 □植物检疫证书 □动物检验证书 □卫生证书 □原产地证 ☑许可/审批文件	□到货通知 ☑装箱单 □质保书 □理货清单 □磅码单 □验收报告 □	S. F. C SOT0405127 SHANGHAI C/NO. 1－40	*检验检疫费	

		总金额 （人民币元）	
		计费人	
		收费人	

报检人郑重声明： 　1. 本人被授权报检。 　2. 上列填写内容正确属实。 　　　　　　　　　　签名：__田方__	领取证单	
	日期	
	签名	

注：有"＊"号栏由出入境检验检疫机关填写　　　　　　　　　　　◆国家出入境检验检疫局制

二、出入境检验检疫局签发通关单

样例 4－11

中华人民共和国出入境检验检疫
入境货物通关单

编号：310110508

1. 收货人 上海食品进出口公司		
2. 发货人 DENSE LIGHT SEMICONDUCTORS PTE LTD.	5. 标记及唛码 N/M	
3. 合同/提（运）单号 SOT0405127/ COS543204	4. 输出国家或地区 法国	
6. 运输工具名称及号码 FU3134	7. 目的地 上海	8. 集装箱规格及数量 － － － －
9. 货物名称及规格 WHISKY MACALLEN HIGHLAND MALT 18 YRS 75 cl ROYAL SALUTE 70cl ＊＊＊＊＊＊＊＊＊＊＊＊＊ ＊＊＊＊＊＊＊＊＊＊＊＊＊	10. HS 编码 2208. 3000　　11. 申报总值 11000 美元	12. 数/重量、包装数量及 种类 200 PCS 320 KGS 40 CTNS
13. 证明 　　　　上述货物业已报验/申报，请海关予以放行。 　　　　本通关单有效期至 2015 年 1 月 16 日 签字：丁毅　　　　　　　　　　　　　　　　日期：2014 年 12 月 26 日		
14. 备注		

任务三　办理出入境检验检疫直通放行

案例导入

　　2008 年 7 月,国家质检总局宣布,全国出入境检验检疫系统从 7 月 18 日起实行进出口货物直通放行新规定。凡是符合条件的企业出口直通放行范围内的货物,经产地检验检疫机构施检合格后,直接签发通关单,企业可凭通关单在报关地海关直接办理通关手续,无需在口岸二次申报;凡是符合条件的进口货物,口岸检验检疫机构受理报检后签发通关单,不实施检验检疫,仅对货物加施检验检疫封识,货物直运至目的地,由目的地检验检疫机构核查封识后实施检验检疫。近日,某出口企业获准实行出口货物检验检疫区域直通放行,在口岸免去吊箱、仓储等占用费,一个集装箱可节省约 500 元,每批货物通关时间也提前 1 到 2 天。请分析,检验检疫机构实施直通放行的依据是什么,为什么?

　　请思考下列问题:

　　1. 申请实施直通放行企业的条件、程序有哪些规定?

一、直通放行企业的申请

　　直通放行是指检验检疫机构对符合规定条件的进出口货物实施便捷高效的检验检疫放行方式,分为进口直通放行和出口直通放行。从 2008 年 7 月 18 日起,进出口企业可向所在地出入境检验检疫机构提出直通放行申请,各直属出入境检验检疫局依据《进出口货物检验检疫直通放行管理规定》对符合直通放行条件的进出口货物实施出入境检验检疫直通放行。直通放行工作的实施以企业诚信管理和货物风险分析为基础,以信息化管理为手段,坚持"谁检验检疫,谁承担责任"的原则。

　　1. 申请实施直通放行企业的条件

　　申请实施直通放行的企业必须符合下列所有条件:

　　(1) 严格遵守国家出入境检验检疫法律法规,2 年内无行政处罚记录;

　　(2) 检验检疫诚信管理(分类管理)中的 A 类企业(一类企业);

　　(3) 企业年进出口额在 150 万美元以上;

　　(4) 企业已实施 HACCP 或 ISO9000 质量管理体系,并获得相关机构颁发的质量体系评审合格证书;

　　(5) 出口企业同时应具备对产品质量安全进行有效控制的能力,产品质量稳定,检验检疫机构实施检验检疫的年批次检验检疫合格率不低于 99%,1 年内未发生由于产品质量原因引起的退货、理赔或其他事故。

2. 申请实施直通放行企业的程序

申请直通放行的企业应填写直通放行申请书(样例 4‑12),并提交符合申请实施直通放行企业条件的相关证明性材料,向所在地检验检疫机构提出申请。检验检疫机构对企业提交的材料进行审核,核准后报国家质检总局备案,并统一公布。经过核准备案的直通放行企业进行报检时,可自愿选择检验检疫直通放行方式或原放行方式。

样例 4‑12

二、进口直通放行

进口直通放行是指对符合条件的进口货物,口岸检验检疫机构不实施检验检疫,货物直运至目的地,由目的地检验检疫机构实施检验检疫的放行方式。

1. 实施进口直通放行货物的条件

申请实施进口直通放行的货物应符合下列所有条件:

(1)未列入《不实施进口直通放行货物目录》;

(2)来自非疫区(含动植物疫区和传染病疫区);

(3)用原集装箱(含罐、货柜车,下同)直接运输至目的地;

(4)不属于国家质检总局规定须在口岸进行查验或处理的范围。

2. 进口直通放行业务程序

(1)在口岸报关直通放行的进口货物

报检人向口岸检验检疫机构申领入境货物通关单(四联单),货物通关后直运至目的地,由目的地检验检疫机构实施检验检疫。口岸检验检疫机构经总局电子通关单数据交换平台向海关发送通关单电子数据,同时通过"入境货物口岸内地联合执法系统"将通关单电子数据以及报检及放行等信息发送至目的地检验检疫机构。通关单备注栏应加注"直通放行货物"字样并注明集装箱号。

（2）在目的地报关直通放行的进口货物

报检人直接向目的地检验检疫机构报检,经其受理报检后,签发《入境货物通关单》（三联单）,通关单备注栏应加注"直通放行货物"字样并注明集装箱号。目的地检验检疫机构通过总局电子通关单数据交换平台向海关发送通关单电子数据的同时,通过"入境货物口岸内地联合执法系统"将通关单电子数据、报检及放行等信息发送至入境口岸检验检疫机构。

（3）进口直通放行的货物

报检人应向目的地检验检疫机构指定的地点接受检验检疫。口岸与目的地检验检疫机构应密切配合,采取有效监管措施,加强监管。对需要实施检疫且无原封识的进口货物,口岸检验检疫机构应对集装箱加施检验检疫封识（包括电子锁等）,利用 GPS 监控系统对进口直通放行货物运输过程进行监控。集装箱加施封识的,应将加施封识的信息通过"入境货物口岸内地联合执法系统"发送至目的地检验检疫机构。

进口直通放行的货物经目的地检验检疫机构实施检验检疫后,合格的,应向检验检疫机构申请启封检验检疫封识,未经检验检疫机构同意不得擅自开箱、卸货。货物经检验检疫不合格且无有效检疫处理或技术处理方法的,由目的地检验检疫机构监督实施销毁或作退货处理。目的地检验检疫机构在完成检验检疫后,通过"入境货物口岸内地联合执法系统"将检验检疫信息反馈至入境口岸检验检疫机构。进口直通放行货物的检验检疫费由实施检验检疫的目的地检验检疫机构收取。

三、出口直通放行

出口直通放行是指对符合条件的出口货物,经产地检验检疫机构检验检疫合格后,企业可凭产地检验检疫机构签发的通关单在报关地海关直接办理通关手续的放行方式。

1. 直通放行的范围

国家质检总局按照风险分析、科学管理的原则,制定《实施出口直通放行货物目录》,包括 2623 种货物,并实行动态调整。见下表:

实施出口直通放行货物部分目录

商品编码	商品名称及备注	计量单位	海关监管条件	检验检疫类别
0407001010	种用濒危野禽蛋	个/千克	A/B	P/Q
0407001090	种用禽蛋	个/千克	A/B	P/Q
0502101000	猪鬃	千克	A/B	P/N. Q
0502102000	猪毛	千克	A/B	P/Q

续表

商品编码	商品名称及备注	计量单位	海关监管条件	检验检疫类别
0502103000	猪鬃或猪毛的废料	千克	A/B	P/Q
0502901100	山羊毛	千克	A/B	P/N. Q
0502901200	黄鼠狼尾毛	千克	A/B	P/N. Q
0502901910	濒危獾毛及其他制刷用濒危兽毛	千克	A/B	P/N. Q
0502901990	其他獾毛及其他制刷用兽毛	千克	A/B	P/N. Q

申请实施出口直通放行的货物应在《实施出口直通放行货物目录》内,但也有除外情况。不能实施出口直通放行的情形是:①散装货物;②出口援外物资和市场采购货物;③在口岸需更换包装、分批出运或重新拼装的;④双边协定、进口国或地区要求须在口岸出具检验检疫证书的;⑤国家质检总局规定的其他不适宜实施直通放行的情况。

2. 出口直通放行业务程序

(1)报检

企业选择出口直通放行方式的,办理报检手续时,应直接向产地检验检疫机构申请出境货物通关单,并在报检单上注明"直通放行"字样。

(2)施检

产地检验检疫机构检验检疫合格并对货物集装箱加施封识后,直接签发通关单,在通关单备注栏注明出境口岸、集装箱号、封识号,经总局电子通关单数据交换平台向海关发送通关单电子数据,并可通过 GPS 监控系统对直通放行出口货物运输过程实施监控。

(3)监控

口岸检验检疫机构通过"电子通关单联网监控系统"及时掌握经本口岸出境的出口直通放行货物信息,在不需要企业申报、不增加企业负担的情况下,对到达口岸的直通放行货物实施随机查验。查验内容主要是集装箱封识,封识完好即视为符合要求。对封识丢失、损坏、封识号有误或箱体破损等异常情况,要进一步核查,并将情况及时通过"电子通关单联网监控系统"反馈给产地检验检疫机构。

对出口直通放行后的退运货物,口岸检验检疫机构应当及时将信息反馈给产地检验检疫机构。实施出口直通放行的货物需更改通关单的,由产地检验检疫机构办理更改手续并出具新的通关单,同时收回原通关单。因特殊情况无法在产地领取更改后的通关单的,发货人或其代理人可向口岸检验检疫机构提出书面申请,口岸检验检疫机构根据产地检验检疫机构更改后的电子放行信息,通过"电子通关单联网监控系统"打印通关单,同时收回原通关单。

四、直通放行监督管理

国家质检总局负责全国进出口货物检验检疫直通放行工作的管理,各地检验检疫机构负责本辖区进出口货物检验检疫直通放行工作的实施,并对直通放行企业实施监督管理,对违规现象依据有关规定进行处罚。

1. 依法处罚

企业在直通放行过程中违反检验检疫法律法规的,检验检疫机构依据有关法律法规予以处罚。

2. 停止直通放行

检验检疫机构对有下列情况之一的,向该企业发出停止直通放行通知单(样例4-13),停止其进出口直通放行,并报国家质检总局备案。停止直通放行的企业1年内不得重新申请直通放行。

(1) 企业资质发生变化,不再具备本规定第六条规定的条件的;

(2) 出口直通放行的货物因质量问题发生退货、理赔,造成恶劣影响的;

(3) 直通放行后擅自损毁封识、调换货物、更改批次或改换包装的;

(4) 非直通放行货物经口岸查验发现有货证不符的;

(5) 企业有其他违法违规行为,受到违规处理或行政处罚的。

样例4-13

编号：

停止直通放行通知单

_____ :

你单位由于　　　　　　　违法违规行为,受到违规处理或行政处罚。根据检验检疫有关法律法规的规定,自　年　月　日起停止直通放行。

特此告知。

(印章)

年　　月　　日

■ 案例分析

发展贸易公司与日本山田商社签订了一份冷冻食品销售合同,价值50万美元。发展贸易公司根据合同的交货时间如约出运,也顺利对这批货款进行结算。日本山田商社将这批冷冻食品输送到日本各地超市进行销售,顾客食后发生腹泻,进行了投诉。经当地食品检验检疫机构化验分析,该冷冻食品不符合日本食品标准,出具了检疫报告。于是,日本山田商社向发展贸易公司提出退货并进行索赔。请分析,检验检疫机构对发展贸易公司如何处理,为什么?

■ 实例展示

上海食品进出口公司年进出口额在150万美元以上,实施ISO9000质量管理体系,市场信誉良好,获得检验检疫机构颁发的质量体系评审合格证书,自成立5年来从无行政处罚记录,在检验检疫诚信管理中属于A类企业。为此,该企业根据国家质量监督检验检疫总局2008年第82号公告"关于实施进出口货物检验检疫直通放行制度的公告"的精神,填写《直通放行申请书》,随附相关证明性材料,向上海检验检疫机构提出申请。

样例 4-14

直通放行申请书

上海市出入境检验检疫局:			
本单位符合下列条件: ☑企业经营诚实守信; ☑严格遵守国家出入境检验检疫法律法规,2年内无行政处罚记录; ☑具备对产品质量安全进行有效控制的能力,产品质量稳定,1年内未发生由于产品质量原因引起的退货、理赔或其他事故。			
主要进出口口岸	上海、江苏	主要进出口产品	食品、原料
现提交相关证明资料,并提出实施直通放行的申请。 本单位承诺如下内容: 1. 保证申请表内所填各项内容真实,提交的证明材料真实、合法、有效; 2. 遵守出入境检验检疫法律法规和《出入境检验检疫报检规定》; 3. 保证出口货物货证相符、批次清楚、标记齐全,已实施封识的保证封识完整; 4. 保证出口货物在运输过程中,不发生换货、调包等不法行为; 5. 自觉接受检验检疫机构的监督管理。请予批准。 法定代表人(签名) 赵田		申请单位(公章) 上海食品进出口公司 专用章 2014 年 12 月 30 日	
分支局 意见		(公章) 年　月　日	
直属局 意见		(公章) 年　月　日	
备注:			

★★★★★ **知识技能训练** ★★★★★

一、单项选择题

1. 《出口食品生产企业备案管理规定》实施的时间是(　　)。

A. 2011 年 1 月 1 日　　　　　　　　B. 2011 年 8 月 1 日

C. 2011 年 10 月 1 日　　　　　　　 D. 2011 年 12 月 1 日

2. 根据《出口食品生产企业备案管理规定》对出口食品生产企业实行(　　)。

A. 备案管理制度　　B. 许可证制度　　　C. 注册制度　　　　D. 批准制度

3. 实施全国出口食品生产企业备案管理工作的机构是(　　)。

A. 国家质检总局　　　　　　　　　B. 检验检疫机构

C. 国家认监委　　　　　　　　　　D. A 与 C

4. 出口食品生产企业备案证明可在有效期届满前(　　)提出延续备案申请。

A. 1 个月　　　　　B. 3 个月　　　　　C. 6 个月　　　　　D. 9 个月

5. 检验检疫机构对存在问题的出口食品生产企业应向（　　）通报。

A. 国家质检总局　　　　　　　　　B. 所在地人民政府

C. 海关总署　　　　　　　　　　　D. 直属检验检疫局

6. 根据我国有关法律法规的规定对进口食品收货人实行（　　）制度。

A. 批准　　　　　　　　　　　　　B. 许可证

C. 注册　　　　　　　　　　　　　D. 备案管理

二、多项选择题

1. 检验检疫机构实施所辖区域内出口食品生产企业的（　　）工作。

A. 备案　　　　　　　　　　　　　B. 监督检查

C. 检验检疫　　　　　　　　　　　D. 注册登记

2. 检验检疫机构注销出口食品生产企业备案证明的情形是（　　）。

A. 备案证明有效期届满　　　　　　B. 出口食品生产企业依法终止的

C. 2年内未出口食品的　　　　　　D. 1年内未出口食品的

3. 检验检疫机构对出口食品生产企业暂停使用备案证明的情形是（　　）。

A. 出口食品因安全卫生问题被进口国通报

B. 不能按照有关规定履行报检职责

C. 出口食品经检验检疫发现安全卫生问题

D. 未按规定办理变更事项

4. 检验检疫机构撤销出口食品生产企业备案证明的情形是（　　）。

A. 出口食品发生重大安全卫生事故　B. 以欺骗等不正当手段取得备案证明

C. 出租、转让、倒卖、涂改备案证明　D. 出口食品发生重大安全卫生事故

5. 办理出口食品报检,应向检验检疫机构提交的材料是（　　）。

A. 厂检单　　　　　　　　　　　　B. 出境货物包装性能检验结果单

C. 出境货物报检单　　　　　　　　D. 出境货物通关单

6. 办理进口食品报检,应向检验检疫机构提交的材料是（　　）。

A. 官方卫生证书　　　　　　　　　B. 第三方检测机构检测分析报告

C. 中文标签样张　　　　　　　　　D. 生产企业出厂检验报告

7. 直通放行工作的实施以（　　）为基础。

A. 品质管理　　　　　　　　　　　B. 货物风险分析

C. 企业诚信管理　　　　　　　　　D. 口岸登记放行

8. 不能实施出口直通放行的情形是（　　）。

A. 散装货物　　　　　　　　　　　B. 出口援外物资和市场采购货物

C. 在口岸需更换包装的货物　　　　D. 在口岸需重新拼装的货物

三、判断题

1. 检验检疫机构组织实施全国出口食品生产企业备案管理工作。（　　）

2. 出口食品生产企业备案证明的有效期为3年。（　　）

3. 出口食品生产企业建立出口食品生产记录档案的保存期限为1年。（　　）

4. 进口食品只要符合购货合同的规定,就可以进行使用或销售。（　　）

5. 进口食品未取得卫生证书,不得擅自销售。(　　　)

6. 检验检疫机构对检验检疫合格的进口食品出具入境货物通关单和卫生证书。(　　　)

7. 直通放行执行"谁检验检疫,谁承担责任"的原则。(　　　)

四、流程示意题

根据入境食品报检流程填写下表:

操作步骤	选择内容	有关单证
1		
2		
3		
4		

五、操作题

1. 操作资料

受委托人:上海三王报检公司

企业住所:上海市浦东新区东方路 100 号

电话:021 - 58332221

注册登记号:3105522414

报检员姓名:王立

检验检疫机构:上海出入境检验检疫局

合同号:201410547

代理报检事宜:第 1 至第 4 条

收货人:上海汪汪食品贸易公司(组织代码 310892014357)

收货人地址:上海市西夏路 20 号

发货人:日本山田商社

商品名称:西点饼干

货物产地:日本

商品编码:(自查商品编码)

包装:2000 纸箱

重量体积:总毛重 20000 公斤、总净重 17000 公斤

许可证号:3101203578

船名航次:FALIN V. 328

贸易方式:一般贸易

提/运单号:CSCO654214

货物存放地:上海市三门路 14 号

到货日期:2014 年 12 月 10 日

卸货日期:2014 年 12 月 10 日

索赔有效期:一年

启运地：东京

入境口岸：吴淞海关

随附单据：合同、发票、装箱单、提单、到货通知

需要证单名称：卫生证书

2. 操作要求

请你以上海三王报检公司报检员王立的身份，填写下列代理报检委托书和入境货物报检单。

代理报检委托书

编号：

_____出入境检验检疫局：

本委托人（备案号/组织机构代码_____）保证遵守国家有关检验检疫法律、法规的规定，保证所提供的委托报检事项真实、单货相符。否则，愿承担相关法律责任。具体委托情况如下：

本委托人将于____年____月间进口/出口如下货物：

品　名		HS 编码	
数（重）量		包装情况	
信用证/合同号		许可文件号	
进口货物收货单位及地址		进口货物提/运单号	
其他特殊要求			

特委托_____（代理报检注册登记号_____），代表本委托人办理上述货物的下列出入境检验检疫事宜：

□1. 办理报检手续；

□2. 代缴纳检验检疫费；

□3. 联系和配合检验检疫机构实施检验检疫；

□4. 领取检验检疫证单。

□5. 其他与报检有关的相关事宜_____

联系人：_____

联系电话：_____

本委托书有效期至_____年____月____日　　委托人（加盖公章）

年　月　日

受托人确认声明

本企业完全接受本委托书。保证履行以下职责：

1. 对委托人提供的货物情况和单证的真实性、完整性进行核实；

2. 根据检验检疫有关法律法规规定办理上述货物的检验检疫事宜；

3. 及时将办结检验检疫手续的有关委托内容的单证、文件移交委托人或其指定的人员；

4. 如实告知委托人检验检疫部门对货物的后续检验检疫及监管要求。

如在委托事项中发生违法或违规行为，愿承担相关法律和行政责任。

联　系　人：_____

联系电话：_____　　　　　受托人（加盖公章）

年　月　日

中华人民共和国出入境检验检疫
入境货物报检单

报检单位(加盖公章):

报检单位登记号: 联系人: 电话: *编号:＿＿＿＿＿＿

报检日期:

收货人	(中文)		企业性质(划"√")	□合资 □合作 □外资
	(外文)			
发货人	(中文)			
	(外文)			

货物名称(中/外文)	HS编码	原产国	数/重量	货物总值	包装种类及数量

运输工具名称号码			合同号	
贸易方式		贸易国别(地区)	提单/运单号	
到货日期		启运国家(地区)	许可证/审批号	
卸毕日期		启运口岸	入境口岸	
索赔有效期至		经停口岸	目的地	

集装箱规格、数量及号码	

合同订立的特殊条款 以及其他要求	根据合同要求检疫	货物存放地点	上海市逸仙路214号
		用 途	自营内销

随附单据(划"√"或补填)		标记及号码	*外商投资财产(划"√") □是 □否
□合同 □发票 □提/运单 □兽医卫生证书 □植物检疫证书 □动物检验证书 □卫生证书 □原产地证 □许可/审批文件	□到货通知 □装箱单 □质保书 □理货清单 □磅码单 □验收报告 □		*检验检疫费
			总金额 (人民币元)
			计费人
			收费人

报检人郑重声明: 　1. 本人被授权报检。 　2. 上列填写内容正确属实。 　　　　　　　　　　　　　　签名:＿＿＿＿＿	领取证单	
	日期	
	签名	

注:有"*"号栏由出入境检验检疫机关填写

◆国家出入境检验检疫局制

项目五

动物及动物产品出入境报检业务

学习与考证目标

● 了解出入境动物及动物产品的管理制度

● 熟悉出入境动物及动物产品的有关法律法规

● 明确实施绿色通道制度的主要作用

● 掌握出入境动物及动物产品报检的范围、程序及要求

● 具备出入境动物及动物产品报检工作的基本能力

项目背景

　　报检人依据商检法、动植物检疫法、卫生检疫法等法律法规的相关规定,凡法定检验检疫的出入境货物、出入境动植物、动植物产品及其他检疫物和来自疫情传染国家和地区的运输工具、货物、人员等,必须及时向口岸检验检疫机构办理报检手续。检验检疫机构依法实施检验检疫,建立相关的管理制度,并进行监督管理。

　　在出入境货物中,动物及动物产品这一类代理报检业务量较大。上海田方报检公司作为专业代理报检公司需要承接这项业务。为此,田方先生要了解出入境动物及动物产品报检范围、程序和要求,掌握报检单据的填写方法,具备出入境动物及动物产品报检工作的基本能力。

任务一　办理出境动物及动物产品的报检

案例导入

　　2014年5月,黑龙江甘南畜牧贸易公司与某外商就生猪皮张、生牛皮张的交易进行了磋商,双方达成意向后签订了销售合同。黑龙江甘南畜牧贸易公司根据合同规定的交货时间发货,并向当地出入境检验检疫机构办理出境报检手续。检验检疫人员到现场检疫时,发现部分生猪皮张带有动物疫病,未签发出口检疫许可证书。请分析,检验检疫机构的处理有何依据,为什么?

　　请思考下列问题:

　　1. 出境动物及动物产品的管理有哪些具体内容?

　　2. 出境动物及动物产品的报检范围有哪些规定?

　　3. 出境动物及动物产品报检程序有哪几个具体环节及要求?

　　根据我国《进出境动植物检疫法》及实施条例的规定,对于出境动物及动物产品,企业实行注册登记制度,对出境的动物、动物产品和其他检疫物按规定实施检疫。

一、出境动物及动物产品报检的范围

　　凡我国法律法规规定必须由出入境检验检疫机构检验检疫的,或进口国家或地区规定必须凭检验检疫机构出具的证书方准入境的,或有关国际条约规定须经检验检疫的出境动物产品,均应向当地出入境检验检疫局报检。

　　1. 活动物

　　活动物包括动物(指饲养、野生的活动物,如畜、禽、兽、蛇、龟、鱼、虾、蟹、贝、蚕、蜂等)、胚胎、精液、受精卵、种蛋及其他动物遗传物质。

　　2. 食用性动物产品

　　食用性动物产品包括生的肉类及其产品(含脏器)、鲜蛋、鲜奶。

　　3. 非食用性动物产品

　　非食用性动物产品包括皮张类[不包括蓝湿(干)皮、已鞣制皮毛]、毛类(不包括洗净羽绒、洗净毛、碳化毛、毛条)、骨蹄角及其产品、明胶、蚕茧、动物源性饲料及饲料添加剂、鱼粉、肉粉、骨粉、肉骨粉、油脂、血粉、血液等,含有动物成分的有机肥料。

　　4. 其他检疫物

　　其他检疫物是指动物疫苗、血清、诊断液、动植物性废弃物等。

二、出境动物及动物产品检疫工作程序

出境动物及动物产品的报检流程如图 5-1 所示：

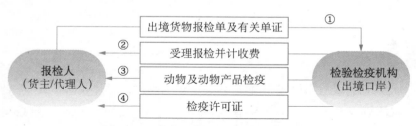

图 5-1　出境动物及动物产品报检流程

1. 报检的时限

出境非食用性动物产品最迟应于报关或装运前 7 天报检，对出口有特殊检验检疫要求而使得检验检疫周期较长的货物，应留有相应的检验检疫时间。

2. 报检所需单证

货主或其代理人办理报检时应按规定填写出境货物报检单，并提供出口贸易合同、商业发票、装箱单、出境动物产品生产企业（包括加工厂、屠宰厂、冷库、仓库）的卫生注册登记证等有关单证。如果出境动物产品是属于国家级保护或濒危物种的动物，或濒危野生动植物种国际贸易公约中的中国物种的动物，须递交国家濒危物种进出口管理办公室出具的允许出口证明书。

3. 检验颁证

注册登记养殖场、中转场应当保证其出境水生动物符合进口国或者地区的标准或者合同要求，并向出口商出具《出境水生动物供货证明》。中转场需凭注册登记养殖场出具的《出境水生动物供货证明》接收水生动物。出境水生动物必须凭产地检验检疫机构出具的动物卫生证书或出境货物换证凭单及检验检疫封识进入口岸中转场，不得将不同来源的水生动物混装。凡是在口岸中转改变包装的、出口前变更输入国家或地区的，或超过规定有效期的，必须重新向口岸检验检疫机构报检。

经检疫合格的，由检验检疫机构签发出境货物通关单，办理出口报关手续。

三、出境动物及动物产品企业注册登记制度

1. 生产出境动物产品企业注册

国家对生产出境动物产品的企业，包括加工厂、屠宰厂、冷库、仓库，实施卫生注册登记制度。货主或其代理人向检验检疫机构报检的出境动物产品，必须来自注册登记的生产企业并存放于经注册登记的冷库或仓库。

2. 养殖场、中转场的注册

养殖场是指水生动物的孵化、育苗和养殖场所。中转场是指用于水生动物出境前短期集中、存放、分类、加工整理、包装等用途的场所。国家质检总局对出境水生动物养殖场、中转场实施注册登记制度，除捕捞后直接出口的野生捕捞水生动物外，出境水生动物必须来自

注册登记养殖场或中转场。

四、监督管理

检验检疫机构对辖区内取得注册登记的出境水生动物养殖场、中转场实行日常监督管理和年度审查制度。

1. 对养殖场、中转场的监督管理

检验检疫机构经查实,注册登记的养殖场、中转场有下列情形之一的,将注销其相关注册登记:

(1) 注册登记有效期届满,未按照规定办理延续手续的;

(2) 企业依法终止或者因停产、转产、倒闭等原因不再从事出境水生动物业务的;

(3) 注册登记依法被撤销、撤回或被吊销的;

(4) 年审不合格且在限期内整改不合格的;

(5) 一年内没有水生动物出境的;

(6) 因不可抗力事件导致注册登记事项无法实施的;

(7) 检验检疫法律法规所规定的应当注销注册登记的其他情形。

2. 对从事出境水生动物捕捞、养殖、中转、包装、运输和贸易的企业的监督管理

(1) 处三万元以下罚款,情节严重的吊销其注册登记证书

具体情形是:①发生应该上报的疫情隐瞒不报的;②在检验检疫机构指定的场所之外换水、充氧、加冰、改变包装或者接驳更换运输工具的;③人为损毁检验检疫封识的;④存放我国或者进口国家或地区禁止使用的药物的;⑤拒不接受检验检疫机构监督管理的。

(2) 按照《国务院关于加强食品等产品安全监督管理的特别规定》进行处罚

具体情形是:①以非注册登记养殖场水生动物冒充注册登记养殖场水生动物的;②以养殖水生动物冒充野生捕捞水生动物的;③提供、使用虚假《出境水生动物供货证明》的;④违法使用饲料、饵料、药物、养殖用水及其他农业投入品的;⑤ 有其他逃避检验检疫或者弄虚作假行为的。

相关链接

自贸区进口肉类、水产品检验检疫业务

2014年8月1日发布的"中国(上海)自由贸易试验区(简称自贸区)进口肉类、水产品检验检疫业务企业须知"中对进口肉类、水产品检验检疫业务作了如下规定。

一、适用范围

经由自贸区范围内进口肉类、水产品的入境检验检疫工作,包括一般方式进口检验检疫、预检验检疫、进口核销检验检疫。肉类产品是指动物屠体的任何可供人类食用部分,包括胴体、脏器、副产品以及以上述产品为原料的制品,不包括罐头产品;水产

品是指供人类食用的水生动物产品及其制品,包括水母类、软体类、甲壳类、棘皮类、头索类、鱼类、两栖类、爬行类、水生哺乳类动物等其他水生动物产品以及藻类等海洋植物产品及其制品,不包括活水生动物及水生动植物繁殖材料;一般方式进口检验检疫是指按照原常规贸易方式办理进口检验检疫手续;预检验检疫是指未列入上海检验检疫局公布的"进口食品化妆品违规企业名单"的进口企业或者其代理人均可申请预检验检疫。申请预检验检疫必须使用"进口化妆品电子监管系统"(简称 IC 系统)完成;进口核销检验检疫是指对于进口预检验检疫合格的自贸区内肉类、水产品,企业在产品检验检疫有效期内以核销的方式申报进口,检验检疫部门依照进口预检验检疫结果加快进口放行速度。

二、报检须知

1. 一般方式进口检验检疫、进口预检验检疫的申报

单证要求:提供许可证预核销单、国外官方出具的检验检疫证书(简称卫生证书)、进境动物源性食品货物清单、上海口岸进境动物源性食品智能化抽采样系统(以下简称智能化抽采样系统)申报表回执、进口食品安全承诺书、贸易合同、信用证、发票、装箱单、提单、产品检测项目的检测报告等。

2. 进口(出区)申报

单证要求:提供国外官方出具的检验检疫证书、原产地证明文件(仅水产品)、合同、发票、装箱单、提(运)单、进境动物源性食品货物清单、标签审核证明、进口食品安全承诺文件、预检验核销单等。

■ 案例分析

山东畜牧贸易公司出口到保加利亚的 50 公吨兔肉被退运回山东青岛口岸,其在未办理检验检疫审批手续和未向检验检疫机构报检的情况下,擅自将兔肉移运至公司仓库内。检验检疫人员在开展日常监督工作时,发现上述情况后,及时封存了被退回的兔肉,并立案调查处理。由于该公司初次遇到退运情况,认为退回的出口货物无需办理检疫审批,也无需向检验检疫机构报检,导致了上述违法行为。请分析,检验检疫机构对上述违法行为将如何处理,有何警示?

■ 实例展示

近日,上海田方报检公司与上海五菱进出口公司签订了报检委托书,委托其办理冷冻蟹出境报检手续。根据我国《进出口水产品检验检疫监督管理办法》及有关检验检疫法律法规的规定办理备案,取得资质后与进口商签订了销售合同。上海田方报检公司根据我国《进出口水产品检验检疫监督管理办法》及有关检验检疫法律法规的规定,依据上海五菱进出口公司提供的销售合同、发票、装箱单等报检资料填写出境货物报检单,向当地出入境检验检疫

机构办理出境货物的报检手续。

一、办理出口冷冻蟹报检手续

1. 签订代理报检委托书

样例 5–1

<table>
<tr><td colspan="4" align="center">**代理报检委托书**</td></tr>
<tr><td colspan="4" align="right">编号：20141102</td></tr>
<tr><td colspan="4">　__上海市__ 出入境检验检疫局：</td></tr>
<tr><td colspan="4">　　本委托人（备案号/组织机构代码 __3101090812__ ）保证遵守国家有关检验检疫法律、法规的规定，保证所提供的委托报检事项真实、单货相符。否则，愿承担相关法律责任。具体委托情况如下：</td></tr>
<tr><td colspan="4">　　本委托人将于 __2014__ 年 __11__ 月间进口/出口如下货物：</td></tr>
<tr><td align="center">品名</td><td align="center">冷冻蟹</td><td align="center">HS 编码</td><td align="center">0306.2490</td></tr>
<tr><td align="center">数（重）量</td><td align="center">1600 千克</td><td align="center">包装情况</td><td align="center">纸箱</td></tr>
<tr><td align="center">信用证/合同号</td><td align="center">20111188</td><td align="center">许可文件号</td><td align="center">N319845612</td></tr>
<tr><td align="center">进口货物
收货单位及地址</td><td></td><td></td><td></td></tr>
<tr><td align="center">其他特殊要求</td><td></td><td></td><td></td></tr>
</table>

　　特委托 __上海田方报检公司__ （代理报检注册登记号 __3100110908__ ），代表本委托人办理上述货物的下列出入境检验检疫事宜：

　☑1. 办理报检手续；

　☑2. 代缴纳检验检疫费；

　☑3. 联系和配合检验检疫机构实施检验检疫；

　☑4. 领取检验检疫证单。

　☐5. 其他与报检有关的相关事宜_____

　联 系 人：__幸婷__

　联系电话：__65765484__

　本委托书有效期至 __2014__ 年 __11__ 月 __30__ 日　　　委托人（加盖公章）

上海五菱进出口公司
业务专用章
2014 年 11 月 15 日

受托人确认声明

本企业完全接受本委托书。保证履行以下职责：

1. 对委托人提供的货物情况和单证的真实性、完整性进行核实；

2. 根据检验检疫有关法律法规规定办理上述货物的检验检疫事宜；

3. 及时将办结检验检疫手续的有关委托内容的单证、文件移交委托人或其指定的人员；

4. 如实告知委托人检验检疫部门对货物的后续检验检疫及监管要求。

如在委托事项中发生违法或违规行为，愿承担相关法律和行政责任。

　联 系 人：__田方__

　联系电话：__65788888__　　　　　　　　　　　受托人（加盖公章）

上海田方报检公司
代理报检专用章
2014 年 11 月 15 日

2. 填写出境货物报检单

样例 5-2

上海田方报检公司 代理报检专用章	中华人民共和国出入境检验检疫

出境货物报检单

报检单位(加盖公章):　　　　　　　　　　　　　　　　　　　　*编号:_____

报检单位登记号:3100110908　　联系人:田方　　电话:65788888　　报检日期:2014 年 11 月 18 日

发货人	(中文)上海五菱进出口公司
	(外文)SHANGHAI WULING IMPORT & EXPORT CORPORATION
收货人	(中文)
	(外文)YAMKWA TRADING CORPORATION

货物名称(中/外文)	HS 编码	产地	数/重量	货物总值	包装种类及数量
冷冻蟹 FROZEN CRAB	0306.2490	宁波	1600 千克	16000 美元	160 箱

运输工具名称号码	FM9134	贸易方式	一般贸易	货物存放地点	上海市滨江路 9 号
合同号	20111188	信用证号		用途	
发货日期	2014.11.30	输往国家(地区) 日本	许可证/审批证	N319845612
启运地	上海	到达口岸 大阪	生产单位注册号	NJ99984561

集装箱规格、数量及号码	1×20' / TEXU312034564123

合同、信用证订立的检验检疫条款或特殊要求	标记及号码	随附单据(划"√"或补填)
按照合同要求检验 备案号:	YAMKWA 20111188 OSAKA C/NO. 1 - 160	☑合同　　　　☑包装性能结果单 □信用证　　　☑许可/审批文件 ☑发票　　　　□ ☑换证凭单　　□ ☑装箱单 ☑厂检单

需要证单名称(划"√"或补填)		*检验检疫费
□品质证书　　__正__副 □重量证书　　__正__副 □数量证书　　__正__副 □兽医卫生证书 __正__副 □健康证书　　__正__副 □卫生证书　　__正__副 ☑动物卫生证书 _1_正_2_副	□植物检疫证书　　__正__副 □熏蒸/消毒证书　　__正__副 ☑出境货物换证凭单 　　　　　　　　1 正1 副	总金额 (人民币元) 计费人 收费人

报检人郑重声明: 　1. 本人被授权报检。 　2. 上列填写内容正确属实,货物无伪造或冒用他人的厂名、标志、认证标志,并承担货物质量责任。 　　　　　　　　　　　　　签名:__田方__	领 取 证 单
	日期
	签名

注:有"*"号栏由出入境检验检疫机关填写　　　　　　　　　　　◆国家出入境检验检疫局制

二、出入境检验检疫局签发出境货物通关单

样例 5－3

中华人民共和国出入境检验检疫
出境货物通关单

编号：310110218

1. 收货人 YAMKWA TRADING CORPORATION		5. 标记及唛码 YAMKWA 20111188 OSAKA C/NO. 1－160
2. 发货人　上海五菱进出口公司		
3. 合同/提（运）单号 20111188/FM－3249	4. 输出国家或地区 中国	
6. 运输工具名称及号码 FM9134	7. 目的地 日本	8. 集装箱规格及数量 1×20'
9. 货物名称及规格 冷冻蟹 FROZEN CRAB	10. HS 编码　0306.2490　　11. 申报总值　16000 美元	12. 数/重量、包装数量及种类 1600 千克 160 箱

13. 证明

上述货物业已报检/申报，请海关予以放行。

本通关单有效期至　2015 年 2 月 20 日

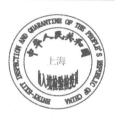

签字：王琳

日期：2014 年 11 月 20 日

14. 备注

任务二 办理入境动物及动物产品的报检

案例导入

2014年6月,旺旺水产贸易公司与澳大利亚客商就龙虾交易进行了磋商,双方达成意向后签订了销售合同。旺旺水产贸易公司收到了货代公司的到货通知后,向当地出入境检验检疫机构办理入境报检手续。检验检疫人员到现场检疫时,发现部分生龙虾带有疫菌,未签发检疫许可证书。请分析,检验检疫机构的处理有何依据,为什么?

请思考下列问题:

1. 入境动物及动物产品的管理有哪些具体内容?
2. 入境动物及动物产品的报检范围有哪些规定?
3. 入境动物及动物产品报检程序有哪几个具体环节及要求?

根据我国《进出境动植物检疫法》及其实施条例、《进出口水产品检验检疫监督管理办法》等相关法律法规的规定,对入境动物及动物产品的收货人及代理人实行备案管理制度,对入境动物及动物产品实行检疫审批制度。

一、入境动物及动物产品报检范围

1. 动物

进境动物是指饲养、野生的活动物,包括大动物、中动物,如黄牛、水牛、牦牛、犀牛、马、骡、驴、骆驼、象、斑马、猪、绵羊、山羊、羚羊、鹿、狮、虎、豹、猴、豺、狼、貉、河马、海豚、海豹、海狮等;小动物,如犬、猫、兔、貂、狐狸、獾、水獭、海狸鼠、实验用鼠、鸡、鸭、鹅、火鸡、鸽、各种鸟类等;水生动物,指活的鱼类、软体类、甲壳类及其他在水中生活的无脊椎动物等,包括其繁殖用的精液、卵、受精卵,如鱼、鱼苗、虾、蟹、贝、海参、海胆、蛙、鳖、龟、蛇、蜥蜴以及珊瑚类等。

2. 动物产品

动物产品是指来源于动物未经加工或者虽经加工但仍有可能传播疫病的动物的产品,如生皮张、毛类、肉类、动物水产品、奶制品、蛋类、血液、精液、胚胎等。

3. 其他检疫物

其他检疫物是指动物疫苗、血清、诊断液、动植物性废弃物等。

相关链接

国家禁止进境的动物及动物产品

主要有三类：动物病原体及其他有害生物；动物疫情流行的国家和地区的有关动物、动物产品和其他检疫物；动物尸体。检验检疫机构对国家禁止进境的动物及动物产品将作退回或者销毁处理，不得入境。

二、入境动物及动物产品报检工作程序

入境动物及动物产品报检流程如图5-2所示：

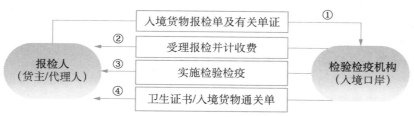

图5-2 入境动物及动物产品报检流程

1. 入境动物及动物产品报检时间

规定有三种情况：一是输入种畜、禽及其精液和胚胎的，应在入境30日前报检；二是输入其他动物的，应在入境15日前报检；三是输入上述以外的动物产品在入境时报检。

2. 入境动物及动物产品报检地点

规定有三种情况：一是输入动物、动物产品和其他检疫物应向入境口岸检验检疫机构报检，由口岸检验检疫机构实施检疫；二是入境后需办理转关手续的检疫物，除活动物和来自动植物疫情流行国家或地区的检疫物由入境口岸检疫外，其他均在指运地检验检疫机构报检并实施检疫；三是涉及品质检验且在目的港或到达站卸货时没有发现残损的，可在合同约定的目的地向检验检疫机构报检。

3. 入境动物及动物产品报检所需资料

报检时除填写入境货物报检单外，还需提供进口贸易合同、国外发票、装箱单、提运单、产地证、输出国家检疫证书等材料。如为输入动物、动物产品的，还需提供《中华人民共和国进境动植物检疫许可证》；如为分批进口的，还要提供许可证复印件；如为输入活动物的，还应提供隔离场审批证明；如为输入动物产品的，还应提供加工厂注册登记证书；如为一般贸易方式进境的肉鸡产品，还需提供由商务部门签发的《自动登记进口证明》；如为外商投资企业进境的肉鸡产品，还需提供商务主管部门或省级外资管理部门签发的《外商投资企业特定商品进口登记证明》复印件；如为加工贸易方式进境的肉鸡产品，还应提供由商务部门签发的加工贸易业务批准证。

4. 施检颁证

检验检疫机构受理报检后,对检验检疫合格的输入动物、动物产品和其他检疫物签发卫生证书和入境货物通关单。检验检疫不合格的,依法监督销毁并作退货处理。

三、入境动物及动物产品管理

1. 入境动物及动物产品检疫审批

下列对象必须事先办理检疫审批手续:

(1) 贸易性的动物、动物产品

进口商在签订动物、动物产品的进口贸易合同前,应到检验检疫机构办理检疫审批手续,取得准许入境的《中华人民共和国进境动植物检疫许可证》后,再签订进口贸易合同。

(2) 过境性的动物、动物产品

要求运输动物过境的货主或其代理人必须事先向国家动植物检疫局提出书面申请,提交输出国家或者地区政府动植物检疫机关出具的疫情证明、输入国家或者地区政府动植物检疫机关出具的准许该动物进境的证件,并说明拟过境的路线,国家动植物检疫局审查同意后,签发《动物过境许可证》。

(3) 科研需要的禁止动物病原体、害虫及其他有害生物

因科学研究等特殊需要,引进进境动植物检疫法所禁止的动物病原体、害虫及其他有害生物,要办理禁止进境动物特许检疫审批手续。

相关链接

无须审批检疫的进境动物产品

无须申请办理检疫审批手续的动物产品主要有:蓝湿(干)皮、已鞣制皮毛、洗净羽绒、洗净毛、碳化毛、毛条、贝壳类、水产品、蜂产品、蛋制品(不含鲜蛋)、奶制品(鲜奶除外)、熟制肉类产品(如香肠、火腿、肉类罐头、食用高温炼制动物油脂)。

2. 入境动物及动物产品的监督管理

国家动植物检疫局和口岸动植物检疫机关对进境动物、动物产品的生产、加工、存放过程,实行检疫监督制度。(1)进境动物需要隔离饲养的,在隔离期间,应当接受口岸动植物检疫机关的检疫监督;(2)对进境动物进行消毒处理的,口岸动植物检疫机关对消毒工作进行监督、指导,并负责出具消毒证书;(3)口岸动植物检疫机关可以根据需要,在机场、港口、车站、仓库、加工厂、农场等生产、加工、存放进境动物、动物产品和其他检疫物的场所实施动物疫情监测;(4)进境动物、动物产品和其他检疫物,装载动物、动物产品和其他检疫物的装载容器、包装物,运往保税区(含保税工厂、保税仓库等)的,在进境口岸依法实施检疫;(5)口岸动植物检疫机关可以根据具体情况实施检疫监督;(6)经加工复运出境的,依照进出境动植

物检疫法及其实施条例的有关规定处理。

■ 案例分析

某日,某检验检疫局受理菲菲水产贸易公司进口鱼苗的报检,在准备检验资料的过程中,检验人员发现,还有一批已抵达货值为 57283 美元的进口鱼苗未报检。后经通关单联网核查,确认该批货物存在逃漏检情况。于是检验人员到该公司向负责人询问详情,在调看其保存的合同、货物调离单,提单等资料后,最终确认该批货物确实没有报检并已使用,违反了有关进口商品检验的法律规定。请分析,检验检疫机构将对该公司如何处罚,对相关企业有何启示?

■ 实例展示

近日,上海田方报检公司与上海五菱进出口公司签订了报检委托书,代办冷冻三文鱼(SALMON)入境报检手续。当日,上海五菱进出口公司收到货代公司发出的到货通知后,填写入境货物报检单,并随附进境动植物检疫许可证、日本官方签发的检验检疫证书、原产地证书、购货合同、外国发票、装箱单、提单等资料(下略),向上海检验检疫机构办理入境报检手续。

一、办理三文鱼入境报检手续

1. 签订代理报检委托书

样例 5 - 4

<table>
<tr><td colspan="4" align="center">代理报检委托书</td></tr>
<tr><td colspan="4" align="right">编号:20141265</td></tr>
<tr><td colspan="4">　上海市　　出入境检验检疫局:
　　本委托人(备案号/组织机构代码　3101090812　)保证遵守国家有关检验检疫法律、法规的规定,保证所提供的委托报检事项真实、单货相符。否则,愿承担相关法律责任。具体委托情况如下:
　　本委托人将于　2014　年　12　月间进口/出口如下货物:</td></tr>
<tr><td align="center">品名</td><td align="center">冷冻三文鱼</td><td align="center">HS 编码</td><td align="center">0302.1210</td></tr>
<tr><td align="center">数(重)量</td><td align="center">2000 千克</td><td align="center">包装情况</td><td align="center">纸箱</td></tr>
<tr><td align="center">信用证/合同号</td><td align="center">YD2011127</td><td align="center">许可文件号</td><td align="center">3102098732</td></tr>
<tr><td align="center">进口货物
收货单位及地址</td><td align="center">上海五菱进出口公司
上海市滨江路 9 号</td><td></td><td></td></tr>
<tr><td align="center">其他特殊要求</td><td></td><td></td><td></td></tr>
<tr><td colspan="4">　　特委托　上海田方报检公司　(代理报检注册登记号　3100110908　),代表本委托人办理上述货物的下列出入境检验检疫事宜:
　　☑1. 办理报检手续;
　　☑2. 代缴纳检验检疫费;
　　☑3. 联系和配合检验检疫机构实施检验检疫;</td></tr>
</table>

☑4. 领取检验检疫证单。

□5. 其他与报检有关的相关事宜＿＿＿＿＿＿＿＿

联 系 人：童彤

联系电话：62781456

本委托书有效期至＿2014＿年＿12＿月＿31＿日　　　　委托人（加盖公章）

上海五菱进出口公司
业务专用章
2014 年 12 月 8 日

受托人确认声明

本企业完全接受本委托书。保证履行以下职责：

1. 对委托人提供的货物情况和单证的真实性、完整性进行核实；
2. 根据检验检疫有关法律法规规定办理上述货物的检验检疫事宜；
3. 及时将办结检验检疫手续的有关委托内容的单证、文件移交委托人或其指定的人员；
4. 如实告知委托人检验检疫部门对货物的后续检验检疫及监管要求。

如在委托事项中发生违法或违规行为,愿承担相关法律和行政责任。

联 系 人：田方

联系电话：65788888　　　　　　　　　　　　受托人（加盖公章）

上海田方报检公司
代理报检专用章
2014 年 12 月 8 日

2. 填写入境货物报检单

样例 5-5

上海田方报检公司　代理报检专用章

中华人民共和国出入境检验检疫
入境货物报检单

报检单位（加盖公章）：　　　　　　　　　　　　　　　　　　　＊编号：＿＿＿＿＿＿

报检单位登记号：3100110908　　联系人：田方　　电话：65788888　　报检日期：2014 年 12 月 9 日

收货人	（中文）　上海五菱进出口公司		企业性质（划"√"）		□合资 □合作 □外资	
	（外文）SHANGHAI WULING IMPORT & EXPORT CORPORATION					
发货人	（中文）					
	（外文）YAMAD TRADING CORPORATION					

货物名称（中/外文）	HS 编码	原产国	数/重量	货物总值	包装种类及数量
冷冻三文鱼 FROZEN SALMON	0302.1210	日本	2000 千克	20000 美元	200 箱

运输工具名称号码		WABE134		合同号		YD2011127
贸易方式	一般贸易	贸易国别（地区）	日本	提单/运单号		FUS3204
到货日期	2014.12.8	启运国家（地区）	日本	许可证/审批号		3102098732
卸毕日期	2014.12.8	启运口岸	大阪	入境口岸		吴淞海关
索赔有效期至	2015.5.8	经停口岸		目的地		上海
集装箱规格、数量及号码		1×20'/ TEXU31203456411				
合同订立的特殊条款以及其他要求		根据合同要求检疫	货物存放地点		上海市逸仙路 214 号	
			用　途		自营内销	

续表

随附单据（划"√"或补填）		标记及号码	*外商投资财产（划"√"）	□是□否
☑合同 ☑发票 ☑提/运单 □兽医卫生证书 □植物检疫证书 □动物检验证书 ☑卫生证书 ☑原产地证 ☑许可/审批文件	☑到货通知 ☑装箱单 □质保书 □理货清单 □磅码单 ☑验收报告 □	WULING YD2011127 SHANGHAI C/NO. 1－200	*检验检疫费	
			总金额 （人民币元）	
			计费人	
			收费人	

报检人郑重声明： 　1. 本人被授权报检。 　2. 上列填写内容正确属实。 　　　　　　　　　　　签名：_田方_	领取证单	
	日期	
	签名	

注：有"*"号栏由出入境检验检疫机关填写　　　　　　　　◆国家出入境检验检疫局制

二、出入境检验检疫局签证

样例 5－6

中华人民共和国出入境检验检疫
入境货物通关单

编号:310128871

1. 收货人 　上海五菱进出口公司		5. 标记及唛码 　WULING 　YD2011127 　SHANGHAI 　C/NO. 1－200
2. 发货人 　YAMAD TRADING CORPORATION		
3. 合同/提（运）单号 　YD2011127/ FUS3204	4. 输出国家或地区 　　　　日本	
6. 运输工具名称及号码 　　WABE134	7. 目的地 　　　　上海	8. 集装箱规格及数量 　　1×20′
9. 货物名称及规格 　冷冻三文鱼 　* * * * * * * * * * * * * 　* * * * * * * * * * * *	10. HS 编码 　0302.1210 11. 申报总值 　20000 美元	12. 数/重量、包装数量及种类 　2000 千克 　200 纸箱

13. 证明 　　　上述货物业已报验/申报,请海关予以放行。 　　　本通关单有效期至　2015 年 3 月 10 日 　签字:丁毅	日期:2014 年 12 月 10 日

14. 备注

任务三　办理出入境检验检疫绿色通道

案例导入

　　2013年1月,威海市荣成出入境检验检疫局为该市友信进出口有限公司设立了进口水生动物"绿色通道"。2013年上半年,友信进出口有限公司从韩国进口帝王蟹、毛蚶等水生动物65批,重量259.42公吨,货值313.6万美元。帝王蟹属于深海野生水生动物,从韩国用活鱼箱运到目的地口岸约需要20小时,如果在口岸压港时间长,会造成帝王蟹缺氧死亡,进口企业就会遭受很大的经济损失。该公司获得了绿色通道待遇后,仅半年的进口贸易额就占到了全省进口量的30%以上。请分析,检验检疫机构开设绿色通道的依据是什么?

　　请思考下列问题:

　　1. 申请实施绿色通道制度的企业须具备什么条件?

　　2. 申请实施绿色通道制度的程序有哪几个具体环节及要求?

　　3. 出口货物实施绿色通道制度的放行程序有哪几个具体环节及要求?

一、申请实施绿色通道制度的企业须具备的条件

1. 检验检疫绿色通道制度的含义

　　检验检疫绿色通道制度简称绿色通道制度,是指对诚信度高、产品质量保障体系健全、质量稳定、具有较大出口规模的生产、经营企业(含高新技术企业、加工贸易企业),经国家质检总局审查核准,对符合条件的出口货物实行产地检验检疫合格,口岸检验检疫机构免于查验的放行管理模式。

　　绿色通道制度实行企业自愿申请原则。国家质检总局主管全国出口货物绿色通道制度的监督管理和实施绿色通道制度企业的核准工作,直属出入境检验检疫局负责所辖地区实施绿色通道制度企业的审查和监督管理工作,出入境检验检疫机构负责所辖地区实施绿色通道制度企业的申请受理、初审和日常管理工作。国家质检总局根据出口货物检验检疫的实际情况以及绿色通道制度的实施情况确定、调整实施绿色通道制度出口货物的范围。散装货物、品质波动大、易变质和需要在口岸换发检验检疫证书的货物,不实施绿色通道制度。

2. 申请实施绿色通道制度的条件

　　申请实施绿色通道制度的企业应当具备以下条件:

　　(1) 具有良好信誉,诚信度高,年出口额500万美元以上;

　　(2) 已实施ISO9000质量管理体系,获得相关机构颁发的生产企业质量体系评审合格

证书;

　　(3) 出口货物质量长期稳定,2 年内未发生过进口国质量索赔和争议;

　　(4) 1 年内无违规报检行为,2 年内未受过检验检疫机构行政处罚;

　　(5) 根据国家质检总局有关规定实施生产企业分类管理的,应当属于一类或者二类企业;

　　(6) 法律法规及双边协议规定必须使用原产地标记的,应当获得原产地标记注册;

　　(7) 国家质检总局规定的其他条件。

二、申请实施绿色通道制度的程序

　　1. 提出申请

　　申请企业应到所在地检验检疫机构索取并填写《实施绿色通道制度申请书》(样例 5 - 7),并提交申请企业的 ISO9000 质量管理体系认证证书(复印件)及其他有关文件。

样例 5 - 7

实施绿色通道制度申请书

申请单位名称					
报检单位登记号		联系人		联系电话	
年出口量	批次				
	金额(万美元)				
出口主要产品					
ISO9000 质量管理体系审核证书号码					
本企业申请实施绿色通道制度并承诺如下内容: 1. 遵守出入境检验检疫法律法规和《出入境检验检疫报检规定》; 2. 采用电子方式进行申报; 3. 出口货物货证相符、批次清楚、标记齐全,可以实施封识的必须封识完整; 4. 产地检验检疫机构检验检疫合格的出口货物在运往口岸过程中,不发生换货、调包等不法行为; 5. 自觉接受检验检疫机构的监督管理。					
申请单位 法人代表签章: 　　　　　　　　　　　　　　　　　　申请单位印章 　　　　　　　　　　　　　　　　　　年　　月　　日					
施检部门审核意见				年　　月　　日	
检务部门审核意见				年　　月　　日	
直属检验检疫局审核意见				年　　月　　日	
备注					

2. 审查核准

检验检疫机构对申请文件进行审查,对企业的质量保障体系情况、出口货物质量情况、有无违规报检行为或者其他违反检验检疫法律法规行为等情况进行核实和调查,并提出初审意见,上报直属检验检疫局审查。

直属检验检疫局对初审意见及相关材料进行审查,并将审查合格的企业名单及相关材料报国家质检总局。

3. 核准公布

国家质检总局对符合绿色通道制度相关要求的企业予以核准,并将企业名单对外公布。截至 2008 年 12 月,获准实施绿色通道制度的出口企业有 1030 家。

三、实施绿色通道制度出口货物的放行程序

1. 受理报检

产地检验检疫机构对符合下列规定的,按照实施绿色通道制度受理报检:

(1) 实施绿色通道制度的自营出口企业,报检单位、发货人、生产企业必须一致;

(2) 实施绿色通道制度的经营性企业,报检单位、发货人必须一致,其经营的出口货物必须由获准实施绿色通道制度的生产企业生产。

2. 报检系统的资格确认

对于获准实施绿色通道制度的出口企业,由所在地检验检疫机构在 CIQ2000 系统报检子系统对其绿色通道资格予以确认。

3. 审核管理

(1) 检验检疫机构工作人员在受理实施绿色通道制度企业电子报检时,应当严格按照实施绿色通道制度的要求进行审核,对不符合有关要求的,应当在给企业的报检回执中予以说明。

(2) 在施检过程中发现有不符合实施绿色通道制度要求的,应当在"检验检疫工作流程"或者相关的检验检疫工作记录的检验检疫评定意见一栏加注"不符合实施绿色通道制度要求"字样。

(3) 对实施绿色通道制度出口货物的报检单据和检验检疫单据加强审核,对符合条件的,必须以电子转单方式向口岸检验检疫机构发送通关数据。在实施转单时,应当输入确定的报关口岸代码并出具出境货物转单凭条。

4. 审查放行

口岸检验检疫机构对于实施绿色通道制度企业的出口货物启动 CIQ2000 系统报检子系统绿色通道功能,严格审查电子转单数据中,实施绿色通道制度的相关信息。审查无误的,直接签发出境货物通关单。

实施绿色通道制度的企业在口岸对有关申报内容进行更改的,口岸检验检疫机构不得按照绿色通道制度的规定予以放行。

四、实施绿色通道制度的监督管理

产地检验检疫机构对实施绿色通道制度的企业建立管理档案,定期对绿色通道制度实

施情况进行统计,加强监督管理。口岸检验检疫机构发现实施绿色通道制度的企业不履行自律承诺的或者有其他违规行为的,应当及时报口岸所在地直属检验检疫局。口岸所在地直属检验检疫局核实无误的,通报产地直属检验检疫局,由其暂停该企业实施绿色通道制度,并向国家质检总局报送取消该企业实施绿色通道制度资格的意见。国家质检总局核实后,取消该企业实施绿色通道制度的资格。

■ 案例分析

　　某地伏羲食品有限公司获得了国家质检总局实施检验检疫绿色通道制度的资格。该公司使用变质肉和过期原料进行半成品的加工,并出口给日本全家公司等进口商,引起日本客商的投诉,经当地质监局调查取证,情况属实,责令其停止生产。由于媒体的曝光,伏羲食品有限公司的客户都纷纷退货,并提出索赔。请分析,检验检疫机构对该公司会如何处理,为什么?

■ 实例展示

　　上海五菱进出口公司年进出口额在 500 万美元以上,实施 ISO9000 质量管理体系,市场信誉良好,获得检验检疫机构颁发的生产企业质量体系评审合格证书,自成立 3 年来,从无发生争议和行政处罚记录,属于二类企业。为此,该公司根据国家质量监督检验检疫总局的有关规定,向当地检验检疫机构索取并填写《实施绿色通道制度申请书》(样例 5 - 8),并提交企业的 ISO9000 质量管理体系认证证书(复印件)及其他有关文件,向上海检验检疫机构提出申请。

　　样例 5 - 8

实施绿色通道制度申请书

申请单位名称	上海五菱进出口公司				
报检单位登记号	3101065858	联系人	五菱	联系电话	62781456
年出口量	批次	100 批			
	金额(万美元)	550 万美元			
出口主要产品	冷冻蟹、冷冻虾、冷冻鱼、海鲜蟹、海鲜虾、海鲜鱼等水产品				
ISO9000 质量管理体系审核证书号码	31014Q12345 R0				
本企业申请实施绿色通道制度并承诺如下内容: 1. 遵守出入境检验检疫法律法规和《出入境检验检疫报检规定》; 2. 采用电子方式进行申报; 3. 出口货物货证相符、批次清楚、标记齐全,可以实施封识的必须封识完整; 4. 产地检验检疫机构检验检疫合格的出口货物在运往口岸过程中,不发生换货、调包等不法行为; 5. 自觉接受检验检疫机构的监督管理。					
申请单位　上海五菱进出口公司 法人代表签章:五菱　　　　　　　　　　　　　　　　　申请单位印章　 　　　　　　　　　　　　　　　　　　　　　　　　　　　　上海五菱进出口公司专用章 　　　　　　　　　　　　　　　　　　　　　　　　　　　2014 年 11 月 6 日					

续表

施检部门审核意见		年　月　日
检务部门审核意见		年　月　日
直属检验检疫局审核意见		年　月　日
备注		

★★★★★ 知识技能训练 ★★★★★

一、单项选择题

1.《进出境动植物检疫法》及实施条例规定对出境动物及动物产品企业实行(　　)。

A. 许可证管理制度　　　　　　　　B. 备案登记管理

C. 注册登记管理　　　　　　　　　D. 监督管理制度

2. 对入境动物及动物产品的收货人及代理人实行(　　)。

A. 许可证管理制度　　　　　　　　B. 备案登记管理

C. 注册登记管理　　　　　　　　　D. 监督管理制度

3. 对入境动物及动物产品实行(　　)。

A. 检疫审批制度　　　　　　　　　B. 备案登记制度

C. 注册登记制度　　　　　　　　　D. 监督管理制度

4. 输入种畜、禽及其精液和胚胎的,应在入境(　　)前报检。

A. 产地检验检疫机构　　　　　　　B. 口岸检验检疫机构

C. 食品药品监督局　　　　　　　　D. 工商行政局

5. 对进境动物进行消毒处理的,口岸动植物检疫机构负责出具(　　)。

A. 健康检疫证书　　　　　　　　　B. 入境检验检疫证明

C. 卫生检疫证书　　　　　　　　　D. 消毒证书

6. 申请实施绿色通道制度的企业须具备的条件是(　　)。

A. 500 万美元以上年出口额　　　　B. 产品质量良好

C. 2 年内无违规报检行为　　　　　D. 1 年内未受过检验检疫机构行政处罚

7. 检验检疫绿色通道制度是(　　)。

A. 环境保护制度　　　　　　　　　B. 检验检疫制度

C. 免于查验的放行管理模式　　　　D. 出口货物报关制度

二、多项选择题

1. 出入境报检的动物是指(　　)。

A. 饲养活动物　　　B. 野生活动物　　　C. 饲养死动物　　　D. 野生死动物

2. 出入境报检的动物产品是指(　　)。

A．生皮张   B．奶制品

C．来源于动物的未经加工产品   D．经加工后仍有可能传播疫病的动物产品

3. 出入境报检的动物包括( )。

A．水生动物   B．小动物   C．中动物   D．大动物

4. 出入境动物及动物产品报检的其他检疫物主要有( )等。

A．动物疫苗   B．血清   C．诊断液   D．动植物性废弃物

5. 国家禁止的进境动物及动物产品主要有( )。

A．动物病原体及其他有害生物

B．动物疫情流行国家的有关动物及动物产品

C．动物尸体

D．动物疫情流行地区的其他检疫物

6. 出入境动物及动物产品必须事先办理检疫审批手续的是( )。

A．贸易性的动物及产品   B．过境性的动物及产品

C．科研需要的动物病原体   D．科研需要的禁止动物病原体

7. 不属于绿色通道制度范围的是( )。

A．散装货物   B．品质波动大、易变的货物

C．需要换发检验检疫证书的货物   D．冷冻货物

三、判断题

1. 出境动物及动物产品须作消毒处理的,应在出境前 7 天报检。( )

2. 出境动物及动物产品报检地点为口岸检验检疫地。( )

3. 出境动物及动物产品经检疫合格的,出具检验检疫证书。( )

4. 因科学研究需要,引进禁止动物病原体无需办理检疫审批手续。( )

5. 输入动物、动物产品和其他检疫物应向入境口岸检验检疫机构报检。( )

6. 收货人在动物及动物产品到港后,应及时与检验检疫机构联系检验。( )

7. 绿色通道制度实行企业自愿申请原则。( )

8. 申请绿色通道制度的企业必须提交《实施绿色通道制度申请书》。( )

四、流程示意题

根据出境动物及动物产品报检流程,填写下表:

操作步骤	选择内容	有关单证
1		
2		
3		
4		

五、操作题

1. 操作资料

申请单位名称:上海华菱水产贸易公司

报检单位登记号：3102014897

联系人：方敏

电　话：21 - 26833281

年出口批次：120 批

年出口金额：650 万美元

出口主要产品：冷冻蟹、冷冻虾、冷冻鱼、海鲜蟹、海鲜虾、海鲜鱼等水产品

ISO9000 质量管理体系审核证书号码：31014Q987412

2. 操作要求

请你以上海华菱水产贸易公司法人张立的身份，填写下列实施绿色通道制度申请书。

实施绿色通道制度申请书

申请单位名称					
报检单位登记号		联系人		联系电话	
年出口量	批次				
	金额（万美元）				
出口主要产品					
ISO9000 质量管理体系审核证书号码					
本企业申请实施绿色通道制度并承诺如下内容： 1. 遵守出入境检验检疫法律法规和《出入境检验检疫报检规定》； 2. 采用电子方式进行申报； 3. 出口货物货证相符、批次清楚、标记齐全，可以实施封识的必须封识完整； 4. 产地检验检疫机构检验检疫合格的出口货物在运往口岸过程中，不发生换货、调包等不法行为； 5. 自觉接受检验检疫机构的监督管理。					
申请单位　上海五菱进出口公司 法人代表签章： 　　　　　　　　　　　　　　　　　　　　申请单位印章 　　　　　　　　　　　　　　　　　　　　　年　月　日					
施检部门审核意见				年　月　日	
检务部门审核意见				年　月　日	
直属检验检疫局 审核意见				年　月　日	
备注					

项目六
植物及植物产品出入境报检业务

学习与考证目标

- 了解出入境植物及植物产品相关法律法规
- 熟悉出入境植物及植物产品的报检范围
- 明确出入境植物及植物产品管理制度的主要作用
- 掌握出入境植物及植物产品报检程序及要求
- 具备出入境植物及植物产品报检工作的基本能力

项目背景

　　根据我国进出境动植物检疫法与进出境动植物检疫法实施条例的规定,为防止植物危险性病、虫、杂草以及其他有害生物传入,依法对进出境植物及植物产品实施检疫,建立检疫审批制与生产企业注册制,并进行监督管理。

　　一个专业报检公司代理出入境植物及植物产品的报检业务所占比重较大。为此,田方先生要了解出入境植物及植物产品的报检范围、程序和要求,掌握报检单据的填写方法,具备出入境植物及植物产品报检工作的基本能力。

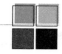

任务一　办理出境植物及植物产品的报检

案例导入

　　黑龙江农牧贸易公司与加拿大 WET YAMKWA TRADING CORPORATION 签定了一份出口 3000 公吨大豆的合同。黑龙江农牧贸易公司收到进口商开立的信用证后开始备货和装运，由于产地供应商交货急促，报检员一时未能准备好报检单据，未能在规定的时间报检，延误了交货时间。请分析，黑龙江农牧贸易公司从此案例中应吸取什么教训？

　　请思考下列问题：

　　1. 出境植物及植物产品检疫监督管理有哪些具体规定？

　　2. 出境植物及植物产品报检范围有哪些？

　　3. 出境植物及植物产品报检程序有哪几个具体环节及要求？

一、出境植物及植物产品报检范围

　　出境植物及植物产品报检范围包括四个方面：(1)贸易性出境植物、植物产品及其他检疫物；(2)作为展出、援助、交换和赠送等非贸易性出境植物、植物产品及其他检疫物；(3)进口国家或地区有植物检疫要求的出境植物产品；(4)以上出境植物、植物产品及其他检疫物的装载容器、包装物及铺垫材料。

二、出境植物及植物产品工作程序

　　出境植物及植物产品的报检流程如图 6-1 所示：

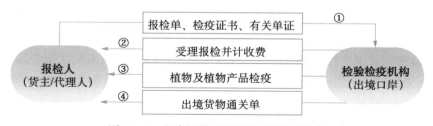

图 6-1　出境植物及植物产品报检流程

1. 报检的时限

货主或其代理人应在货物出境前 10 天，在规定的地点进行报检，原则上实施产地检验检疫。

　　2. 报检所需单证

　　货主或其代理人办理报检时,应按规定填写《出境货物报检单》,并提供出口贸易合同、信用证、商业发票、装箱单和检疫证书等有关单证。输往欧盟、美国、加拿大等国家或地区的出境盆景,还应提供《出境盆景场/苗木种植场检疫注册证》。

　　3. 检验颁证

　　经检验检疫机构在现场或实验室对出境货物实施检疫,合格的签发《出境货物通关单》,准予出境。

三、出境植物及植物产品企业注册登记制度

　　1. 出境种苗花卉生产经营企业注册登记

　　国家对出境种苗花卉生产经营企业实行注册登记制度。从事出境种苗花卉生产经营企业应填写《出境种苗花卉生产经营企业注册登记申请表》,随附相关的证明材料向所在地检验检疫机构办理注册登记手续。检验检疫机构经核准后颁发《出境种苗花卉生产经营企业注册登记证书》,凭其办理报检,有效期为三年。

　　2. 出境水果果园、包装厂注册登记

　　果园是指没有被障碍物(如道路、沟渠和高速公路)隔离开的单一水果的连续种植地。包装厂是指水果采收后,进行挑选、分级、加工、包装、储藏等一系列操作的固定场所,一般包括初选区、加工包装区和储藏库等。

　　我国与输入国家或地区签定的双边协议、议定书等明确规定,输入国家或地区法律法规要求对输入该国的水果果园和包装厂实施注册登记的,检验检疫机构应对其实行注册登记。

　　(1)果园注册登记。需填写《出境水果果园注册登记申请表》,随附果园土地承包、租赁或使用的有效证明等有效证明文件,以及果园示意图、平面图、果园质量管理体系文件、植保员有关资格证明或者相应技术学历证书复印件等材料一式两份,向所在地检验检疫机构办理水果果园注册登记手续。

　　(2)包装厂注册登记。需填写《出境水果包装厂注册登记申请表》,随附营业执照复印件、包装厂厂区平面图、包装工艺流程及简要说明、水果货源的果园名单及与果园签订有关水果生产或收购合约复印件、卫生质量管理体系文件等材料一式两份,向所在地检验检疫机构办理包装厂注册登记手续。

　　检验检疫机构对申请材料进行审核并现场考核,核准的颁发《出境水果果园注册登记证书》、《出境水果包装厂注册登记证书》。注册登记证书有效期为三年,届满前3个月可向所在地检验检疫机构申请换证。

　　3. 出境竹木草制品生产企业注册登记

　　国家质检总局负责出境竹木草制品(包括竹、木、藤、柳、草、芒等)生产、加工、存放企业的注册登记管理工作,直属检验检疫局负责辖区内的注册登记的审批、发证和监督管理工作,各地检验检疫机构负责辖区内的注册登记的受理、考核、日常监督管理和年审

工作。

（1）注册申请

从事出境竹木草制品生产的企业向所在地检验检疫机构办理注册登记手续,提交《出境竹木草制品生产企业注册登记申请表》、企业工商营业执照复印件、组织机构代码证复印件、林业主管部门颁发的木制品生产经营许可证、企业厂区平面图、要求标示企业的原料存放场所、生产加工车间、包装车间、成品库、除害处理设施、生产工艺流程图、除害处理设施情况及相关材料、生产加工过程中所使用主要原料、辅料清单及经有资质的检测机构出具的合格证明、企业防疫小组人员名单及相关资格证明材料、企业质量管理体系文件等材料一式两份。

（2）核准注册

出入境检验检疫机构对企业提交的申请材料进行书面审核,符合要求的,将组成 2 人以上的工作组对企业进行现场考核。对企业的厂区布局、环境卫生、设施、从业人员及管理等方面符合登记注册条件,并经现场考核合格的,向直属出入境检验检疫局上报并进行审批,符合要求的予以注册登记,并颁发《出境竹木草制品生产企业注册登记证书》。考核不合格或在整改期限内仍达不到要求的,出具《出境竹木草制品注册登记未获批准通知书》,半年内不得重新申请。《出境竹木草制品生产企业注册登记证书》有效期为 3 年,所在地检验检疫机构负责对获得注册登记资格的企业进行日常监管和年度审核。

四、出境植物及植物产品检疫监督管理

1. 对出境种苗花卉生产经营企业实施监督管理

检验检疫机构对出境种苗花卉生产企业建立诚信管理制度,做好良好和不良记录,鼓励企业诚实守信、合法经营。对伪造单证、逃避检验检疫、弄虚作假的企业、报检人或代理人,将取消其注册登记资格、报检资格,并按有关规定予以处罚。

2. 对出境水果果园和包装厂实施监督管理

检验检疫机构对出境水果果园和包装厂实施监督管理,在收获季节前对注册登记的果园、包装厂进行年度审核。

（1）注销注册登记

检验检疫机构实施监督管理中,发现有下列情形之一的,将注销其相关注册登记:①限期整改不符的;②隐瞒或瞒报质量和安全问题的;③拒不接受检验检疫机构监督管理的;④出现重大变更事项,未按规定重新申请注册登记的。

（2）处 3 万元以下罚款

检验检疫机构实施监督管理中,发现有下列情形之一的,将处 3 万元以下罚款:①来自注册登记的果园、包装厂的水果混有非注册登记的果园、包装厂水果的;②盗用果园、包装厂注册登记编号的;③伪造或编造产地供货证明的;④经检验检疫合格后的水果被调换的;⑤其它违反规定导致严重安全、卫生质量事故的。

3. 对出境竹木草制品生产企业实施监督管理

检验检疫机构负责对获得注册登记资格的企业实施日常监管和年度审核。

（1）申请换证或变更

注册登记企业出现以下情况之一的，应当向检验检疫机构办理申请换证或变更手续：①注册登记证书满 3 年有效期；②企业法定代表人、厂检员发生变化；③产品种类发生变化；④其他较大变更情况。

（2）重新申请注册登记

注册登记企业有以下情况之一的，应当向检验检疫机构重新申请注册登记：①企业生产加工工艺发生重大变化；②企业改建、扩建、迁址；③有其他重大变更情况。

（3）责令整改、暂停报检

出境竹木草制品生产企业出现以下情况之一的，检验检疫机构责令其整改，必要时暂停报检：①厂区卫生条件和防疫条件不符合要求；②不按规定要求进行除害处理；③出口产品有毒有害物质无法有效控制；④出口产品被检验检疫机构检出质量安全问题；⑤被输入国家或地区通报检出质量安全问题。

（4）取消注册登记

出境竹木草制品生产企业出现以下情况之一的，取消注册登记，一年内不得重新申请注册登记：①对发现的问题在限期内不能整改完成；②生产条件发生重大变化，不具备生产合格产品的条件；③一年内未有出口报检或被兼并不再生产竹木草制品；④隐瞒或瞒报质量安全问题；⑤拒不接受检验检疫机构监督管理；⑥变卖或出借注册登记证书；⑦伪造或变造注册登记证书的；⑧企业自行提出注销申请；⑨其他不符合检验检疫要求的。

■ 案例分析

草草工艺品进出口公司与日本松田商社签订了一份草制品销售合同，数量为 10 万个，货值 10 万美元。松田商社如期开来信用证后，草草工艺品进出口公司积极备货，并按合同的包装要求分别装入塑胶袋和纸箱。在当地出入境口岸办理报检时，被查出部分草制品没有按规定进行除害处理，产品质量出现安全问题。请分析，检验检疫机构对上述现象应如何处理，为什么？

■ 实例展示

上海贸易公司向日本大阪商社出口绿茶一批，根据我国进出境动植物检疫法与进出境动植物检疫法实施条例的有关规定，委托上海田方报检公司向当地检验检疫机构办理出境货物报检手续，双方签订了报检委托书。上海田方报检公司依据上海进出口公司提供的销售合同、发票、装箱单、检疫许可证等报检资料填写出境货物报检单，向当地出入境检验检疫机构办理出境货物的报检手续。

一、办理出口茶叶报检手续

1. 签订代理报检委托书

样例 6 - 1

代理报检委托书

编号:20140652

___上海市___ 出入境检验检疫局:

本委托人(备案号/组织机构代码___3101068854___)保证遵守国家有关检验检疫法律、法规的规定,保证所提供的委托报检事项真实、单货相符。否则,愿承担相关法律责任。具体委托情况如下:

本委托人将于___2014___年___6___月间进口/出口如下货物:

品名	中国绿茶	HS编码	0902.1090
数(重)量	1320 千克	包装情况	纸箱
信用证/合同号	XT173821	许可文件号	3108854627
进口货物 收货单位及地址			
其他特殊要求			

特委托___上海田方报检公司___(代理报检注册登记号___3100110908___),代表本委托人办理上述货物的下列出入境检验检疫事宜:

☑1. 办理报检手续;

☑2. 代缴纳检验检疫费;

☑3. 联系和配合检验检疫机构实施检验检疫;

☑4. 领取检验检疫证单。

☐5. 其他与报检有关的相关事宜_____

联 系 人:___李莉___

联系电话:___65788877___

本委托书有效期至___2014___年___6___月___30___日　　　　委托人(加盖公章)

上海贸易公司
业务专用章

2014 年 6 月 11 日

受托人确认声明

本企业完全接受本委托书。保证履行以下职责:

1. 对委托人提供的货物情况和单证的真实性、完整性进行核实;

2. 根据检验检疫有关法律法规规定办理上述货物的检验检疫事宜;

3. 及时将办结检验检疫手续的有关委托内容的单证、文件移交委托人或其指定的人员;

4. 如实告知委托人检验检疫部门对货物的后续检验检疫及监管要求。

如在委托事项中发生违法或违规行为,愿承担相关法律和行政责任。

联 系 人:___田方___

联系电话:___65788888___　　　　　　　　　　受托人(加盖公章)

上海田方报检公司
代理报检专用章

2014 年 6 月 15 日

2. 填写出境货物报检单

样例 6 − 2

 中华人民共和国出入境检验检疫
出境货物报检单

报检单位(加盖公章): 上海田方报检公司 代理报检专用章   *编号:＿＿＿＿＿＿＿＿

报检单位登记号:3100110908   联系人:田方   电话:65788888   报检日期:2014 年 6 月 18 日

发货人	(中文)上海贸易公司				
	(外文)SHANGHAI TRADING CORPORATION				
收货人	(中文)				
	(外文)OSAKA TRADE CORPORATION				

货物名称(中/外文)	HS 编码	产地	数/重量	货物总值	包装种类及数量
绿茶 GREEN TEA	0902.1090	杭州	1320 千克	95600 美元	132 箱

运输工具名称号码	CSCO V.5491		贸易方式	一般贸易	货物存放地点	上海市中山路 1321 号
合同号	TX20140602		信用证号	XT173821	用途	
发货日期	2014.06.30	输往国家(地区)	日本	许可证/审批证		3108854627
启运地	上海	到达口岸	大阪	生产单位注册号		HZ20104561

集装箱规格、数量及号码	

合同、信用证订立的检验检疫条款或特殊要求	标记及号码	随附单据(划"√"或补填)	
按照合同要求检验	OSAKA TX20140602 OSAKA C/NO. 1 − 132	☑合同 ☑信用证 ☑发票 ☑换证凭单 ☑装箱单 ☑厂检单	☑包装性能结果单 ☑许可/审批文件 □ □

需要证单名称(划"√"或补填)		*检验检疫费	
□品质证书 ＿正＿副 □重量证书 ＿正＿副 □数量证书 ＿正＿副 □兽医卫生证书 ＿正＿副 □健康证书 ＿正＿副 □卫生证书 ＿正＿副 □动物卫生证书 1 正 2 副	☑ 植物检疫证书 1 正 1 副 □熏蒸/消毒证书 ＿正＿副 ☑ 出境货物换证凭单 1 正 1 副	总金额 (人民币元)	
		计费人	
		收费人	

报检人郑重声明: 1. 本人被授权报检。 2. 上列填写内容正确属实,货物无伪造或冒用他人的厂名、标志、认证标志,并承担货物质量责任。 签名: 田方	领 取 证 单	
	日期	
	签名	

注:有"*"号栏由出入境检验检疫机关填写   ◆国家出入境检验检疫局制

二、出入境检验检疫局签证

样例 6 - 3

中华人民共和国出入境检验检疫
出境货物通关单

编号：310110218

1. 收货人 OSAKA TRADE CORPORATION		5. 标记及唛码
2. 发货人　上海贸易公司		OSAKA TX20140602 OSAKA C/NO. 1 - 132
3. 合同/提(运)单号 TX20140602	4. 输出国家或地区 中国	
6. 运输工具名称及号码 CSCO V. 5491	7. 目的地 日本	8. 集装箱规格及数量

9. 货物名称及规格 绿茶 GREEN TEA	10. HS 编码 0902109000	11. 申报总值 95600 美元	12. 数/重量、包装数量及种类 1320 千克 132 箱

13. 证明

上述货物业已报检/申报，请海关予以放行。
本通关单有效期至　2014 年 9 月 20 日

签字：许丽

日期：2014 年 6 月 20 日

14. 备注

任务二　　办理入境植物及植物产品的报检

案例导入

　　近日,上海外高桥局检验检疫人员对来自越南的越柬紫檀木原木进行检疫。该批货物共 44.4 立方米,两个 40 英尺集装箱装运,货值约 38 万美元。检验检疫人员在对该批货物进行现场查验时,发现大量虫粉并截获多种活体虫样,经实验室鉴定为柱体长小蠹,系锯谷盗科。柱体长小蠹适应性强、危害性大,一旦传播繁殖,将会带来巨大的经济损失,为此,检验检疫机构对其进行了有效处理。请分析,检验检疫机构处理的依据是什么? 为什么?

　　请思考下列问题:

1. 入境植物及植物产品报检的范围有哪些规定?

2. 入境植物及植物产品报检程序有哪几个具体环节及要求?

一、进境植物及植物产品报检范围

进境植物及植物产品的报检范围包括下列三大类:

1. 植物

植物是指栽培植物、野生植物及其种子、种苗及其他繁殖材料等。

2. 植物产品

植物产品是指来源于植物、未经加工或者虽然经加工但仍有可能传播病虫害的产品,如粮食、豆、棉花、油、麻、烟草、籽仁、干果、鲜果、蔬菜、生药材、木材和饲料等。

3. 其他检疫物

其他检疫物是指植物性废弃物等,如垫木、麻袋、纸和草帘。

国家禁止进境的植物及植物产品包括三类:(1)动植物病原体(包括菌种、毒种等)、害虫及其他有害生物;(2)动植物疫情流行的国家和地区的有关动植物、动植物产品和其他检疫物;(3)土壤。口岸动植物检疫机关一经发现国家禁止进境的植物及植物产品,将作退回或者销毁处理。

二、入境植物及植物产品报检工作程序

进境植物及植物产品报检流程如图 7-2 所示:

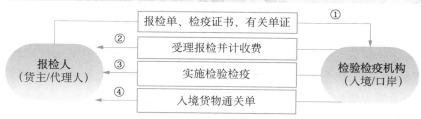

图 7 - 2 入境植物及植物产品报检流程

1. 进境水果报检程序

我国对入境水果的种类有明确的规定。货主或其代理人在水果、烟叶和茄科蔬菜入境前，填写入境货物报检单并随附进口贸易合同、国外发票、提单、进境动植物检疫许可证、输出国官方植物检疫证书和产地证等有关文件向口岸检验检疫机构报检。对来自美国、日本、韩国和欧盟的货物，应按规定提供有关包装情况的证书或声明。检疫机构检疫合格的，签发入境货物通关单，准予入境。

2. 进境粮食、饲料报检程序

货主或其代理人在粮食和饲料入境前，应填写入境货物报检单并随附进口贸易合同、国外发票、提单、进境动植物检疫许可证、输出国官方植物检疫证书、约定的检验方法标准或成交样品、产地证和其他有关文件向入境口岸检验检疫机构报检。

3. 进境植物繁殖材料报检程序

货主或其代理人在植物种子、种苗入境 7 日前，填写入境货物报检单并随附合同、发票、提单、进境动植物检疫许可证、《引进种子、苗木检疫审批单》及输出国官方植物检疫证书和产地证等有关文件向检验检疫机构报检，预约检疫时间。对来自美国、日本、韩国和欧盟的货物，应按规定提供有关包装情况的证书或声明。经检验检疫机构实施现场检疫或处理合格的，签发入境货物通关单。

4. 进境干果、干菜、原糖、天然树脂和土产类报检程序

货主或其代理人在干果、干菜、原糖、天然树脂、土产类等货物入境前，应持进口贸易合同和输出国官方出具的植物检疫证书向检验检疫机构报检，约定检疫时间。需要办理检疫审批的（如干辣椒等），在货物入境前事先提出申请。经检验检疫机构实施现场检疫、实验室检疫或经检疫处理，合格的，签发入境货物通关单，准予入境。

5. 进境原木报检程序

货主或其代理人进口原木，在该货物入境前，持进口贸易合同、国外发票和输出国家或地区官方检疫部门出具的植物检疫证书，证明不带有中国关注的检疫性有害生物或双边植物检疫协定中规定的有害生物和土壤，进口原木带有树皮的，应在植物检疫证书中注明除害处理方法、使用药剂、剂量、处理时间和温度，进口原木不带树皮的，应在植物检疫证书中做出声明，持有关资料向检验检疫机构报检。

6. 其他植物产品报检程序

货主或其代理人进口植物性油类及植物性饲料，包括草料、颗粒状或粉状成品饲料的原料和配料以及随动物出入境的饲料，在上述货物入境前，持进口贸易合同、国外发票和输出国官方植物检疫证书等有关资料向检验检疫机构报检，约定检验检疫时间。经检验检疫机

构实施现场和实验室检疫合格的,签发《入境货物通关单》,准予入境。

7. 进境栽培介质报检程序

入境栽培介质的货主或其代理人应在入境前,持检疫审批单向进境口岸检验检疫机构报检,并提供贸易合同、信用证、发票和输出国官方植物检疫证书,检疫证书上须注明栽培介质经检疫符合中国的检疫要求。

8. 入境转基因产品报检程序

转基因产品是指国家《农业转基因生物安全管理条例》规定的农业转基因生物及其他法律法规规定的转基因生物与产品,包括通过贸易、来料加工、邮寄、携带、生产、代繁、科研、交换、展览、援助、赠送以及其他方式的进出境转基因产品。国家质检总局对进境转基因动植物及其产品、微生物及其产品和食品实行申报制度。

(1) 进境转基因产品的报检

货主或其代理人在转基因产品入境前,应填写《入境货物报检单》,在其货物名称栏中注明转基因产品,并按规定提供有关单证,包括《农业转基因生物安全证书》或相关批准文件和《农业转基因生物标识审查认可批准文件》等有关资料向检验检疫机构报检,约定检验检疫时间。经检验检疫机构实施现场和实验室检疫,合格的,准予入境。

(2) 过境转基因产品的报检

货主或其代理人对过境的转基因产品,应事先向国家质检总局提出过境许可申请,并提交《转基因产品过境转移许可证申请表》、输出国家或者地区有关部门出具的国(境)外已进行相应的研究证明文件,或者已允许作为相应用途并投放市场的证明文件、转基因产品的用途说明、拟采取的安全防范措施和其他相关资料。国家质检总局自收到申请之日起 20 日内做出答复,对符合要求的,签发《转基因产品过境转移许可证》并通知进境口岸检验检疫机构。对不符合要求的,签发不予过境转移许可证,并说明理由。

过境转基因产品进境时,货主或其代理人须持规定的单证和过境转移许可证向进境口岸检验检疫机构申报,经检验检疫机构审查合格的,准予过境,并由出境口岸检验检疫机构监督其出境。对改换原包装及变更过境线路的过境转基因产品,应当按照规定重新办理过境手续。

三、入境植物及植物产品检疫审批

1. 检疫审批对象

下列对象必须事先办理检疫审批手续:

(1) 贸易性的进境植物及植物产品

烟草类:如烟叶、烟草薄片;粮谷类:小麦、稻谷、高粱、玉米等,不包括大米等加工品;豆类:大豆、绿豆等;薯类:马铃薯、甘薯等,不包括其加工品;饲料类:豆饼、麦麸等;果蔬类:新鲜水果、番茄等进境物,则由国家质检总局审批。

(2) 非禁止进境的植物繁殖材料的国外引种

如为非禁止进境的植物繁殖材料的国外引种,如种子、种苗,则由国务院农业或林业行政主管部门及各省、自治区、直辖市农业(林业)厅(局)审批。

（3）科研需要的禁止植物病原体、害虫及其他有害生物

因科学研究等特殊需要，引进进境动植物检疫法所禁止的植物病原体、害虫及其他有害生物，向国家质检总局办理禁止进境物特许检疫审批手续。

（4）带有土壤或生长介质的植物繁殖材料

相关链接

有害生物简介

一、小蠹虫

小蠹为中小型甲虫，体长 1.0—9.0 毫米，为圆柱形或长卵形，全身一色，少数有花斑纹。可分为以下几类：

1. 食草类。在无木质部的植物茎内生活取食，如食苜蓿属的根、野豆角的主茎、草本植物的果枝，也能生活于木本植物上。

2. 食种籽类。有的种类取食果实内部的种籽，也有的取食裸子植物种籽，如北美属（光小蠹族）专门危害松塔。

3. 食髓类。在细枝的髓心中取食，多发生在新热带区。

4. 食材类。它以木质部为主要食物来源。

5. 食材菌类。其与真菌共生，在修筑坑道时将真菌带入坑道内，真菌生长后供小蠹虫取食。

小蠹虫危害范围较广，从活树到木材，从强树到弱树，从整材到枝条，从针叶树到阔叶树，从森林到园林，从木本到草本，无一不受其害。小蠹虫生活在植物体内，加上虫体微小，不易发现，极易随种苗和木材等的调运而传播蔓延，在我国南方很易成活。对从热带、亚热带进口的木材、木质包装应特别注意。

二、松材线虫

松材线虫长约 1 毫米左右，蠕虫状，需在显微镜下观察，其分布于美国、加拿大、墨西哥、日本、韩国、朝鲜和我国的江苏、浙江、安徽、山东和广东等局部地区。

松材线虫危害松树及其他针叶树。松材线虫侵害后，松树水分疏导受阻，导致松树针叶迅速失绿、变黄，尔后约 2 个月枯萎死亡。我国于 1982 年在南京中山陵附近死亡的黑松上首次发现松材线虫，随后又在广东、浙江、山东相继发现孤立疫点。据分析，是随来自疫区国家货物的木质包装材料传入的，目前已造成 1600 余万株松树死亡。我国约有 8.5 亿亩的针叶树林资源，由于我国广泛存在松材线虫的高效传播媒介——松墨天牛，气候条件适合松材线虫的生长，又缺乏天敌，因此要高度警惕。

2. 检疫审批程序

按检验检疫的性质，可分为一般检疫审批和特许检疫审批两种程序。

(1) 一般检疫审批的程序

① 烟草类、粮谷类、豆类、薯类、饲料类、果蔬类等进境物,该货主、物主或其代理人应在签订贸易合同前办理申请检疫审批手续,须填写《进境动植物检疫许可证申请表》,通过"进出境动植物检疫许可证管理系统"在网上向直属检验检疫局申报。直属检验检疫局受理并经初审后,上报给国家质检总局审批。经国家质检总局审核,对符合审批要求的,签发《中华人民共和国进境动植物检疫许可证》。货主、物主或其代理人持《进境动植物检疫许可证》在入境口岸直属检验检疫局办理检疫手续,经检疫合格后获取《入境通关单》。

② 引进非禁止进境的植物繁殖材料的,引种单位、个人或其代理人应在签订贸易合同前按照国务院农业或林业行政主管部门及各省、自治区、直辖市农业(林业)厅(局)的有关要求申请办理检疫审批手续,并在贸易合同中列明检疫审批提出的检疫要求。在植物繁殖材料进境前 10—15 日,将《进境动植物检疫许可证》或《引进种子、苗木检疫审批单》、《引进林木种子、苗木和其他繁殖材料检疫审批单》送往入境口岸直属检验检疫局办理备案手续。

(2) 特许检疫审批的程序

① 引进单位或个人或其代理人因特殊原因引进带有土壤或生长介质的植物繁殖材料,应在贸易合同签订前,向国家质检总局申请办理输入土壤和生长介质的特许检疫审批手续。应在网上提交《进境动植物检疫许可证申请表》,随附栽培介质的成分检验、加工工艺流程、防止有害生物土壤感染的措施、有害生物检疫报告和申请单位法人资格证明复印件等有关材料。经审查合格,由国家质检总局签发《中华人民共和国进境动植物检疫许可证》,并签署进境检疫要求,指定进境口岸和限定使用范围及时间。

② 引进的禁止入境物确属科学研究等特殊需要,要求引进单位或个人提供上级主管部门的证明,详细说明"特批物"的品名、品种、产地和引进的特殊需要、使用方式以及引进单位具有符合检疫要求的监督管理措施。引进单位办理审批时,到当地检验检疫机构领取《进境动植物检疫许可证申请表》,填写好该表后,随附申请单位法人资格证明复印件、详细说明进口禁止入境物的用途及防疫措施的书面申请报告和省部级科研立项报告等证明文件,一起交至受理机构。当地检验检疫机构进行初审,合格的,出具初审意见并加盖公章后,报国家质检总局审批。国家质检总局根据特批物进境后的特殊需要和使用方式决定批准数量,提出检疫要求,指定进境口岸并委托有关口岸检验检疫机构核查和监督使用。

3. 重新申请检疫审批

办理进境检疫审批手续后,有下列情况之一的,货主、物主或者其代理人应当重新申请办理检疫审批手续:(1)变更进境物的品种或者数量的;(2)变更输出国家或者地区的;(3)变更进境口岸的;(4)超过检疫审批有效期的。

四、入境植物及植物产品检疫监督管理

国家动植物检疫局和口岸动植物检疫机关对进境植物和植物产品的生产、加工、存放过程实行检疫监督制度。主要涵盖六个方面:(1)进境物和植物种子、种苗及其他繁殖材料,需要隔离种植的,在隔离期间,应当接受口岸动植物检疫机关的检疫监督;(2)对进境植物检疫需要进行熏蒸、消毒处理的,由口岸动植物检疫机关对熏蒸、消毒工作进行监督、指导,并负

责出具熏蒸、消毒证书;(3)口岸动植物检疫机关可根据需要,在机场、港口、车站、仓库、加工厂、农场等生产、加工、存放进境植物、植物产品和其他检疫物的场所实施植物疫情监测,有关单位应当配合;(4)进境植物、植物产品和其他检疫物,装载植物、植物产品和其他检疫物的装载容器、包装物,运往保税区(含保税工厂、保税仓库等)的,在进境口岸依法实施检疫;(5)口岸动植物检疫机关可以根据具体情况实施检疫监督;(6)经加工复运出境的,依照进出境动植物检疫法及实施条例的有关规定办理。

■ 案例分析

2014年上半年,上海浦江检验检疫局工作人员在西郊农产品中心连续多次从菲律宾产香蕉中截获检疫性有害生物——新菠萝灰粉蚧,共计161.77公吨、货值10.93万美元,所有染疫水果均在检验检疫工作人员监督下销毁。请分析,检验检疫机构处理的依据是什么?为什么?

■ 实例展示

近日,上海田方报检公司与上海圆圆贸易公司签订了报检委托书,代其办理玉米入境报检手续。当日,上海圆圆贸易公司收到货代公司发出的到货通知后,填写入境货物报检单,并随附进境动植物检疫许可证、阿根廷植物检疫证书、购货合同书、外国发票、装箱单、提单等资料,向上海检验检疫机构办理入境报检手续。

一、办理玉米入境报检手续

1. 签订代理报检委托书

样例 6 - 4

代理报检委托书

编号:20141265

　　__上海市__ 出入境检验检疫局:

本委托人(备案号/组织机构代码 __310552135__)保证遵守国家有关检验检疫法律、法规的规定,保证所提供的委托报检事项真实、单货相符。否则,愿承担相关法律责任。具体委托情况如下:

本委托人将于 __2014__ 年 __10__ 月间进口/出口如下货物:

品名	玉米	HS 编码	1005.9000
数(重)量	8000 千克	包装情况	包
信用证/合同号	YY201147	许可文件号	310143268
进口货物 收货单位及地址	上海圆圆贸易公司 上海市江西路 229 号		
其他特殊要求			

特委托 __上海田方报检公司__ (代理报检注册登记号 __3100110908__),代表本委托人办理上述货物的下列出入境检验检疫事宜:

☑1. 办理报检手续;

☑2. 代缴纳检验检疫费；

☑3. 联系和配合检验检疫机构实施检验检疫；

☑4. 领取检验检疫证单。

□5. 其他与报检有关的相关事宜＿＿＿＿＿＿＿＿

联 系 人：王琳

联系电话：62781488

本委托书有效期至　2014　年　10　月　31　日　　　　委托人（加盖公章）

上海圆圆贸易公司
业务专用章

2014 年 10 月 8 日

受托人确认声明

本企业完全接受本委托书。保证履行以下职责：

1. 对委托人提供的货物情况和单证的真实性、完整性进行核实；

2. 根据检验检疫有关法律法规规定办理上述货物的检验检疫事宜；

3. 及时将办结检验检疫手续的有关委托内容的单证、文件移交委托人或其指定的人员；

4. 如实告知委托人检验检疫部门对货物的后续检验检疫及监管要求。

如在委托事项中发生违法或违规行为，愿承担相关法律和行政责任。

联 系 人：田方

联系电话：65788888　　　　　　　　　　　受托人（加盖公章）

上海田方报检公司
代理报检专用章

2014 年 10 月 8 日

2. 填写入境货物报检单

样例 6 - 5

中华人民共和国出入境检验检疫
入境货物报检单

报检单位（加盖公章）：上海田方报检公司 代理报检专用章　　　　　　　　　　＊编号：＿＿＿＿＿＿

报检单位登记号：3100110908　　　　联系人：田方　电话：65788888　　　　报检日期：2014 年 10 月 9 日

收货人	（中文）上海圆圆贸易公司		企业性质（划"√"）		□合资　□合作　□外资	
	（外文）SHANGHAI YUANYUAN TRADING CORPORATION					
发货人	（中文）					
	（外文）YAMAHA TRADING CORPORATION					

货物名称（中/外文）	HS 编码	原产国	数/重量	货物总值	包装种类及数量
玉米 MAIZE	1005.9000	阿根廷	8000 千克	80000 美元	800 包

运输工具名称号码		COCO854		合同号	YY201147
贸易方式	一般贸易	贸易国别（地区）	阿根廷	提单/运单号	COCO3214
到货日期	2014.10.8	启运国家（地区）	阿根廷	许可证/审批号	310143268
卸毕日期	2014.10.8	启运口岸	圣克鲁兹	入境口岸	吴淞海关
索赔有效期至	2015.10.8	经停口岸		目的地	上海
集装箱规格、数量及号码		1×40'/ TEXU31203456411			

续表

合同订立的特殊条款以及其他要求	根据合同要求检疫	货物存放地点	上海逸仙路 214 号
		用 途	

随附单据（划"√"或补填）		标记及号码	*外商投资财产（划"√"）	□是□否

☑合同	☑到货通知		*检验检疫费	
☑发票	☑装箱单	SYT YY201147 SHANGHAI C/NO. 1 - 800	总金额（人民币元）	
☑提/运单	□质保书			
□兽医卫生证书	□理货清单			
☑植物检疫证书	□磅码单		计费人	
□动物检验证书	☑验收报告			
□卫生证书	□		收费人	
☑原产地证				
☑许可/审批文件				

报检人郑重声明： 1. 本人被授权报检。 2. 上列填写内容正确属实。 签名：　田方	领取证单	
	日期	
	签名	

注：有"＊"号栏由出入境检验检疫机关填写　　　　　　◆国家出入境检验检疫局制

二、出入境检验检疫局签证

样例 6 - 6

中华人民共和国出入境检验检疫
入境货物通关单

编号：310128854

1. 收货人 　上海圆圆贸易公司		5. 标记及唛码 　SYT 　YY201147 　SHANGHAI 　C/NO. 1 - 800
2. 发货人 　YAMAHA TRADING CORPORATION		
3. 合同/提(运)单号 　YY201147/COCO3214	4. 输出国家或地区 　阿根廷	
6. 运输工具名称及号码 　COCO854	7. 目的地 　　　　上海	8. 集装箱规格及数量 　1×40'
9. 货物名称及规格 　玉米 　＊＊＊＊＊＊＊＊＊＊＊＊ ＊＊＊＊＊＊＊＊＊＊＊＊	10. HS 编码 　1005.9000　　11. 申报总值 　　　　　80000 美元	12. 数/重量、包装数量及种类 　8000 千克 　800 包
13. 证明 　上述货物业已报验/申报，请海关予以放行。 　本通关单有效期至　2015 年 1 月 10 日 　签字：吴仪		日期：2014 年 10 月 10 日
14. 备注		

★★★★★ 知识技能训练 ★★★★★

一、单项选择题

1. 以下不属于贸易性进境植物及植物产品的是（　　）。

A．小麦　　　　　　B．稻谷　　　　　　C．玉米　　　　　　D．大米加工产品

2. 以下贸易性进境植物及植物产品由国家质检总局审批的是（　　）。

A．饲料类　　　　　B．粮谷类　　　　　C．果蔬类　　　　　D．薯类

3. 进境植物及植物产品经检验检疫合格后签发（　　）。

A．入境货物通关单　B．出境货物通关单　C．检验检疫证书　D．报关单

4. 检验检疫机构对出境水果果园和包装厂实施监督管理，以下（　　）不属于注销注册登记的情况是（　　）。

A．隐瞒或瞒报质量和安全问题的

B．盗用果园、包装厂注册登记编号的

C．拒不接受检验检疫机构监督管理的

D．出现重大变更事项未重新申请注册登记的

二、多项选择题

1. 进境植物及植物产品的报检范围分为（　　）三大类。

A．植物　　　　　　B．植物产品　　　　C．其他报检物　　　D．木材

2. 以下属于国家禁止进境的植物及植物产品的是（　　）。

A．动植物病原体、害虫及其他有害生物　　B．来自动植物疫情流行地的植物及产品等

C．土壤　　　　　　　　　　　　　　　　D．其他报检物

3. 贸易性进境植物及植物产品分为（　　）。

A．烟草类　　　　　B．粮谷类　　　　　C．豆类　　　　　　D．果蔬类

4. 办理进境检疫审批手续后有以下情况之一的，应当重新申请办理检疫审批手续。（　　）

A．变更进境物的品种或者数量的　　　　　B．变更输出国家或者地区的

C．变更进境口岸的　　　　　　　　　　　D．超过检疫审批有效期的

5. 检验检疫机构对出境水果果园和包装厂实施监督，发现以下情形之一的，将注销注册登记。（　　）

A．伪造或编造产地供货证明的

B．隐瞒或瞒报质量和安全问题的

C．拒不接受检验检疫机构监督管理的

D．出现重大变更事项未重新申请注册登记的

三、判断题

1. 因科学研究需要，引进法律所禁止的有害生物，需向口岸检验检疫机构办理禁止进境物特许检疫审批手续。（　　）

2. 烟草类、粮谷类等进境物，该货主应在签订贸易合同前办理检疫审批手续申请。（　　）

3. 出境竹木草制品生产企业出现伪造或变造注册登记证书的，将取消注册登记。（　　）

4. 出境竹木草制品生产企业出现不按规定要求进行除害处理的，将取消注册登记。

（ ）

5. 出境竹木草制品生产企业出现加工工艺发生重大变化的,需重新申请注册登记。（ ）

6. 非贸易性出境的植物及植物产品不需要报检。（ ）

7. 引进非禁止进境的植物繁殖材料的,按照国务院农业或林业行政主管部门及各省、自治区、直辖市农业(林业)厅(局)的有关要求申请办理报检手续。（ ）

8. 进口原木不带树皮的,应在植物检疫证书中作出声明。（ ）

9. 对于实施标识管理的进境转基因产品,检验检疫机构核查标识,符合《农业转基因生物标识审查认可批准文件》的,准予进境。（ ）

四、流程示意题

根据进境植物及植物产品报检流程填写下表:

操作步骤	基本内容	有关单证
1		
2		
3		
4		

五、操作题

1. 操作资料

受委托人:上海三王报检公司

电话:021 - 58332221

注册登记号:3105522414

报检员姓名:王立

检验检疫机构:上海出入境检验检疫局

合同号:2014120014

代理报检事宜:第 1 至第 4 条

出口商名称:上海绿色贸易公司(组织代码 310872014312)

进口商名称:WSIKY TRADE CORPORATION

商品名称:茶叶

货物产地:苏州

商品编码:(自查商品编码)

包装:800 纸箱

重量体积:总毛重 8000 公斤、总净重 7000 公斤

许可证号:3109854128

船名航次:CSCO V. 21W

贸易方式:一般贸易

货物存放地:苏州市人民路 140 号

装运日期:2014 年 12 月 5 日

生产单位注册号:2014011457

启运地:上海

到达口岸:悉尼

随附单据:合同、发票、装箱单、许可证

需要证单名称:检验检疫证书

2. 操作要求

请你以上海三王报检公司报检员王立的身份,填写下列代理报检委托书和出境货物报检单。

代理报检委托书

编号:

_____出入境检验检疫局:

本委托人(备案号/组织机构代码_____)保证遵守国家有关检验检疫法律、法规的规定,保证所提供的委托报检事项真实、单货相符。否则,愿承担相关法律责任。具体委托情况如下:

本委托人将于____年____月间进口/出口如下货物:

品 名		HS 编码	
数(重)量		包装情况	
信用证/合同号		许可文件号	
进口货物收货单位及地址		进口货物提/运单号	
其他特殊要求			

特委托_____(代理报检注册登记号_____),代表本委托人办理上述货物的下列出入境检验检疫事宜:

☐1. 办理报检手续;

☐2. 代缴纳检验检疫费;

☐3. 联系和配合检验检疫机构实施检验检疫;

☐4. 领取检验检疫证单。

☐5. 其他与报检有关的相关事宜_____

联 系 人:_____

联系电话:_____

本委托书有效期至____年____月____日   委托人(加盖公章)

年   月   日

受托人确认声明

本企业完全接受本委托书。保证履行以下职责:

1. 对委托人提供的货物情况和单证的真实性、完整性进行核实;

2. 根据检验检疫有关法律法规规定办理上述货物的检验检疫事宜;

3. 及时将办结检验检疫手续的有关委托内容的单证、文件移交委托人或其指定的人员;

4. 如实告知委托人检验检疫部门对货物的后续检验检疫及监管要求。

如在委托事项中发生违法或违规行为,愿承担相关法律和行政责任。

联 系 人:_____

联系电话:_____   受托人(加盖公章)

年   月   日

中华人民共和国出入境检验检疫
出境货物报检单

报检单位(加盖公章)：　　　　　　　　　　　　　　　　　　　　 ＊编号：＿＿＿＿＿＿

报检单位登记号：　　　联系人：　　　电话：　　　　　　　　　　报检日期：

发货人	（中文）	
	（外文）	
收货人	（中文）	
	（外文）	

货物名称(中/外文)	HS 编码	产地	数/重量	货物总值	包装种类及数量

运输工具名称号码		贸易方式		货物存放地点	
合同号		信用证号		用途	
发货日期		输往国家(地区)		许可证/审批证	
启运地		到达口岸		生产单位注册号	
集装箱规格、数量及号码					

合同、信用证订立的检验检疫条款或特殊要求	标记及号码	随附单据(划"√"或补填)	
		□合同 □信用证 □发票 □换证凭单 □装箱单 □厂检单	□包装性能结果单 □许可/审批文件 □ □ □ □

需要证单名称(划"√"或补填)		＊检验检疫费	
□品质证书　　__正__副 □重量证书　　__正__副 □数量证书　　__正__副 □兽医卫生证书　__正__副 □健康证书　　__正__副 □卫生证书　　__正__副 □动物卫生证书　__正__副	□植物检疫证书　　__正__副 □熏蒸/消毒证书　　__正__副 □出境货物换证凭单　__正__副	总金额 (人民币元)	
		计费人	
		收费人	

报检人郑重声明：	领取证单	
1. 本人被授权报检。 　2. 上列填写内容正确属实,货物无伪造或冒用他人的厂名、标志、认证标志,并承担货物质量责任。 　　　　　　　　　　　　　　签名：＿＿＿＿	日期	
	签名	

注:有"＊"号栏由出入境检验检疫机关填写　　　　　　　　　　　　◆国家出入境检验检疫局制

项目七
玩具出入境报检业务

学习与考证目标

- 了解玩具出入境检验检疫相关法律法规
- 熟悉玩具出入境报检的基本程序
- 明确玩具出入境监督管理制度的主要作用
- 掌握玩具出入境报检的程序及要求
- 具备玩具出入境报检工作的基本能力

为了加强对出入境玩具的监督管理,我国分别于 2009 年、2010 年颁布了《进出口玩具检验监督管理办法》和《进出口玩具检验监督管理工作细则》。根据相关规定,凡列入《出入境检验检疫机构实施检验检疫的进出境商品目录》内的进出口玩具,必须实施检验检疫。国家质检总局主管全国进出口玩具检验监督管理工作,各地的检验检疫机构负责辖区内进出口玩具的检验监督管理工作。

一个专业报检公司代理的出入境报检业务多种多样,进出口玩具的报检也是其中之一。为此,田方先生要了解进出口玩具的报检范围、程序和要求,掌握报检单据的填写方法,具备进出口玩具报检工作的基本能力。

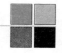

任务一 办理出境玩具的报检

案例导入

2014 年 2 月，琳琳玩具公司与韩国大宇贸易公司签订了一份智力玩具销售合同。该公司根据合同的有关规定进行加工生产，办理出口货物运输手续，并委托当地一家专业报检公司代理出口玩具报检业务。由于琳琳玩具公司生产智力玩具的一小部分材料不符合国家有关卫生标准，在代理报检时也未明确告知，采取了蒙蔽手段出境，致使这批玩具到达韩国入境口岸检疫时，查出危害性化学成分，被全部退回。请分析，出入境检验检疫机构依法应对琳琳玩具公司如何处理，为什么？

请思考下列问题：

1. 出境玩具企业的注册登记有哪些具体规定？
2. 出境玩具报检的范围有哪些规定？
3. 出境玩具报检程序有哪几个具体环节及要求？

一、出境玩具报检的范围

列入《出入境检验检疫机构实施检验检疫的进出境商品目录》内、设计并预定供儿童玩耍的进出口玩具，主要包括 HS 编码为 9501.0000 的供儿童乘骑的带轮玩具及玩偶车；9502.1000 玩偶（无论是否着装）；9503.1000 玩具电动火车；9503.2000 缩小的全套模型组件；9503.3000 其他建筑套件及建筑玩具；9503.4100 填充的玩具动物；9503.4900 其他玩具动物；9503.5000 玩具乐器；9503.6000 智力玩具；9503.7000 组装成套的其他玩具；9503.8000 其他带动力装置的玩具及模型；9503.9000 其他未列明的玩具等。

二、出境玩具企业的注册登记

检验检疫机构对列入目录内的出口玩具，按照国家质检总局相关规定实施注册登记。出口未获得注册登记的，由检验检疫机构没收违法所得，并处货值金额 10% 以上 50% 以下罚款。出口玩具生产企业应当向所在地检验检疫机构申请出口玩具注册登记，如图 7-1 所示。

申请材料主要包括五个方面：(1)企业营业执照(复印件)；(2)注册登记申请书(样例 7-1)；(3)玩具的首件产品名称、相片、货号、检测报告、使用的原材料、生产工艺；(4)拟出口玩具的国家或地区；(5)使用特殊化学物质的，须提供化学物质的安全分析表或者有关

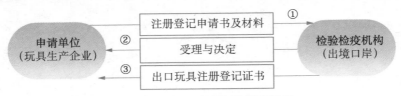

图 7 - 1 出口玩具注册登记程序

机构的毒理测试或者评估报告;(6)属于贴牌产品的,应提供品牌商对产品设计的确认书和品牌商对企业授权生产的证明文件等;(7)厂区平面图、车间平面图、工艺流程图、产品描述和使用原料等;(8)专业技术人员、生产设备、检验手段等证明文件;(9)工艺与技术文件;(10)质量管理体系文件;(11)产品符合拟出口国家或者地区有关法律、法规、标准、要求的声明。

检验检疫机构对符合出口玩具注册登记要求的企业,颁发《出口玩具注册登记证书》,证书有效期3年。出口玩具生产企业应当在出口玩具的销售包装上,标注出口玩具注册登记证书号。

样例 7 - 1

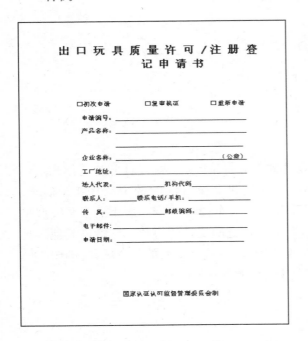

三、出境玩具检验检疫工作程序

出境玩具检验检疫的报检流程如图 7 - 2 所示:

出口玩具由产地检验检疫机构实施检验的,经检验合格后出具换证凭单,并在规定的期限内,凭换证凭单向口岸检验检疫机构申请查验,换发通关单。在口岸检验检疫机构进行检验的,直接出具出境货物通关单。出口玩具经检验不合格的,出具不合格通知单。

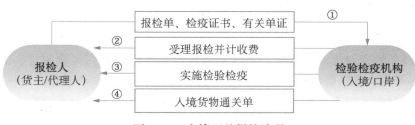

图 7-2　出境玩具报检流程

1. 报检时限

出口玩具出境时,货主或代理人在规定的时间内,向当地的出入境检验检疫局办理报检手续,原则上实施产地检验检疫。

2. 报检所需单据

出境货物报检时,应提交出境货物报检单、合同、装箱单、出口玩具注册登记证书、符合输入国家或者地区的标准或者技术法规要求的声明(如无明确规定的,提供该批货物符合我国国家技术规范的强制性要求的声明)、玩具实验室出具的检测报告和规定的其他材料。

3. 施检签证

检验检疫机构按照输入国家或者地区的技术法规和标准实施检验,如贸易双方约定的技术要求高于技术法规和标准的,按照约定要求实施检验。输入国家或者地区的技术法规和标准无明确规定的,按照我国国家技术规范的强制性要求实施检验。政府间已签订协议的,应当按照协议规定的要求实施检验。经检验符合规定的,出具换证凭单或出境货物通关单。

四、出境玩具监督管理

1. 对企业的监督管理

检验检疫机构应在实施出口玩具注册登记及企业分类管理制度的基础上,对出口玩具生产企业实施监督管理。具体内容如下:

(1)生产质量管理体系的监督

对出口玩具生产企业是否保持其生产质量管理体系有效运行实施监督检查,必要时可抽取注册登记产品类别的代表性产品进行监督检测。

(2)初次或新产品的监督

检验检疫机构应对出口玩具生产企业首件产品台账及相关检测情况,尤其是对新产品相关资料,实施监督核查。核查内容应包括:出口玩具生产企业是否按照出口玩具注册登记单元,建立出口玩具首件产品台账;台账内容是否详细记录首件产品品名、品牌、货号、使用高风险原材料货号/批号、关键原材料或关键元器件变化情况、使用特殊化学物质情况、出口目的地、检测报告编号、检测单位以及数码照片等相关信息。必要时,可依据企业申报的出口玩具首件产品信息,按照产品外观结构及功能、原材料、制造工艺相同或相似,适用年龄组相同的原则,划分首件产品检测单元,对玩具实验室出具的检测结果实施抽查验证。

(3) 高风险原材料的监督

检验检疫机构应对出口玩具生产企业高风险原材料台账及高风险原材料的相关检测、使用、核销等情况实施监督核查。核查内容应包括:出口玩具生产企业是否对出口玩具所使用的高风险原材料实施批次管理,并建立出口玩具所使用高风险原材料台账;台账内容是否详细记录高风险原材料(如:涂料、邻苯二甲酸酯增塑剂或含邻苯二甲酸酯增塑剂的塑胶原材料等)的进货时间、货号、批号、数量、制造商、供应商、检测报告编号、检测单位、领用核销情况等信息。必要时,可依据企业建立的出口玩具所使用高风险原材料台账,对玩具实验室出具的检测结果实施抽查验证。

(4) 外包或采购的监督

检验检疫机构应对出口玩具生产企业分包或外购过程实施监督核查。核查内容应包括:出口玩具生产企业对出口玩具成品或具有独立玩耍使用功能的部件进行分包或外购时,是否选择获得《出口玩具注册登记证书》的企业为其分包商或供应商;是否建立分包商或供应商档案;是否对分包或外购过程及产品进行控制并实施批次管理,确保可追溯性。

对监督管理发现的出口玩具监督检测结果不合格,以及首件产品台账管理、高风险原材料批次管理、分包或外购过程及产品控制管理不符合规定要求的,检验检疫机构应责令其限期整改(整改期限不超过三个月),并在整改期间对其实施重点监督管理。

2. 召回监督管理

国家质检总局负责统一组织协调进出口玩具召回的监督管理工作。直属检验检疫机构根据国家质检总局的要求,具体负责进出口玩具的缺陷调查及召回的组织、协调和日常监督管理工作。具体内容如下:

(1) 出口玩具商是否积极配合召回事宜

直属检验检疫机构应监督出口玩具生产企业、经营公司或品牌商在获知其产品被国外相关部门发布公告责令召回时,是否在 24 小时内报告并提交相关材料;同时,是否积极配合检验检疫机构开展缺陷产品调查。对应报告而未报告或不积极配合调查的,直属检验检疫机构应对其实施重点监督管理。

(2) 对造成重大影响出口玩具商的处罚

对召回数量较大或造成重大影响的出口玩具,直属检验检疫机构应责令生产企业、经营公司或品牌商立即停止缺陷产品的生产和出口。

对出口玩具的生产企业、经营公司或品牌商报告的产品召回信息,以及国外相关部门向国家质检总局通报的我国出口玩具召回公告或预警通报案例,直属检验检疫机构组织相关部门对缺陷产品进行调查及风险评估,并将调查结果及风险评估报告上报国家质检总局。

五、相应的法律责任

1. 擅自出口

擅自出口未经检验的出口玩具的,由检验检疫机构没收违法所得,并处货值金额5%以上20%以下罚款。

2. 违法交易

违法交易有三种情况:(1)出口玩具的发货人、代理报检企业、快件运营企业、报检人员未如实提供出口玩具的真实情况,取得检验检疫机构的有关证单,或者逃避检验的,由检验检疫机构没收违法所得,并处以货值金额5%以上20%以下罚款。情节严重的,同时撤销其报检注册登记、报检从业注册;(2)出口玩具的发货人委托代理报检企业、出入境快件运营企业办理报检手续,未按照规定向代理报检企业、出入境快件运营企业提供所委托报检事项的真实情况,取得检验检疫机构的有关证单的,检验检疫机构对委托人没收违法所得,并处货值金额5%以上20%以下罚款;(3)代理报检企业、出入境快件运营企业、报检人员对委托人所提供情况的真实性未进行合理审查或者因工作疏忽,导致骗取检验检疫机构有关证单的结果的,由检验检疫机构对代理报检企业、出入境快件运营企业处以2万元以上20万元以下罚款,情节严重的,同时撤销其报检注册登记、报检从业注册。

3. 法定条件欠缺

检验检疫机构发现出口玩具生产企业不再符合法定条件和要求,继续从事生产经营活动的,吊销该企业的出口玩具注册登记证书。

4. 擅自调换样品

擅自调换样品有两种情况:(1)擅自调换检验检疫机构抽取的样品,由检验检疫机构责令改正,给予警告;(2)情节严重的,并处以货值金额10%以上50%以下罚款。

5. 擅自损毁标示

擅自调换、损毁检验检疫机构加施的标志、封识的,由检验检疫机构处以5万元以下罚款。

6. 故意隐瞒实情

检验检疫机构发现我国境内的进出口玩具生产企业、经营者、品牌商对出口玩具在进口国家或者地区发生质量安全事件隐瞒不报并造成严重后果的,或应当向检验检疫机构报告玩具缺陷而未报告的,或应当召回的缺陷玩具拒不召回的,可给予警告或处以3万元以下罚款。

7. 检验检疫机构工作人员的违法现象

检验检疫机构的工作人员滥用职权,故意刁难当事人的,徇私舞弊,伪造检验检疫结果的,或者玩忽职守,延误出证的,依法给予行政处分,没收违法所得,构成犯罪的,依法追究刑事责任。

质检系统开展行风建设

我国质检系统开展行风建设的具体内容是：（1）不准接受工作对象和下属单位赠送的礼品、礼金、有价证券和安排的宴请、旅游、高消费娱乐活动。（2）不准向工作对象和下属单位借用交通工具和贵重办公用品以及报销应由个人支付的费用。（3）不准通过工作对象为个人和亲友谋取不正当利益以及在执法时购物或在购物时执法。（4）不准包庇、纵容违法行为和向违法嫌疑人通风报信、泄露案情。（5）不准擅自改变行政处罚种类、幅度和程序，随意处罚、以收代罚和以罚代法，刁难打击报复行政相对人。（6）不准在工作日中午和执法活动中饮酒以及发生其他不文明执法的行为。（7）不准伪造篡改检验、检定、检测、检疫结果和违规使用检验检疫单证、印章、标识。（8）不准违规增加收费项目和提高收费标准乱收费，增加企业负担。（9）不准事业单位、技术机构和社团组织以行政机关的名义开展有偿咨询等活动，强迫企业签订服务协议，收取不正当费用。（10）不准系统内各单位和上下级之间用公款互相宴请、互送礼金、有价证券和贵重礼品，借开会或办班之机发放礼品、组织公款旅游和高消费娱乐活动。

■ 案例分析

某日，欧盟非食品委员会召回我国产玩具赛车。该产品为塑料玩具赛车拖车，包装是纸板和透明塑料。该产品引起化学危险是因为轿车油漆中铅和铬的含量超过最大许可限度。绿色颜料中铅含量达到 3714 mg/kg（限制是 90 mg/kg），黄色颜料中铬含量达到 825 mg/kg（限制是 60 mg/kg）。该产品不符合玩具指令和相关欧洲标准 EN71，从该市场召回。请分析，我国检验检疫机构对该企业该如何处理，为什么？

■ 实例展示

利利玩具进出口公司与日本东京商社签订了一份长毛绒玩具的销售合同。合同签订后，利利玩具进出口公司进行备货，办理出口货运手续，委托上海田方报检公司办理出境货物报检手续，并签订了报检委托书。上海田方报检公司根据我国出入境玩具有关检验检疫法规办理出口报检，依据利利玩具进出口公司提供的销售合同、发票、装箱单和检疫证书等报检资料，填写出境货物报检单，向当地出入境检验检疫机构办理出境货物的报检手续。

一、办理出口玩具报检手续

　　1. 签订代理报检委托书

　　样例7－2

<table>
<tr><td colspan="4" align="center">代理报检委托书</td></tr>
<tr><td colspan="4" align="right">编号:20141286</td></tr>
</table>

　　__上海市__　出入境检验检疫局:

　　本委托人(备案号/组织机构代码__3101075431__)保证遵守国家有关检验检疫法律、法规的规定,保证所提供的委托报检事项真实、单货相符。否则,愿承担相关法律责任。具体委托情况如下:

　　本委托人将于__2014__年__12__月间进口/出口如下货物:

品名	长毛绒玩具	HS 编码	9503.9000
数(重)量	60000 只	包装情况	纸箱
信用证/合同号	20111009	许可文件号	310140844
进口货物收货单位及地址			
其他特殊要求			

　　特委托__上海田方报检公司__(代理报检注册登记号__3100110908__),代表本委托人办理上述货物的下列出入境检验检疫事宜:

　　☑1. 办理报检手续;

　　☑2. 代缴纳检验检疫费;

　　☑3. 联系和配合检验检疫机构实施检验检疫;

　　☑4. 领取检验检疫证单。

　　□5. 其他与报检有关的相关事宜_____

　　联系人:__夏霞__

　　联系电话:__65788811__

　　本委托书有效期至__2014__年__12__月__31__日　　委托人(加盖公章)

> 利利玩具进出口公司
> 业务专用章
> 2014 年 12 月 20 日

受托人确认声明

本企业完全接受本委托书。保证履行以下职责:

1. 对委托人提供的货物情况和单证的真实性、完整性进行核实;

2. 根据检验检疫有关法律法规规定办理上述货物的检验检疫事宜;

3. 及时将办结检验检疫手续的有关委托内容的单证、文件移交委托人或其指定的人员;

4. 如实告知委托人检验检疫部门对货物的后续检验检疫及监管要求。

如在委托事项中发生违法或违规行为,愿承担相关法律和行政责任。

　　联系人:__田方__

　　联系电话:__65788888__

　　　　　　　　　　　　　　受托人(加盖公章)

> 上海田方报检公司
> 代理报检专用章
> 2014 年 12 月 20 日

2. 填写出境货物报检单

样例 7－3

	上海田方报检公司 代理报检专用章	中华人民共和国出入境检验检疫 **出境货物报检单**

报检单位(加盖公章):   ＊编号:_____

报检单位登记号:3100110908   联系人:田方   电话:65788888   报检日期:2014 年 12 月 21 日

发货人	(中文)利利玩具进出口公司					
	(外文)LILI TOY IMP. ＆ EXP. CORPORATION					
收货人	(中文)					
	(外文)TOKYO CORPORATION					
货物名称(中/外文)	HS 编码	产地	数/重量	货物总值	包装种类及数量	
长毛绒玩具 PLUSH TOY	9503.9000	上海	60000 只	19800 美元	600 箱	

运输工具名称号码	DONGFANG V. 220	贸易方式	一般贸易	货物存放地点	上海三门路 119 号
合同号	20111009	信用证号		用途	
发货日期	2014.12.30	输往国家(地区)	日本	许可证/审批证	310140844
启运地	上海	到达口岸	东京	生产单位注册号	31081234
集装箱规格、数量及号码	1×40′/ TEUL3120345111				

合同、信用证订立的检验 检疫条款或特殊要求	标记及号码	随附单据(划"√"或补填)	
按照合同要求检验	TOKYO 20111009 OSAKA C/NO. 1－600	☑合同 □信用证 ☑发票 □换证凭单 ☑装箱单 ☑厂检单	□包装性能结果单 ☑许可/审批文件 □ □

需要证单名称(划"√"或补填)		＊检验检疫费
☑品质证书 __1_正 _2_副 □植物检疫证书 __正__副 □重量证书 __正_副 □熏蒸/消毒证书 __正__副 □数量证书 __正_副 □出境货物换证凭单 __正__副 □兽医卫生证书 __正__副 □健康证书 __正__副 ☑卫生证书 __1_正 _2_副 □动物卫生证书 __正_副		总金额 (人民币元) 计费人 收费人

报检人郑重声明:
    1. 本人被授权报检。
    2. 上列填写内容正确属实,货物无伪造或冒用他人的厂名、标志、认证标志,并承担货物质量责任。
 	
                           签名: **田方**
	领取证单	

	日期	
	签名	

注:有"＊"号栏由出入境检验检疫机关填写   ◆国家出入境检验检疫局制

二、出入境检验检疫局签证

样例 7 - 4

中华人民共和国出入境检验检疫
出境货物通关单

编号:2011125247

1. 收货人　TOKYO CORPORATION		5. 标记及唛码
2. 发货人　利利玩具进出口公司		TOKYO 20111009 TOKYO C/NO. 1 - 600
3. 合同/提(运)单号 20111009	4. 输出国家或地区 中国	
6. 运输工具名称及号码 DONGFANG V. 220	7. 目的地 日本	8. 集装箱规格及数量 40′×1

9. 货物名称及规格 长毛绒玩具	10. HS 编码 9503.9000	11. 申报总值 19800 美元	12. 数/重量、包装数量及种类 60000 只 2980 公斤 600 箱

13. 证明
上述货物业已报检/申报,请海关予以放行。 本通关单有效期至　2015 年 3 月 31 日   签字:杜伟

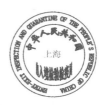

日期:2014 年 12 月 31 日

14. 备注

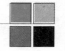

任务二　办理入境玩具的报检

案例导入

　　雨声报检公司成立于2013年7月,聘请了5个年轻的报检员,实施绩效管理。小王去年高职毕业,由于缺乏经验和人脉关系,始终完成不了公司规定的任务。近日,方方玩具贸易公司从新加坡进口一批组装电子玩具,特意委托雨声报检公司没有多少经验的小王来办理入境货物报检。方方玩具贸易公司为了逃避关税,将所有报检资料上的货名"电子玩具"改为"智力玩具"。小王没有认真审核,持报检资料向当地口岸检验检疫机构办理入境货物报检时,被发现单据货名与实际货物不符。请分析,检验检疫机构对小王与方方玩具贸易公司的行为应如何处理,为什么?

　　请思考下列问题:

　　1. 入境玩具监督管理有哪些具体规定?

　　2. 入境玩具报检的范围有哪些规定?

　　3. 入境玩具报检程序有哪几个具体环节及要求?

一、入境玩具报检的范围

入境玩具的报检范围包括下列三大类:

1. 目录内的入境玩具

凡列入《出入境检验检疫机构实施检验检疫的进出境商品目录》内、设计并预定供儿童玩耍的进口玩具,必须实施检验。

2. 目录外的入境玩具

凡列入《出入境检验检疫机构实施检验检疫的进出境商品目录》外的进口玩具,按照国家质检总局的规定实施抽查检验。

3. CCC认证目录内的入境玩具

凡列入《中华人民共和国实施强制性产品认证的产品目录》(简称CCC认证目录)的产品,必须经国家指定的认证机构认证合格、取得指定认证机构颁发的认证证书、并加施认证标志,方可进口或在经营性活动中使用。

二、入境玩具检验检疫工作程序

入境玩具检验检疫的报检流程如图7-3所示:

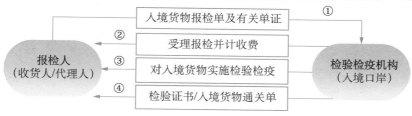

图7-3　入境货物报检一般流程

1．报检时限

进口玩具入境时，收货人或代理人在规定的时间内，向当地的出入境检验检疫局办理报检手续。进口玩具原则上在入境口岸实施检验检疫。

2．报检所需单据

收货人或代理人在向出入境检验检疫局办理报检时，要如实填写入境货物报检单，并随附购货合同、外国发票、外国装箱单、提（运）单等有关单证。对列入强制性产品认证目录的进口玩具，还应提交发货人或收货人出具的该批玩具质量安全符合我国技术规范强制性要求的符合性声明。

3．施检签证

检验检疫机构应根据进口玩具产品特性、风险程度以及生产企业、发货人和收货人质量诚信情况，按照规定要求对进口玩具实施检验。一是对列入CCC认证目录内的进口玩具，应按照《进口许可制度民用商品入境验证管理办法》的规定实施验证管理，必要时可进行现场查验或抽样检测；二是对未列入CCC认证目录内的进口玩具，报检人已提供玩具实验室出具的、符合我国技术规范强制性要求的检测报告的，检验检疫机构应对报检人提供的有关单证与进口货物的符合性进行审核，必要时可进行现场检验或抽样送玩具实验室检测；三是报检人未能提供玩具实验室出具的、符合我国技术规范强制性要求的检测报告或审核发现单证与进口货物不相符的，检验检疫机构应对该批进口玩具实施现场检验，并抽样送玩具实验室，按照我国国家强制性技术规范要求进行检测。

进口玩具经检验合格的，检验检疫机构出具检验证明。进口玩具经检验不合格的，由检验检疫机构出具检验检疫处理通知书。涉及人身财产安全、健康、环境保护项目不合格的，由检验检疫机构责令当事人退货或者销毁；其他项目不合格的，可以在检验检疫机构的监督下进行技术处理，经重新检验合格后，方可销售或者使用。

相关链接

中国强制认证 3C 标志

中国强制认证（China Compulsory Certification，CCC）是国家认证认可监督管理委员会根据《强制性产品认证管理规定》所制定的。认证标志有下列三类，每类都有大小五种规格。

1. 安全认证标志（CCC＋S）

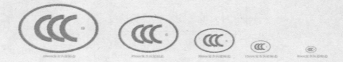

2. 电磁兼容类认证标志（CCC＋EMC）

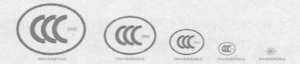

3. 安全与电磁兼容认证标志（CCC＋S&E）

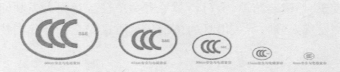

三、召回监督管理

主要包括三个方面：（1）直属检验检疫机构应监督进口玩具经营企业、品牌商在获知其产品可能存在安全质量缺陷或已产生缺陷和伤害事故，决定是否进行调查；（2）经调查确认玩具存在缺陷的，根据缺陷对儿童健康和安全产生损害的可能性、程度、范围等，进行风险评估，根据风险评估结果决定是否实施召回；（3）监督进口玩具经营企业、品牌商在 24 小时内报告并提交缺陷产品调查及风险评估报告、召回计划及实施方案等相关材料，对应报告而未报告的，直属检验检疫机构应对其实施重点监督管理。

直属检验检疫机构对进口玩具经营企业、品牌商提交的缺陷产品调查及风险评估报告等材料，应进行验证，必要时应组织相关专家对缺陷产品进行调查及风险评估。对实施主动召回的，直属检验检疫机构应监督其是否遵照我国法律法规及国家质检总局的相关规定，依法向消费者公布有关缺陷产品信息、召回计划及实施方案，以及是否按召回计划及实施方案实施主动召回。对应当主动召回而未主动召回的，直属检验检疫机构应在 24 小时内上报国家质检总局，由国家质检总局发布公告责令召回。直属检验检疫机构应对当事人的召回行动实施监督管理。

四、相应法律责任

1. 擅自销售

擅自销售包括两种情况：（1）擅自销售未经检验的进口玩具的，或者擅自销售应当申请进口检验而未申请的,由检验检疫机构没收违法所得,并处以货值金额 5% 以上 20% 以下罚款;(2)擅自销售经检验不合格的进口玩具的,由检验检疫机构责令停止销售,没收违法所得,并处以违法销售等值以上 3 倍以下罚款。

2. 虚报实情

虚报实情包括两种情况:(1)进口玩具的收货人、代理报检企业、快件运营企业、报检人员未如实提供进口玩具的真实情况,取得检验检疫机构有关证单,或者逃避检验的,由检验检疫机构没收违法所得,并处以货值金额 5% 以上 20% 以下罚款。情节严重的,同时撤销其报检注册登记、报检从业注册。(2)进口玩具的收货人、委托代理报检企业、出入境快件运营企业办理报检手续,未按照规定向代理报检企业、出入境快件运营企业提供所委托报检事项的真实情况,取得检验检疫机构有关证单的,检验检疫机构对委托人没收违法所得,并处以货值金额 5% 以上 20% 以下罚款。

3. 违法代理报检行为

代理报检企业、出入境快件运营企业、报检人员对委托人所提供情况的真实性未进行合理审查或者因工作疏忽,导致骗取检验检疫机构有关证单的结果的,由检验检疫机构对代理报检企业、出入境快件运营企业处以 2 万元以上 20 万元以下罚款,情节严重的,并撤销其报检注册登记、报检从业注册。

4. 擅自调换样品

擅自调换检验检疫机构检验合格的进口玩具的,由检验检疫机构责令改正,给予警告,情节严重的,并处以货值金额 10% 以上 50% 以下罚款。

5. 擅自损毁标示

擅自调换、损毁检验检疫机构加施的标志、封识的,由检验检疫机构处以 5 万元以下罚款。

■ 案例分析

近日,厦门海沧检验检疫局检验一批报检品名为三轮童车和儿童自行车的德国进口玩具,数量分别为 160 辆和 35 辆,货值近 3 万欧元。经现场检验鉴定,该批玩具质量安全项目符合要求,也有 3C 认证证书和加施 3C 标志,但其使用说明和警告标识及相关资料均为英文,不符合我国国家标准的相关规定,海沧局现已责令进口商整改,待产品复验合格后方可进口。请分析,检验检疫机构处理的依据是什么?为什么?

■ 实例展示

欣欣玩具贸易公司从美国进口一批 ALEX 儿童益智玩具娃娃、玩具狗、玩具猫和玩具熊,已通过中国玩具标准(GB5296 5 - 2006、GB6675 - 2003)、美国美术材料毒性安全认证(ASTM D4236)、美国玩具安全标准(ASDM F963)、欧盟认证(CE)的玩具安全检测,收到到货通知后,根据我国出入境玩具检验检疫法律法规的有关规定,委托上海田方报检公司代办入境货物报检手续。双方签订了报检委托书,上海田方报检公司依据欣欣玩具贸易公司提供的购货确认书、外国发票、外国装箱单、进口货物许可证和到货通知填写入境货物报检单,向上海检验检疫机构办理入境报检手续。

一、办理儿童玩具入境报检手续

1. 签订代理报检委托书

样例 7 - 5

代理报检委托书

编号：20141088

__上海市__ 出入境检验检疫局：

本委托人(备案号/组织机构代码__3105421345__)保证遵守国家有关检验检疫法律、法规的规定，保证所提供的委托报检事项真实、单货相符。否则，愿承担相关法律责任。具体委托情况如下：

本委托人将于__2014__年__12__月间进口/出口如下货物：

品名	儿童玩具	HS 编码	9503.4100
数(重)量	6000 个	包装情况	纸箱
信用证/合同号	XX201123	许可文件号	3101120112
进口货物 收货单位及地址	上海欣欣玩具贸易公司 上海市中山路 121 号	进口货物 提运单号	COS01786
其他特殊要求			

特委托__上海田方报检公司__(代理报检注册登记号__3100110908__)，代表本委托人办理上述货物的下列出入境检验检疫事宜：

☑1. 办理报检手续；

☑2. 代缴纳检验检疫费；

☑3. 联系和配合检验检疫机构实施检验检疫；

☑4. 领取检验检疫证单。

☐5. 其他与报检有关的相关事宜_____

联 系 人：__欣欣__

联系电话：__56082212__

本委托书有效期至__2014__年__12__月__31__日　　委托人(加盖公章)

上海欣欣玩具贸易
公司报检专用章
2014 年 12 月 1 日

受托人确认声明

本企业完全接受本委托书。保证履行以下职责：

1. 对委托人提供的货物情况和单证的真实性、完整性进行核实；

2. 根据检验检疫有关法律法规规定办理上述货物的检验检疫事宜；

3. 及时将办结检验检疫手续的有关委托内容的单证、文件移交委托人或其指定的人员；

4. 如实告知委托人检验检疫部门对货物的后续检验检疫及监管要求。

如在委托事项中发生违法或违规行为，愿承担相关法律和行政责任。

联 系 人：__田方__

联系电话：__65788888__　　　　　　　　　受托人(加盖公章)

上海田方报检公司
代理报检专用章
2014 年 12 月 1 日

2. 填写入境货物报检单

样例 7 – 6

中华人民共和国出入境检验检疫
入境货物报检单

报检单位(加盖公章)：上海田方报检公司 代理报检专用章　　　　　*编号：＿＿＿＿＿＿＿＿

报检单位登记号：3100110908　联系人：田方　电话：65788888　　　报检日期：2014 年 12 月 5 日

收货人	(中文)上海欣欣玩具贸易公司		企业性质(划"√")		□合资　□合作　□外资	
	(外文)　SHANGHAI XX TOY TRADING CORPORATION					
发货人	(中文)					
	(外文)　WILIN IMPORT& EXPORT CORPORATION					
货物名称(中/外文)	HS 编码	原产国	数/重量	货物总值		包装种类及数量
儿童玩具 CHILDREN TOY	9503.4100	美国	6000PCS	95000.00 美元		60 纸箱
运输工具名称号码	COS01786			合同号		XX201123
贸易方式	一般贸易	贸易国别(地区)	美国	提单/运单号		COS01786
到岸日期	2014.12.4	启运国家(地区)	美国	许可证/审批号		3101120112
卸毕日期	2014.12.4	启运口岸	纽约	入境口岸		吴淞
索赔有效期至	2015.12.4	经停口岸		目的地		上海
集装箱规格、数量及号码						
合同订立的特殊条款 以及其他要求			货物存放地点	上海市三门路 5 号		
			用　途	自营内销		

随附单据(划"√"或补填)		标记及号码	*外商投资财产(划"√")	□是　否
☑合同 ☑发票 ☑提/运单 □兽医卫生证书 □植物检疫证书 □动物检验证书 ☑卫生证书 □原产地证 ☑许可/审批文件	☑到货通知 ☑装箱单 □质保书 □理货清单 □磅码单 □验收报告 □	XINXIN SHANGHAI XX201123 C/NO. 1 – 60	*检验检疫费	
			总金额 (人民币元)	
			计费人	
			收费人	

报检人郑重声明： 1. 本人被授权报检。 2. 上列填写内容正确属实。 签名：＿＿田方＿＿	领取证单	
	日期	
	签名	

注：有"＊"号栏由出入境检验检疫机关填写　　　　　　　　　　◆国家出入境检验检疫局制

二、出入境检验检疫局签证

样例 7－7

中华人民共和国出入境检验检疫
入境货物通关单

编号：3101198745

1. 收货人 上海欣欣玩具贸易公司			5. 标记及唛码 　XINXIN 　SHANGHAI 　XX201123 　C/NO. 1－60
2. 发货人 WILIN IMPORT& EXPORT CORPORATION			
3. 合同/提(运)单号 XX201123/ COS01786	4. 输出国家或地区 美国		
6. 运输工具名称及号码 COS01786	7. 目的地 上海		8. 集装箱规格及数量 －－－－－－－
9. 货物名称及规格 儿童玩具 CHILDREN TOY ＊＊＊＊＊＊＊＊＊＊＊＊＊ ＊＊＊＊＊＊＊＊＊＊＊＊	10. HS 编码 9503.4100	11. 申报总值 95000.00 美元	12. 数/重量、包装数量及种类 6000PCS 500KGS 60CTNS

13. 证明
上述货物业已报验/申报，请海关予以放行。
本通关单有效期至　2015 年 1 月 31 日

签字：曾庆

日期：2014 年 12 月 6 日

14. 备注

★★★★★ 知识技能训练 ★★★★★

一、单项选择题

1. 对涉及人类健康与安全的入境产品实行(　　)制度。

A. 强制性认证　　　　B. 检验检疫　　　　C. 注册　　　　　　D. 备案

2. 凡列入《出入境检验检疫机构实施检验检疫的进出境商品目录》内的出口玩具实施(　　)。

A. 备案制度　　　　B. 注册登记制度　　　C. 检验检疫制度　　D. A 与 B

3. 未获得注册登记的《法检目录》内的出口玩具产品，检验检疫机构处理的方法是(　　)。

A. 就地销毁　　　　B. 罚款后发行　　　　C. 不受理报检　　　D. B 与 C

4. 出口玩具注册登记证书的有效期为(　　)。

A．1年　　　　　　　B．2年　　　　　　　C．3年　　　　　　　D．4年

5．《法检目录》内的出口玩具产品销售包装上必须标注（　　　）。

A．中文商标　　　　B．英文商标　　　　C．指示标记　　　　D．注册登记证书号

6．出口玩具由产地检验检疫机构实施检验的，经检验合格后出具（　　　）。

A．换证凭单　　　　B．检验证书　　　　C．检疫证书　　　　D．出境货物通关单

7．收货人或代理人在向出入境检验检疫局办理报检时需出具（　　　）。

A．换证凭单　　　　B．检验证书　　　　C．检疫证书　　　　D．出境货物通关单

8．注册登记出口玩具原则上实施（　　　）。

A．口岸检验检疫　　B．产地检验检疫　　C．目的地检验检疫　D．A与B

9．检验检疫机构对出口玩具注册登记的企业实施（　　　）。

A．配额管理　　　　B．分类管理　　　　C．许可证管理　　　D．A与B

10．进口玩具原则上在（　　　）实施检验检疫。

A．入境口岸　　　　B．产地　　　　　　C．目的地　　　　　D．A与B

二、多项选择题

1．以下属于《法检目录》内的出口玩具产品是（　　　）。

A．玩具电动火车　　　　　　　　　B．建筑玩具

C．填充的玩具动物　　　　　　　　D．智力玩具

2．检验检疫机构对出口玩具未获得注册登记的处罚是（　　　）。

A．没收违法所得　　　　　　　　　B．处以货值金额10％以上罚款

C．处以货值金额50％以上罚款　　　D．处以货值金额10％以上50％以下罚款

3．出口玩具生产企业申请出口玩具注册登记的材料主要有（　　　）。

A．企业营业执照　　　　　　　　　B．注册登记申请书

C．工艺与技术文件　　　　　　　　D．质量管理体系文件

4．注册登记出口玩具的报检须提供（　　　）等材料。

A．出境货物报检单　　　　　　　　B．出口玩具注册登记证书

C．许可证　　　　　　　　　　　　D．玩具实验室检测报告

5．检验检疫机构对出口玩具生产企业、经营者处以3万元以下罚款的情形是（　　　）。

A．在输入国家发生质量安全事件不报的　B．玩具存在缺陷未报告的

C．拒不召回缺陷玩具的　　　　　　　D．隐瞒在输入国家发生质量安全事件的

6．CCC认证目录内的产品使用的条件是（　　　）。

A．经国家指定的认证机构认证合格　　B．获得认证证书

C．产品加施认证标志　　　　　　　　D．产品注明商标

三、判断题

1．出口玩具未获得注册登记的，由检验检疫机构处以货值金额10％以上的罚款。（　　　）

2．注册登记出口玩具由产地检验检疫机构检验合格后出具换证凭单，凭其换发通关单。

（　　　）

3．注册登记出口玩具由口岸检验检疫机构检验合格后出具换证凭单，凭其换发通关单。

（　　　）

4. 检验检疫机构按照输入国家或者地区的技术法规和标准对出口玩具实施检验。（　　）

5. 贸易双方约定技术的出口玩具,按输入国家标准实施检验。（　　）

6. 擅自调换、损毁检验检疫机构加施的标志、封识的,处以 5 万元以上罚款。（　　）

7. CCC 认证目录内的产品必须取得指定认证机构颁发的认证证书后,方可使用。（　　）

四、流程示意题

根据出口玩具注册登记程序,填写下表:

操作步骤	工作内容	有关单证
1		
2		
3		

五、操作题

1. 操作资料

受委托人:上海三王报检公司

电话:021 - 58332221

注册登记号:3105522414

报检员姓名:王立

检验检疫机构:上海出入境检验检疫局

合同号:W1412001A

代理报检事宜:第 1 至第 4 条

收货人:上海朝阳玩具贸易公司(组织代码 310472014398)

收货人地址:上海市璐阳路 120 号

发货人:韩国大宇贸易公司

商品名称:智力玩具

货物产地:韩国

商品编码:(自查商品编码)

数量:12000 套

包装:1200 纸箱

重量体积:总毛重 12000 公斤、总净重 10000 公斤

许可证号:3106549851

船名航次:DAFAN V. 041Q

提/运单号:MSKI 254789

贸易方式:一般贸易

货物存放地:上海市人民路 280 号

到货日期:2014 年 12 月 8 日

卸货日期:2014 年 12 月 8 日

索赔有效期：一年

生产单位注册号：F14011457

启运地：首尔

入境口岸：吴淞海关

随附单据：合同、发票、装箱单、提单、到货通知

需要证单名称：品质证书

2. 操作要求

请你以上海三王报检公司报检员王立的身份，填写下列代理报检委托书和入境货物报检单。

代理报检委托书

编号：

_____出入境检验检疫局：

本委托人（备案号/组织机构代码_____）保证遵守国家有关检验检疫法律、法规的规定，保证所提供的委托报检事项真实、单货相符。否则，愿承担相关法律责任。具体委托情况如下：

本委托人将于____年____月间进口/出口如下货物：

品　名		HS 编码	
数（重）量		包装情况	
信用证/合同号		许可文件号	
进口货物 收货单位及地址		进口货物提/运单号	
其他特殊要求			

特委托_____（代理报检注册登记号_____），代表本委托人办理上述货物的下列出入境检验检疫事宜：

□1. 办理报检手续；

□2. 代缴纳检验检疫费；

□3. 联系和配合检验检疫机构实施检验检疫；

□4. 领取检验检疫证单。

□5. 其他与报检有关的相关事宜_____

联 系 人：_____

联系电话：_____

本委托书有效期至____年____月____日
委托人（加盖公章）
年　月　日

受托人确认声明

本企业完全接受本委托书。保证履行以下职责：

1. 对委托人提供的货物情况和单证的真实性、完整性进行核实；

2. 根据检验检疫有关法律法规规定办理上述货物的检验检疫事宜；

3. 及时将办结检验检疫手续的有关委托内容的单证、文件移交委托人或其指定的人员；

4. 如实告知委托人检验检疫部门对货物的后续检验检疫及监管要求。

如在委托事项中发生违法或违规行为，愿承担相关法律和行政责任。

联 系 人：_____

联系电话：_____
受托人（加盖公章）
年　月　日

中华人民共和国出入境检验检疫
入境货物报检单

报检单位(加盖公章)：　　　　　　　　　　　　　　　　　　　　　　　　　＊编号：＿＿＿＿＿＿

报检单位登记号：　　　　联系人：　　　　电话：　　　　　　　　　　　报检日期：

收货人	(中文)		企业性质(划"√")		□合资　□合作　□外资
	(外文)				
发货人	(中文)				
	(外文)				

货物名称(中/外文)	HS 编码	原产国	数/重量	货物总值	包装种类及数量

运输工具名称号码		合同号	

贸易方式		贸易国别(地区)		提单/运单号	
到货日期		启运国家(地区)		许可证/审批号	
卸毕日期		启运口岸		入境口岸	
索赔有效期至		经停口岸		目的地	

集装箱规格、数量及号码			

合同订立的特殊条款 以及其他要求	根据合同要求检疫	货物存放地点	上海逸仙路 214 号
		用　途	自营内销

随附单据(划"√"或补填)		标记及号码	＊外商投资财产(划"√")　□是　□否
□合同　　　　□到货通知 □发票　　　　□装箱单 □提/运单　　□质保书 □兽医卫生证书　□理货清单 □植物检疫证书　□磅码单 □动物检验证书　□验收报告 □卫生证书　　□ □原产地证 □许可/审批文件			＊检验检疫费 总金额 （人民币元） 计费人 收费人

报检人郑重声明： 　1. 本人被授权报检。 　2. 上列填写内容正确属实。 　　　　　　　　　　　　签名：＿＿＿＿＿＿	领取证单	
	日期	
	签名	

注:有"＊"号栏由出入境检验检疫机关填写　　　　　　　　　　　　　　◆国家出入境检验检疫局制

项目八
化妆品出入境报检业务

学习与考证目标

● 了解出口化妆品生产企业备案管理制度
● 熟悉进出口化妆品的检验检疫工作程序
● 明确进出口化妆品检验检疫工作的主要作用
● 掌握进口化妆品收货人备案程序及要求
● 具备出入境化妆品报检工作的基本能力

为保证进出口化妆品的安全卫生质量，保护消费者身体健康，根据我国《进出口化妆品检验检疫监督管理办法》和《化妆品卫生监督条例》等法律法规的规定，对进出口化妆品实施检验检疫。出口化妆品生产企业应当保证其出口的化妆品符合进口国家（地区）标准或者合同要求，进口国家（地区）无相关标准且合同未有要求的，可以由国家质检总局指定相关标准。

化妆品是涂、擦、散布于人体表面任何部位或者口腔黏膜、牙齿，以达到清洁、消除不良气味、护肤、美容和修饰目的的产品，是我国进出口货物中的一个主要类别。田方先生在专业报检公司从事代理出入境报检业务，要了解出入境化妆品的报检范围、程序和要求，掌握报检单据的填写方法，具备出入境化妆品报检工作的基本能力。

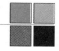

任务一　办理出境化妆品的报检

案例导入

　　苏州月桑化妆品公司是一家成立不久的出口生产企业,还未按规定向江苏食品药品监督管理部门申请备案。2014 年 8 月,该公司与新加坡大韩贸易公司签订了一份化妆品销售合同,并于 2014 年 10 月根据合同有关规定进行加工生产,办理出口货物运输手续,并委托当地一家专业报检公司代理出口化妆品报检业务。请分析,出入境检验检疫机构将对苏州月桑化妆品公司如何处理,为什么?

　　请思考下列问题:

　　1. 出口化妆品生产企业备案程序有哪些环节及内容?

　　2. 出口化妆品报检的范围有哪些规定?

　　3. 出口化妆品报检程序有哪几个具体环节及要求?

一、出口化妆品报检的范围

　　根据 2012 年 2 月 1 日起施行的《进出口化妆品检验检疫监督管理办法》的规定,检验检疫机构对凡列入《出入境检验检疫机构实施检验检疫的商品目录》及有关国际条约、相关法律、行政法规规定由检验检疫机构检验检疫的化妆品,包括成品和半成品实施检验检疫。

　　1. 化妆品成品

　　化妆品成品包括销售包装化妆品成品和非销售包装化妆品成品。销售包装化妆品成品是指以销售为主要目的,已有销售包装,与内装物一起到达消费者手中的化妆品成品,如香水、花露水、唇用化妆品、眼用化妆品、指(趾)用化妆品、香粉、护肤品、洗发剂、烫发剂、定型剂等;非销售包装化妆品成品是指最后一道接触内容物的工序已经完成,但尚无销售包装的化妆品成品。

　　2. 化妆品半成品

　　化妆品半成品是指除最后一道"灌装"或者"分装"工序外,已完成其他全部生产加工工序的化妆品。

二、出口化妆品检疫工作程序

　　出口化妆品的报检流程如图 8-1 所示:

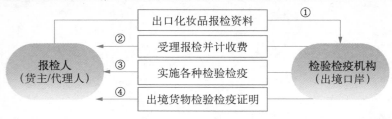

图 8 – 1　出口化妆品报检流程

1. 报检时限

出口化妆品生产企业在装运前,向检验检疫机构办理出境货物报检手续,由产地检验检疫机构实施检验检疫,口岸检验检疫机构实施口岸查验。

2. 报检所需单证

首次出口化妆品报检时,应提供的文件包括五个方面:(1)出口化妆品企业营业执照、卫生许可证、生产许可证、生产企业备案材料及法律、行政法规要求的其他证明;(2)自我声明,声明化妆品符合进口国家(地区)相关法规和标准的要求,正常使用不会对人体健康产生危害等内容;(3)产品配方;(4)销售包装化妆品成品应当提交外文标签样张和中文翻译件;(5)特殊用途销售包装化妆品成品应当提供相应的卫生许可批件或者具有相关资质的机构出具的是否存在安全性风险物质的有关安全性评估资料。

3. 施检签证

检验检疫机构受理报检后,对出口化妆品进行现场查验、抽样留样、实验室检验。现场查验主要内容:货证相符情况,产品感官性状,产品包装,标签版面格式,运输工具,集装箱或者存放场所的卫生状况等内容;抽样留样是由检验检疫机构凭《抽/采样凭证》进行,抽样人与发货人或者其代理人在《抽/采样凭证》上签字;实验室检验是根据检验检疫机构确定的检验项目和检验要求实施检验,并在规定时间内出具检验报告。

出口化妆品经检验检疫合格的,由检验检疫机构按照规定出具出境货物检验检疫证明。进口国家(地区)对检验检疫证书有要求的,应当按照要求,同时出具有关检验检疫证书。出口化妆品经检验检疫不合格的,可以在检验检疫机构的监督下进行技术处理,经重新检验检疫合格的,方准出口。不能进行技术处理或者技术处理后重新检验仍不合格的,不准出口。

三、出口化妆品生产企业备案管理制度

1. 申请备案时间

2011 年 10 月 1 日起施行的《非特殊用途化妆品备案管理办法》规定,国产非特殊用途化妆品应在产品投放市场后 2 个月内,由生产企业向所在行政区域内的省级食品药品监督管理部门申请备案。

2. 申请备案所需资料

申请备案所需资料主要包括六个方面:(1)国产非特殊用途化妆品备案申请表;(2)产品名称;(3)进口国或地区名称;(4)委托方名称;(5)产品配方;(6)进口国或地区产品质量安全控制标准和要求;(7)产品设计包装(含产品标签、产品说明书);(8)可能有助于备案的其他资料。

3. 施检签证

省级食品药品监督管理部门收到国产非特殊用途化妆品备案申请后,对备案资料齐全并符合规定形式的,应当场予以备案并于5日内发给备案登记凭证;备案资料不齐全或不符合规定形式的,不予备案并说明理由。

四、监督管理

1. 信息通报

出口化妆品存在安全问题,可能或者已经对人体健康和生命安全造成损害的,出口化妆品生产企业应当采取有效措施,并立即向所在地检验检疫机构报告。口岸检验检疫机构应当将查验不合格信息通报产地检验检疫机构,并按规定将不合格信息上报上级检验检疫机构。

2. 日常监督

(1)报检人对检验结果有异议而申请复验的,按照国家有关规定进行复验。

(2)检验检疫机构对出口化妆品的生产经营者实施分类管理制度,实施诚信管理。

(3)监督出口化妆品生产企业质量管理体系及运行情况,包括原料采购、验收、使用管理制度、生产记录档案和检验记录制度等。

3. 法律责任

(1)检验检疫机构工作人员泄露所知悉的商业秘密的,依法给予行政处分,有违法所得的,没收违法所得;构成犯罪的,依法追究刑事责任。

(2)出口化妆品生产经营者、检验检疫工作人员有其他违法行为的,按照相关法律、行政法规的规定处理。

相关链接

自贸区进口化妆品预检验检疫业务

2014年8月1日发布的"中国(上海)自由贸易试验区(简称自贸区)进口化妆品预检验检疫业务企业须知"中,对进口化妆品预检验检疫业务作了如下规定。

一、适用范围

经由自贸区进口化妆品的预检验检疫工作,包括预检验检疫、进口核销检验检疫。产品范围:列入《出入境检验检疫机构实施检验检疫的进出境商品目录》及有关国际条约、相关法律、行政法规规定由检验检疫机构实施检验检疫的进口化妆品。

二、预检验检疫

未列入上海检验检疫局公布的"进口食品化妆品违规企业名单"的进口企业或者其代理人均可申请预检验检疫。申请预检验检疫必须使用"进口化妆品电子监管系统"(简称IC系统)完成。

1. 报检要求

(1)在报检单"发货人中文名称"栏填写"预报检"字样,与正式报检相区别;(2)首次进口化妆品报检时提供所有进口单证,包括产品配方、货物清单、进口化妆品企业责任承诺书、进口化妆品卫生许可批件或者备案凭证、产品安全性承诺、化妆品中安全性风险物质危害识别表、在国外允许生产或销售的相关证明材料或原产地证、中文标签样张和外文标签翻译件等;(3)非首次进口的化妆品报检时应提供所有进口单证,包括货物清单、进口化妆品企业责任承诺书等;(4)已通过国家食品药品监督管理局行政审批程序,尚未取得卫生许可批件或者备案凭证的产品,可在申请预检验检疫时以保函形式提交企业正本保函和加盖企业公章的"国家食品药品监督管理局化妆品行政许可网上申报系统"截屏页面。

2. IC系统填报要求

(1)化妆品备案数据报送。在检验检疫部门查验前,首次进口的化妆品应通过IC系统企业端软件,将进口化妆品产品备案数据表录入IC系统并报送施检部门;(2)货物清单数据报送。在检验检疫部门查验前,进口化妆品应通过IC系统企业端软件,将货物清单信息录入IC系统,并报送施检部门。

3. 检验检疫结果处置

经检验检疫合格的,检验检疫机构仅出具"预检验核销单",不出具相关合格证书(单);经检验检疫不合格的,检验检疫机构将按照进口不合格化妆品要求处置;如报检时尚未提交产品卫生许可批件或备案凭证的,进口企业应在检验检疫结果处置前,提交正本的卫生许可批件或备案凭证核销保函,并重新报送产品备案数据表,经检验检疫合格后出具"预检验核销单",不出具相关合格证书(单)。

三、进口核销检验检疫

未列入上海检验检疫局公布的"进口食品化妆品违规企业名单"中的进口企业或者其代理人均可在出区进口时,对预检验检疫合格的化妆品按出区核销方式,申请进口核销检验检疫。申请进口核销检验检疫必须使用"IC系统"完成。

■ 案例分析

日前,某外贸公司出口美国的口红、洗手液、沐浴液等3批化妆品连续被FDA通报,产品被扣留在港口无法入关,企业损失惨重。原因是美国法律对化妆品的定义与中国不同,某些具有特殊功效的化妆品在美国也属于药品的范畴,如具有去头屑功效的洗发香波、具有防晒声明的润肤品等必须符合化妆品和药品的双重要求,而药品是强制要求向FDA登记的,未经FDA批准是不能入关的。而出口美国的这批口红恰恰具有防晒功效,没有按药品要求在FDA登记。请分析,该案对国内相关企业有何启示?

■ 实例展示

上海雨露进出口公司经营化妆品进出口业务,产品主要出口到东南亚国家或地区,近日,该公司与韩国济州贸易公司签订了洗发剂销售合同。为此,上海雨露进出口公司进行备货,办理出口货运手续,委托上海田方报检公司办理出境货物报检手续,并签订了报检委托书。上海田方报检公司根据我国《进出口化妆品检验检疫监督管理办法》的有关规定办理出口报检,依据上海雨露进出口公司提供的销售合同、发票、装箱单、卫生许可证、生产许可证等报检资料,填写出境货物报检单,向当地出入境检验检疫机构办理出境货物的报检手续。

一、办理出口化妆品报检手续

1. 签订代理报检委托书

样例 8 - 1

代理报检委托书

编号:20141286

___上海市___ 出入境检验检疫局:

本委托人(备案号/组织机构代码___3210754318___)保证遵守国家有关检验检疫法律、法规的规定,保证所提供的委托报检事项真实、单货相符。否则,愿承担相关法律责任。具体委托情况如下:

本委托人将于___2014___年___12___月间进口/出口如下货物:

品名	洗发剂	HS 编码	3305.2000
数(重)量	20000 瓶	包装情况	纸箱
信用证/合同号	20111088	许可文件号	3211465841
进口货物收货单位及地址			
其他特殊要求			

特委托___上海田方报检公司___(代理报检注册登记号___3100110908___),代表本委托人办理上述货物的下列出入境检验检疫事宜:

☑1. 办理报检手续;

☑2. 代缴纳检验检疫费;

☑3. 联系和配合检验检疫机构实施检验检疫;

☑4. 领取检验检疫证单。

☐5. 其他与报检有关的相关事宜_____

联 系 人:___余鹭___

联系电话:___58654521___

本委托书有效期至___2014___年___12___月___31___日   委托人(加盖公章)

上海雨露进出口公司业务专用章

2014 年 12 月 1 日

受托人确认声明

本企业完全接受本委托书。保证履行以下职责:

1. 对委托人提供的货物情况和单证的真实性、完整性进行核实;

2. 根据检验检疫有关法律法规规定办理上述货物的检验检疫事宜;

3. 及时将办结检验检疫手续的有关委托内容的单证、文件移交委托人或其指定的人员;

4. 如实告知委托人检验检疫部门对货物的后续检验检疫及监管要求。

如在委托事项中发生违法或违规行为,愿承担相关法律和行政责任。

联 系 人:___田方___

联系电话:___65788888___   受托人(加盖公章)

上海田方报检公司代理报检专用章

2014 年 12 月 1 日

2. 填写出境货物报检单

样例 8－2

上海田方报检公司
代理报检专用章

中华人民共和国出入境检验检疫
出境货物报检单

报检单位(加盖公章):　　　　　　　　　　　　　　　　　　　　　＊编号:＿＿＿＿＿＿＿＿

报检单位登记号:3100110908　　联系人:田方　电话:65788888　　报检日期:2014 年 12 月 5 日

发货人	(中文)上海雨露进出口公司					
	(外文)SHANGHAI YULU IMPORT & EXPORT CORPORATION					
收货人	(中文)					
	(外文)JIZOU TRADING CORPORATION					

货物名称(中/外文)	HS 编码	产地	数/重量	货物总值	包装种类及数量
洗发剂 SHAMPOO	3305.2000	上海	20000 瓶	40000 美元	1000 箱

运输工具名称号码	SUYUAN V.390		贸易方式	一般贸易	货物存放地点	苏州市宝岩路 1 号
合同号	20111088		信用证号		用途	
发货日期	2014.12.15	输往国家(地区)	韩国	许可证/审批证		3211465841
启运地	苏州	到达口岸	济州	生产单位注册号		NJ1928456
集装箱规格、数量及号码	1×40'/ TEXU3109635896					

合同、信用证订立的检验 检疫条款或特殊要求	标记及号码	随附单据(划"√"或补填)	
按照合同要求检验 备案登记凭证号: (沪)G 妆备 2011000006	JIZOU 20111088 CHEJU C/NO. 1－1000	☑合同 □信用证 ☑发票 □换证凭单 ☑装箱单 ☑厂检单	□包装性能结果单 ☑许可/审批文件 □ □

需要证单名称(划"√"或补填)		＊检验检疫费	
☑品质证书　　__正__副 □重量证书　　__正__副 □数量证书　　__正__副 □兽医卫生证书　__正__副 □健康证书　　__正__副 □卫生证书　　_1_正_2_副 □动物卫生证书　__正__副	□植物检疫证书　　__正__副 □熏蒸/消毒证书　　__正__副 □出境货物换证凭单　__正__副 ☑出境货物检验检疫证明 　　　　　　_1_正_2_副	总金额 (人民币元)	
		计费人	
		收费人	

报检人郑重声明: 　1. 本人被授权报检。 　2. 上列填写内容正确属实,货物无伪造或冒用他人的厂名、标志、认证标志,并承担货物质量责任。 　　　　　　　　　　　　签名:　_田方_	领取证单	
	日期	
	签名	

注:有"＊"号栏由出入境检验检疫机关填写　　　　　　　　　　　　◆国家出入境检验检疫局制

二、出入境检验检疫局签证

样例 8 - 3

中华人民共和国出入境检验检疫
出境货物通关单

编号:20140210

1. 收货人 JIZOU TRADING CORPORATION		5. 标记及唛码 JIZOU 20111088 CHEJU C/NO. 1 - 1000
2. 发货人 上海雨露进出口公司		
3. 合同/提(运)单号 20111088/COS94856	4. 输出国家或地区 中国	
6. 运输工具名称及号码 SUYUAN V. 390	7. 目的地 韩国	8. 集装箱规格及数量 1×40'
9. 货物名称及规格 洗发剂 SHAMPOO	10. HS 编码 3305. 2000　　11. 申报总值 40000 美元	12. 数/重量、包装数量及种类 20000 瓶 1000 箱

13. 证明

上述货物业已报检/申报,请海关予以放行。
本通关单有效期至　2015 年 1 月 30 日

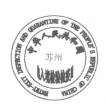

签字:钟伟

日期:2014 年 12 月 13 日

14. 备注

任务二   办理入境化妆品的报检

案例导入

　　天申化妆品贸易公司与法国 LVS 贸易公司签订了一批女性用香水的购货合同。天申化妆品贸易公司按合同规定的支付条件支付货款后,法国 LVS 贸易公司立即装运发货。当该批香水到达入境口岸后,天申化妆品贸易公司持有关单证办理入境货物报检手续,并获得了入境货物通关单。由于该批香水市场需求比较大,在未经目的地检验检疫机构检疫的情况下,直接投向了市场销售。请分析,检验检疫机构对天申化妆品贸易公司的行为如何处理,为什么?

　　请思考下列问题:

　　1. 进口化妆品监督管理有哪些主要内容?

　　2. 进口化妆品报检的范围有哪些规定?

　　3. 进口化妆品报检程序有哪几个具体环节及要求?

一、进口化妆品报检范围

　　根据 2012 年 2 月 1 日起施行的《进出口化妆品检验检疫监督管理办法》的规定,凡列入《出入境检验检疫机构实施检验检疫的商品目录》及有关国际条约、相关法律、行政法规规定由检验检疫机构检验检疫的化妆品,包括成品和半成品,检验检疫机构根据我国国家技术规范的强制性要求以及我国与出口国家(地区)签订的协议、议定书规定的检验检疫要求对进口化妆品实施检验检疫。

二、进口化妆品检疫工作程序

　　进口化妆品的报检流程如图 8-2 所示:

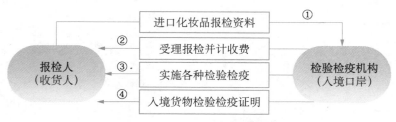

图 8-2   进口化妆品报检流程

1．报检时限

进口化妆品的收货人或代理人在收到到货通知后，向入境口岸检验检疫机构进行报检，由口岸检验检疫机构实施检验检疫，也可根据进口检验工作的需要，在其他指定地点检验。

2．报检所需单证

首次进口化妆品报检时，应提供的文件包括七个方面：(1)符合国家相关规定的要求，正常使用不会对人体健康产生危害的声明；(2)产品配方；(3)国家实施卫生许可或者备案的化妆品，应当提交国家相关主管部门批准的进口化妆品卫生许可批件或者备案凭证；(4)国家没有实施卫生许可或者备案的化妆品应提供具有相关资质的机构出具的可能存在安全性风险物质的有关安全性评估资料和在生产国家允许生产、销售的证明文件或者原产地证明；(5)销售包装化妆品成品还应提交中文标签样张和外文标签及翻译件；(6)非销售包装的化妆品成品还应当提供包括产品的名称、数/重量、规格、产地、生产批号和限期使用日期(生产日期和保质期)、加施包装的目的地名称、加施包装的工厂名称、地址、联系方式；(7)提供收货人备案号及国家质检总局要求的其他文件。

3．施检签证

检验检疫机构受理报检后，对进口化妆品按下列要求进行检验。

(1)现场查验

现场查验主要内容：货证相符情况，产品包装，标签版面格式，产品感官性状，运输工具，集装箱或者存放场所的卫生状况，化妆品标签内容的真实性和准确性等。

(2)抽样留样

抽样留样是由检验检疫机构凭《抽/采样凭证》进行，抽样人与发货人或者其代理人在《抽/采样凭证》上签字。首次进口的、曾经出现质量安全问题的、进口数量较大的，检验检疫机构严加抽样。样品按国家相关规定进行管理，合格样品保存至抽样后4个月，特殊用途化妆品合格样品保存至证书签发后1年，不合格样品应当保存至保质期结束，涉及案件调查的样品，应当保存至案件结束。

(3)实验室检验

实验室检验是根据检验检疫机构确定的检验项目和检验要求实施检验，并在规定时间内出具检验报告。

进口化妆品经检验检疫合格的，检验检疫机构出具《入境货物检验检疫证明》，并列明货物的名称、品牌、原产国家(地区)、规格、数/重量、生产批号/生产日期等。进口化妆品取得《入境货物检验检疫证明》后，方可销售、使用。进口化妆品经检验检疫不合格，涉及安全、健康、环境保护项目的，由检验检疫机构责令当事人销毁，或者出具退货处理通知单，由当事人办理退运手续。其他项目不合格的，可以在检验检疫机构的监督下进行技术处理，经重新检验检疫合格后，方可销售、使用。

三、进口化妆品经营单位备案

检验检疫机构对进口化妆品经营单位实施备案管理。进口化妆品经营单位申请备案时，提交营业执照、组织代码和与在华责任单位关系证明的文件及电子备案清单。检验检机构对进口化妆品经营单位申报材料的真实性和有效性进行审核,核准后予以备案,并给予其备案号。

四、进口化妆品监督管理

进口化妆品监督管理内容主要包括四个方面:(1)检验检疫机构对进口化妆品的生产经营者实施分类管理制度,对进口化妆品的收货人实施诚信管理。(2)进口化妆品存在安全问题,可能或者已经对人体健康和生命安全造成损害的,收货人应当主动召回并立即向所在地检验检疫机构报告。收货人应当向社会公布有关信息,通知销售者停止销售,告知消费者停止使用,做好召回记录。收货人不主动召回的,检验检疫机构可以责令其召回。必要时,由国家质检总局责令其召回。(3)未经检验检疫机构许可,擅自将尚未经检验检疫机构检验合格的进口化妆品调离指定或者认可监管场所,有违法所得的,由检验检疫机构处以违法所得3倍以下罚款,最高不超过3万元;没有违法所得的,处以1万元以下罚款。(4)不履行退运、销毁义务的,由检验检疫机构处以1万元以下罚款。

■ 案例分析

某日,南通检验检疫局查验人员在对3个20英尺装载量的入境集装箱实施卫生查验时,发现了3个明显异于进口货物包装的纸箱,将其打开发现了润肤露、浴液等法检化妆品。由于这些物品均未进行申报,而且货主又无法提供卫生行政部门的备案证书,现场查验人员依据我国有关法律法规的规定,遂封存了该批集装箱及货物。请分析,检验检疫机构处理的法律依据是什么? 该案例对相关企业有何启示?

■ 实例展示

上海化妆品进出口公司与法国 PTE IMPORT & EXPORT CORPORATION 签订了迪奥香水(DIOR 为商标)的购货合同。近日,该公司收到货代公司的到货通知,根据我国出入境化妆品检验检疫法律法规的有关规定,委托上海田方报检公司代办入境货物报检手续。双方签订了报检委托书,上海田方报检公司依据上海化妆品进出口公司提供的购货合同、外国发票、装箱单、提单、申明、产品配方、中文标签样张等资料,填写入境货物报检单,向上海检验检疫机构办理入境报检手续。

一、办理进口化妆品报检手续

1. 签订代理报检委托书

样例 8-4

代理报检委托书

编号：20141088

___上海市___ 出入境检验检疫局：

　　本委托人（备案号/组织机构代码___3109841251___）保证遵守国家有关检验检疫法律、法规的规定，保证所提供的委托报检事项真实、单货相符。否则，愿承担相关法律责任。具体委托情况如下：

　　本委托人将于___2014___年___12___月间进口/出口如下货物：

品名	迪奥香水	HS 编码	3303.000
数(重)量	10000 瓶	包装情况	纸箱
信用证/合同号	20111227	许可文件号	3101256871
进口货物收货单位及地址	上海化妆品进出口公司 上海市华山路 12 号	进口货物提运单号	COS212204
其他特殊要求			

　　特委托___上海田方报检公司___（代理报检注册登记号___3100110908___），代表本委托人办理上述货物的下列出入境检验检疫事宜：

☑1. 办理报检手续；

☑2. 代缴纳检验检疫费；

☑3. 联系和配合检验检疫机构实施检验检疫；

☑4. 领取检验检疫证单。

□5. 其他与报检有关的相关事宜_____

联 系 人：___常琳___

联系电话：___62781456___

本委托书有效期至___2014___年___12___月___31___日　　　　委托人（加盖公章）

上海化妆品进出口
公司报检专用章
2014 年 12 月 1 日

受托人确认声明

本企业完全接受本委托书。保证履行以下职责：

1. 对委托人提供的货物情况和单证的真实性、完整性进行核实；

2. 根据检验检疫有关法律法规规定办理上述货物的检验检疫事宜；

3. 及时将办结检验检疫手续的有关委托内容的单证、文件移交委托人或其指定的人员；

4. 如实告知委托人检验检疫部门对货物的后续检验检疫及监管要求。

如在委托事项中发生违法或违规行为，愿承担相关法律和行政责任。

联 系 人：___田方___

联系电话：___65788888___　　　　　　　　　　受托人（加盖公章）

上海田方报检公司
代理报检专用章
2014 年 12 月 1 日

2. 填写入境货物报检单

样例 8-5

中华人民共和国出入境检验检疫
入境货物报检单

上海田方报检公司
代理报检专用章

报检单位(加盖公章)：

报检单位登记号:3100110908　联系人:田方　电话:65788888

*编号:＿＿＿＿＿＿＿＿＿＿

报检日期:2014 年 12 月 2 日

收货人	(中文)　上海化妆品进出口公司	企业性质(划"√")	□合资　□合作　□外资
	(外文) SHANGHAI COSMETICS I/ E CORPORATION		
发货人	(中文)		
	(外文) PTE IMPORT & EXPORT CORPORATION		

货物名称(中/外文)	HS 编码	原产国	数/重量	货物总值	包装种类及数量
迪奥香水 DIOR PERFUME	3303.0000	法国	10000PCS	200000.00 美元	200 箱

运输工具名称号码		FUDL129		合同号	20111227
贸易方式	一般贸易	贸易国别(地区)	法国	提单/运单号	COS212204
到货日期	2014.12.1	启运国家(地区)	法国	许可证/审批号	3101256871
卸毕日期	2014.12.1	启运口岸	巴黎	入境口岸	吴淞海关
索赔有效期至	2015.12.1	经停口岸		目的地	上海

集装箱规格、数量及号码			
合同订立的特殊条款 以及其他要求		货物存放地点	上海市逸仙路 186 号
		用　途	自营内销

随附单据(划"√"或补填)		标记及号码	*外商投资财产(划"√")　□是　□否	
☑合同 ☑发票 ☑提/运单 □兽医卫生证书 □植物检疫证书 □动物检验证书 ☑卫生证书 □原产地证 ☑许可/审批文件	☑到货通知 ☑装箱单 □质保书 □理货清单 □磅码单 ☑验收报告 □	SCC 20111227 SHANGHAI C/NO. 1-200	*检验检疫费	
			总金额 (人民币元)	
			计费人	
			收费人	

报检人郑重声明: 　1. 本人被授权报检。 　2. 上列填写内容正确属实。 　　　　　　　　　　签名:＿田方＿	领取证单	
	日期	
	签名	

注:有"*"号栏由出入境检验检疫机关填写　　　　　　　　　◆国家出入境检验检疫局制

二、出入境检验检疫局签证

1. 签发入境货物通关单

口岸出入境检验检疫机构签发入境货物通关单,凭其办理进口货物报关手续。

样例 8－6

中华人民共和国出入境检验检疫
入境货物通关单

编号:310110508

1. 收货人 上海化妆品进出口公司			5. 标记及唛码 SCC 20111227 SHANGHAI C/NO. 1－200
2. 发货人 PTE IMPORT & EXPORT CORPORATION			
3. 合同/提(运)单号 20111227/COS212204	4. 输出国家或地区 法国		
6. 运输工具名称及号码 FUDL129	7. 目的地 上海		8. 集装箱规格及数量 － － － －
9. 货物名称及规格 迪奥香水 DIOR PERFUME ＊	10. HS 编码 3303.0000	11. 申报总值 200000 美元	12. 数/重量、包装数量及种类 10000 PCS 200 CTNS

13. 证明
上述货物业已报验/申报,请海关予以放行 本通关单有效期至　2015 年 1 月 16 日   签字:胡林　　　　　　　　　　　　　　　　日期:2014 年 12 月 5 日

14. 备注

2. 签发入境货物检验检疫证明

入境货物到达目的地后,由该地的检验检疫机构对货物进行检验检疫,合格后签发入境货物检验检疫证明,可以作为对外索赔的法定依据,未经检验,货物不得销售或使用。

样例 8-7

中华人民共和国出入境检验检疫

入境货物检验检疫证明

编号:31011050821484

收货人	上海化妆品进出口公司		
发货人	PTE IMPORT & EXPORT CORPORATION		
品名	迪奥香水	报检数/重量	10000 瓶
包装种类及数量	200 箱	输出国家或地区	法国
合同号	20111227	标记及号码 SCC 20111227 SHANGHAI C/NO. 1-200	
提/运单号	COS212204		
入境口岸	吴淞口岸		
入境日期	2014 年 12 月 04 日		
证明	上述货物业经检验检疫,准予销售/使用 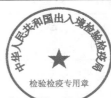		
签证: 张霞米		日期:2014 年 12 月 8 日	
备注			

★★★★★ **知识技能训练** ★★★★★

一、单项选择题

1.《进出口化妆品检验检疫监督管理办法》实施的时间是(   )。

A. 2012 年 1 月 1 日 　　　　　　　　B. 2012 年 2 月 1 日

C. 2012 年 3 月 1 日 　　　　　　　　D. 2012 年 4 月 1 日

2.《非特殊用途化妆品备案管理办法》实施的时间是(   )。

A. 2011 年 7 月 1 日 　　　　　　　　B. 2011 年 8 月 1 日

C. 2011 年 9 月 1 日 　　　　　　　　D. 2011 年 10 月 1 日

3. 国产非特殊用途化妆品的备案机构是省级(   )管理部门。

A. 工商行政 　　　B. 检验检疫 　　　C. 食品药品监督 　　D. A 与 C

4. 出口化妆品由(   )实施检验检疫。

A. 产地检验检疫机构 　　　　　　　B. 口岸检验检疫机构

C. 食品药品监督局 　　　　　　　　D. 工商行政局

5. 检验检疫机构对进口化妆品经营单位具体实施(   )。

A. 许可证 　　　B. 备案管理 　　　C. 注册管理 　　　D. 监督管理

6. 检验检疫机构对检验检疫合格的进口化妆品出具(   )。

A．健康检疫证书   B．入境许可证

C．卫生检疫证书   D．入境货物检验检疫证明

二、多项选择题

1. 国产非特殊用途化妆品申请备案所需的资料有（　　）。

A．备案申请表   B．产品名称   C．产品设计包装   D．产品配方

2. 出口化妆品报检范围主要包括（　　）等产品。

A．唇用化妆品   B．眼用化妆品   C．香水   D．护肤品

3. 首次出口化妆品报检时应提供的文件是（　　）。

A．自我声明   B．产品配方   C．外文标签样张   D．通关单

4. 检验检疫机构对出口化妆品实施的检验检疫形式主要有（　　）。

A．现场查验   B．抽样留样   C．感官检验   D．实验室检验

5. 检验检疫机构对出口化妆品生产经营者实行（　　）。

A．备案管理   B．分类管理   C．行政管理   D．诚信管理

6. 首次进口化妆品报检时应提供的文件是（　　）。

A．自我声明   B．产品配方   C．外文标签样张   D．备案凭证

三、判断题

1. 根据规定,国产非特殊用途化妆品应在产品投放市场前,向主管部门申请备案。（　　）

2. 出口化妆品生产企业应保证其出口产品符合进口国标准或合同要求。（　　）

3. 实验室检验是根据检验检疫机构确定的检验项目和要求实施检验后,出具检验检疫证书。（　　）

4. 出口化妆品经检验检疫不合格的,必需销毁,不得进行技术处理。（　　）

5. 出口化妆品经检验检疫不合格的,只要进行技术处理就能出口。（　　）

6. 出口化妆品由口岸检验检疫机构实施口岸查验。（　　）

四、流程示意题

根据出口化妆品的报检流程,填写下表:

操作步骤	选择内容	有关单证
1		
2		
3		
4		

五、操作题

1. 操作资料

受委托人:上海三王报检公司

电话:021－58332221

注册登记号:3105522414

报检员姓名：王立

检验检疫机构：上海出入境检验检疫局

合同号：FT0141218

代理报检事宜：第 1 至第 4 条

出口商名称：无锡向阳化妆品贸易公司（组织代码 2563102014）

进口商名称：新加坡化妆品贸易公司

商品名称：香水

货物产地：无锡

商品编码：（自查商品编码）

包装：900 纸箱

重量体积：总毛重 9000 公斤、总净重 8100 公斤

贸易金额：100000 美元

许可证号：3104587851

船名航次：FALIN V.082

贸易方式：一般贸易

货物存放地：无锡市中华路 15 号

装运日期：2014 年 12 月 10 日

生产单位注册号：F98014011

启运地：上海

到达口岸：新加坡

随附单据：合同、发票、装箱单、许可证

需要证单名称：卫生证书

2. 操作要求

请你以上海三王报检公司报检员王立的身份，填写下列代理报检委托书和出境货物报检单。

代理报检委托书

编号：

_____出入境检验检疫局：

本委托人（备案号/组织机构代码_____）保证遵守国家有关检验检疫法律、法规的规定，保证所提供的委托报检事项真实、单货相符。否则，愿承担相关法律责任。具体委托情况如下：

本委托人将于____年____月间进口/出口如下货物：

品　名		HS 编码	
数（重）量		包装情况	
信用证/合同号		许可文件号	
进口货物 收货单位及地址		进口货物提/运单号	
其他特殊要求			

特委托＿＿＿＿＿＿＿＿（代理报检注册登记号＿＿＿＿＿＿），代表本委托人办理上述货物的下列出入境检验检疫事宜：

　　□1. 办理报检手续；

　　□2. 代缴纳检验检疫费；

　　□3. 联系和配合检验检疫机构实施检验检疫；

　　□4. 领取检验检疫证单。

　　□5. 其他与报检有关的相关事宜＿＿＿＿＿＿＿＿＿＿＿＿＿

联 系 人：＿＿＿＿＿

联系电话：＿＿＿＿＿

本委托书有效期至＿＿年＿＿月＿＿日　　　　　　委托人(加盖公章)

　　　　　　　　　　　　　　　　　　　　　　　　年　月　日

受托人确认声明

本企业完全接受本委托书。保证履行以下职责：

1. 对委托人提供的货物情况和单证的真实性、完整性进行核实；

2. 根据检验检疫有关法律法规规定办理上述货物的检验检疫事宜；

3. 及时将办结检验检疫手续的有关委托内容的单证、文件移交委托人或其指定的人员；

4. 如实告知委托人检验检疫部门对货物的后续检验检疫及监管要求。

如在委托事项中发生违法或违规行为,愿承担相关法律和行政责任。

联 系 人：＿＿＿＿＿

联系电话：＿＿＿＿＿　　　　　　　　　　　　受托人(加盖公章)

　　　　　　　　　　　　　　　　　　　　　　　　年　月　日

中华人民共和国出入境检验检疫
出境货物报检单

报检单位(加盖公章)：　　　　　　　　　　　　　　＊编号：＿＿＿＿＿＿

报检单位登记号：　　　　联系人：　　电话：　　　　报检日期：

发货人	(中文)					
	(外文)					
收货人	(中文)					
	(外文)					
货物名称(中/外文)	HS编码	产地	数/重量	货物总值	包装种类及数量	
运输工具名称号码			贸易方式		货物存放地点	
合同号			信用证号		用途	
发货日期		输往国家(地区)		许可证/审批证		
启运地		到达口岸		生产单位注册号		
集装箱规格、数量及号码						

续表

合同、信用证订立的检验 检疫条款或特殊要求	标记及号码	随附单据（划"√"或补填）	
		□合同 □信用证 □发票 □换证凭单 □装箱单 □厂检单	□包装性能结果单 □许可/审批文件 □ □ □ □

需要证单名称（划"√"或补填）		* 检验检疫费	
□品质证书　　__正__副 □重量证书　　__正__副 □数量证书　　__正__副 □兽医卫生证书　__正__副 □健康证书　　__正__副 □卫生证书　　__正__副 □动物卫生证书　__正__副	□植物检疫证书　__正__副 □熏蒸/消毒证书　__正__副 □出境货物换证凭单　__正__副	总金额 （人民币元）	
		计费人	
		收费人	

报检人郑重声明： 　1. 本人被授权报检。 　2. 上列填写内容正确属实,货物无伪造或冒用他人的厂名、标志、认证标志,并承担货物质量责任。 　　　　　　　　　　　　　签名:_____		领取证单	
		日期	
		签名	

注:有"＊"号栏由出入境检验检疫机关填写　　　　　　　　　　　◆国家出入境检验检疫局制

项目九
木质包装出入境报检业务

学习与考证目标

- 了解出入境货物木质包装检疫管理的内容
- 熟悉出入境货物木质包装报检范围
- 明确出入境货物木质包装检疫管理的主要作用
- 掌握出入境货物木质包装报检程序及要求
- 具备出入境货物木质包装报检工作的基本能力

项目背景

　　自 2009 年 1 月 1 日起，我国所有出境货物木质包装均须按照要求，进行检疫处理并加施 IPPC 专用标识。出口商应从获得标识加施资格的企业购买经有效除害处理的，并加施 IPPC 专用标识的木质包装，或委托具有标识加施资格的除害处理单位实施除害处理，并加施标识。

　　在国际贸易中，木质包装是一种被广泛使用的包装材料，近年来，约有 70% 的集装箱装运的货物使用木质包装。为此，田方报检公司必然会涉及到出入境货物木制包装的代理报检业务，需了解出入境货物木质包装的报检范围、程序和要求，掌握报检单据的填写方法，具备出入境货物木质包装报检工作的基本能力。

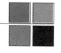

任务一 办理出境货物木质包装的报检

案例导入

近日,锋伐电机贸易公司向日本出口一套机电产品,该产品用木条进行外包装。根据《国际贸易中木质包装材料管理准则》的规定,木制包装必须进行检疫除害处理,并加施 IPPC 专用标识。考虑到出运时间和成本等因素,锋伐电机贸易公司使用的木条箱并非检验检疫机构公布的标识加施企业名单中的产品,木条箱也没有进行过检疫除害处理。请分析,出入境检验检疫机构将对锋伐电机贸易公司的木条箱如何处理,为什么?

请思考下列问题:

1. 出境货物木质包装检疫监督管理有哪些具体规定?
2. 出境货物木质包装报检的范围有哪些规定?
3. 出境货物木质包装报检程序有哪几个具体环节及要求?

一、出境货物木质包装的报检范围

木质包装包括用于承载、包装、铺垫、支撑、加固货物的木质材料,如木板箱、木条箱、木托盘、木框、木桶(盛装酒类的除外)、木轴、木楔、垫木、枕木、衬木等,不包括经人工合成或经加热、加压等深度加工的包装用木质材料,如胶合板、刨花板、纤维板等,也不包含薄板旋切芯、锯屑、木丝、刨花等以及厚度≤6 mm 的木质材料。

如输入国家或地区已采用木质包装检疫国际标准的,出口商不需要向检验检疫机构办理报检手续,但应接受检验检疫机构的监管和抽查;如输入国家或地区要求出具植物检疫证书或熏蒸消毒证书的,出口商需向检验检疫机构办理报检。

二、出境货物木质包装的报检程序

出境货物木质包装检疫的报检流程如图 9-1 所示:

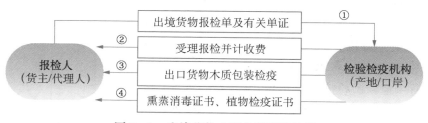

图 9-1 出境货物木质包装报检流程

1. 报检时间

要求出具植物检疫证书或熏蒸消毒证书的货主或代理人,应对出口货物木质包装实施有效处理并加施标识后,向当地出入境检验检疫机构办理报检手续,提出出证申请。整箱熏蒸,不需要加"IPPC"标识的,货到场地后直接装箱,根据进口国的要求喷洒不同刻度的熏蒸药剂,进行 24 小时熏蒸;需要加"IPPC"标识的,货送到场地后,熏蒸队在每个包装的前面和后面加施"IPPC"字样,然后装箱并进行熏蒸。拼箱熏蒸可将同一个目的港、同一个航次的货物放在同一个集装箱内,然后进行熏蒸。

2. 报检所需单证

报检所需单证主要包括合同、装箱单、处理结果报告单和合格凭证正本等报检单证,如输入欧盟各成员国的货物木质包装,还必须提供输欧货物木质包装材料声明。

3. 施检签证

对熏蒸达到要求的,检验检疫结构向报检人出具植物检疫证书或熏蒸消毒证书。

三、除害与加施标识

1. 木质包装材料检疫除害处理方法

根据国际植物保护公约组织(IPPC)公布的《国际贸易中木质包装材料管理准则》的规定,对木质包装进行检疫除害处理的方法包括以下两种:

(1) 热处理(HT)

要求木材中心温度至少达到 56℃,并持续 30 分钟以上。窑内烘干(KD)、化学加压浸透(CPI)或其他方法只要达到热处理要求,可以视为热处理,如化学加压浸透可通过蒸汽、热水或干热等方法达到热处理的技术指标要求。

(2) 溴甲烷熏蒸处理(MB)

要求最低熏蒸温度不应低于 10℃,熏蒸时间最低不应少于 16 小时。来自松材线虫疫区国家或地区的针叶树木质包装,如日本、美国、加拿大、墨西哥、韩国、葡萄牙及中国台湾地区,熏蒸时间最低不应少于 24 小时。

2. 木质包装除害处理专用标识

出境货物木质包装在输出国家或地区进行检疫除害处理后加施下列专用标识。标识内的"IPPC"为《国际植物保护公约》的英文缩写;"XX"为国际标准化组织(ISO)规定的 2 个字母国家编号;"000"为输出国家或地区官方植物检疫机构批准的木质包装生产企业编号;"YY"为确认的检疫除害处理方法,如溴甲烷熏蒸为 MB,热处理为 HT。"ZZ"为各直属检验检疫局 2 位数代码(如江苏局为 32)。标识颜色应为黑色,采用喷刷或电烙方式加施于每件木质包装两个相对面的显著位置,保证其永久性且清晰易辨。标识为长方形,规格有三种: 3 cm×5.5 cm、5 cm×9 cm 及 10 cm×20 cm。标识加施企业可根据木质包装大小任选一种,特殊木质包装经检验检疫机构同意,可参照标记式样比例确定。标识加施企业应将木质包装除害处理计划在除害处理前,向所在地检验检疫机构申报,检验检疫机构对除害处理过程和加施标识情况实施监督管理。除害处理结

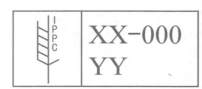

束后,标识加施企业应当出具处理结果报告单。经检验检疫机构认定除害处理合格的,标识加施企业按照规定加施标识。

标识加施企业资格

对出境货物木质包装实施除害处理并加施标识的企业应向所在地检验检疫机构提出除害处理标识加施资格申请。检验检疫机构对申请材料、企业现场进行评审并报直属检验检疫局动植处审核。审核合格的,直属检验检疫局颁发《出境货物木质包装除害处理标识加施资格证书》,并在网上公布企业名单及注册登记编号。上海出境货物木质包装标识加施企业部分名单如下:

企业名称	特定标识编号
上海浦检熏蒸消毒中心 联系电话:66980388 传真:56881617	CN - 001 MB - 31
上海石鹰熏蒸科技有限公司 联系电话:66181862 传真:56848863	CN - 003 MB - 31
上海真友木制品包装有限公司 联系电话:57894341 传真:57894341	CN - 008 HT - 31
上海恒道包装材料制造有限公司 联系电话:68720556 传真:58633933	CN - 009 HT - 31
上海利德木业有限公司 联系电话:59780498 传真:59780994	CN - 010 HT - 31

四、出境货物木质包装检疫监督管理

为防止林木有害生物随木质包装传入传出,我国《进出境动植物检疫法》及实施条例、国际植物保护公约组织公布的《国际贸易中木质包装材料管理准则》等法律法规对进出境货物木质包装的检疫除害处理,加贴 IPPC 专用标识作了具体规定。检验检疫机构对出境货物使用的木质包装实施抽查检疫,对标识加施企业实施日常监督检查,发现问题进行如下处理。

1. 责令整改并暂停标识加施资格

检验检疫机构责令企业整改并暂停标识加施资格的情形包括:(1)热处理/熏蒸处理设施、检测设备达不到要求的;(2)除害处理达不到规定温度、剂量、时间等技术指标的;(3)经除害处理合格的木质包装成品库管理不规范,存在有害生物再次侵害风险的;(4)木质包装标识加施不符合规范要求的;(5)木质包装除害处理、销售等情况不清的;(6)相关质量管理体系运转不正常,质量记录不健全的;(7)未按照规定向检验检疫机构申报的;(8)其他影响

木质包装检疫质量的。

　　2. 取消标识加施资格

　　检验检疫机构责令企业暂停直至取消标识加施资格的情形包括：(1)在国外遭受除害处理、销毁或者退货的；(2)未经有效除害处理加施标识的；(3)倒卖、挪用标识等弄虚作假行为的；(4)出现严重安全质量事故的；(5)其他严重影响木质包装检疫质量的。

　　3. 其他方面

　　如果发现伪造、变造、盗用标识的，依照《中华人民共和国进出境动植物检疫法》及实施条例的有关规定处罚，视不同情节进行罚款、取消木质包装标识加施企业的加施资格等处理，情节严重的，将承担相应的法律责任。

■ 案例分析

　　无锡检验检疫局工作人员在对某货运代理有限公司报检的一批出口钢材实施检验时，发现用于该货物的加固木质包装材料加施伪造出境货物木质包装 IPPC 标识。请分析，无锡检验检疫局依法会对伪造标识企业做出何种行政处罚？检验检疫机构应如何加强对 IPPC 标识的监管？

■ 实例展示

　　上海机床进出口公司向日本出口一套机电产品，该产品用木条框进行外包装，根据日本国的有关规定，进口商要求出具熏蒸消毒证书。为此，上海机床进出口公司委托上海田方报检公司办理出境木制包装的报检手续，并签订了报检委托书。上海田方报检公司根据上海机床进出口公司提供的销售合同、发票、装箱单等报检资料，填写出境货物报检单，向当地出入境检验检疫机构办理报检手续。

一、办理出口货物木制包装报检手续

1. 签订代理报检委托书

样例 9 - 1

代理报检委托书

编号：20141286

　　__上海市__ 出入境检验检疫局：

　　本委托人(备案号/组织机构代码 __3109858456__)保证遵守国家有关检验检疫法律、法规的规定，保证所提供的委托报检事项真实、单货相符。否则，愿承担相关法律责任。具体委托情况如下：

　　本委托人将于 __2014__ 年 __11__ 月间进口/出口如下货物：

品名	SX 型机床	HS 编码	8463.9000
数(重)量	6 台	包装情况	木条箱
信用证/合同号	1198524	许可文件号	
进口货物收货单位及地址			
其他特殊要求			

特委托　上海田方报检公司　（代理报检注册登记号　3100110908　），代表本委托人办理上述货物的下列出入境检验检疫事宜：
　☑1. 办理报检手续；
　☑2. 代缴纳检验检疫费；
　☑3. 联系和配合检验检疫机构实施检验检疫；
　☑4. 领取检验检疫证单。
　□5. 其他与报检有关的相关事宜＿＿＿＿＿＿＿＿＿
　联 系 人：　方敏
　联系电话：　58723452
　本委托书有效期至＿2014＿年＿11＿月＿30＿日　　　　委托人（加盖公章）

上海机床进出口
公司业务专用章
2014 年 11 月 1 日

受托人确认声明

本企业完全接受本委托书。保证履行以下职责：
1. 对委托人提供的货物情况和单证的真实性、完整性进行核实；
2. 根据检验检疫有关法律法规规定办理上述货物的检验检疫事宜；
3. 及时将办结检验检疫手续的有关委托内容的单证、文件移交委托人或其指定的人员；
4. 如实告知委托人检验检疫部门对货物的后续检验检疫及监管要求。
如在委托事项中发生违法或违规行为，愿承担相关法律和行政责任。
　联 系 人：　田方
　联系电话：　65788888　　　　　　　　　　　　　受托人（加盖公章）

上海田方报检公司
代理报检专用章
2014 年 11 月 1 日

2. 填写出境货物报检单

样例 9－2

上海田方报检公司
代理报检专用章

中华人民共和国出入境检验检疫
出境货物报检单

报检单位（加盖公章）：　　　　　　　　　　　　　　　　　　　　＊编号：＿＿＿＿＿＿＿＿＿
报检单位登记号：3100110908　联系人：田方　电话：65788888　　报检日期：2014 年 11 月 10 日

发货人	（中文）上海机床进出口公司					
	（外文）SHANGHAI MACHINE TOOL IMP. ＆ EXP. CORPORATION					
收货人	（中文）					
	（外文）WADABE TRDING CORPORATION					
货物名称（中/外文）	HS 编码	产地	数/重量	货物总值		包装种类及数量
SX 型机床 MACHINE TOOL	8463.9000	上海	6 台	800000 美元		6 箱
运输工具名称号码	HUONXIAN V. 290	贸易方式	一般贸易	货物存放地点		上海市吴淞路 9 号
合同号	1198524	信用证号			用途	
发货日期	2014.11.30	输往国家（地区）	日本	许可证/审批证		
启运地	上海	到达口岸	大阪	生产单位注册号		31099981
集装箱规格、数量及号码	1×20' ／ TEUL3120345856					

续表

合同、信用证订立的检验检疫条款或特殊要求	标记及号码	随附单据（划"√"或补填）	
按照合同要求检验	WADABE 1198524 OSAKA C/NO. 1-6	☑合同 □信用证 ☑发票 □换证凭单 ☑装箱单 □厂检单	□包装性能结果单 □许可/审批文件 □ □

需要证单名称（划"√"或补填）		＊检验检疫费	
□品质证书　　__正__副 □重量证书　　__正__副 □数量证书　　__正__副 □兽医卫生证书__正__副 □健康证书　　__正__副 □卫生证书　　__正__副 □动物卫生证书__正__副	□植物检疫证书　　__正__副 ☑熏蒸/消毒证书　_1_正_2_副 □出境货物换证凭单__正__副	总金额 （人民币元）	
		计费人	
		收费人	

报检人郑重声明：	领取证单	
1. 本人被授权报检。 　2. 上列填写内容正确属实，货物无伪造或冒用他人的厂名、标志、认证标志，并承担货物质量责任。 　　　　　　　　　　签名：__田方__	日期	
	签名	

注：有"＊"号栏由出入境检验检疫机关填写　　　　　　　　　◆国家出入境检验检疫局制

二、出入境检验检疫机构签发熏蒸消毒证书

中华人民共和国出入境检验检疫
ENTRY-EXIT INSPECTION AND QUARANTINE
OF THE PEOPLE'S REPUBLIC OF CHINA

正 本
ORIGINAL

熏蒸／消毒证书
FUMIGATION/DISINFECTION CERTIFICATE

编号 No. 470003658232221

发货人名称及地址
Name and Address of Consignor　SHANGHAI MACHINE TOOL IMP & EXP CORPORATION

收货人名称及地址
Name and Address of Consignee　WADABE TRDING CORPORATION

货物名称
Description of Goods　MACHINE TOOL　Place of Origin　CHINA

报检数量
Quantity Declared　6 PICE

起运地
Place of Despatch　SHANGHAI

到达口岸
Port of Destination　OSAKA

运输工具
Means of Conveyance　BY SEA

标记及号码
WADABE
1198524
OSAKA
C/NO. 1-6.

杀虫和/或灭菌处理 DISINFESTATION AND/OR DISINFECTION TREATMENT

日期
Date　NOV. 18 2014.

药剂及浓度
Chemical and Concentration　METHYL BROMIDE. 48g/m³

处理方法
Treatment　FUMIGATION

持续时间及温度
Duration and Temperature　24HOURS 31℃

附加声明　ADDITIONAL DECLARATION

** ** ** **

签证地点 Place of Issue　SHANGHAI　签证日期 Date of Issue　NOV. 18 2011.

官印
Official Stamp

授权签字人 Authorized Officer　YAO JIANPING　签名 Signature

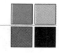

任务二 办理入境货物木质包装的报检

案例导入

华菱机电贸易公司受新农模具加工企业的委托,从日本大阪商社进口一套高端加工数控中心设备,该公司与大阪商社签订了购货合同,并按合同规定支付了货款。两个月后,华菱机电贸易公司收到了货代公司的到货通知,填写了入境货物报检单,并随附有关单证向入境口岸出入境检验检疫机构办理报检手续。由于新农模具加工企业加工业务繁忙,急需这套加工数控中心设备投入使用,在未经检验检疫机构许可的情况下,擅自拆除木质包装,并将其丢弃。请分析,检验检疫机构对华菱机电贸易公司的行为如何处理,为什么?

请思考下列问题:

1. 入境货物木质包装检疫管理有哪些具体规定?
2. 入境货物木质包装报检的范围有哪些规定?
3. 入境货物木质包装报检程序有哪几个具体环节及要求?

一、入境货物木质包装报检范围

1. 列入目录内的进境货物木质包装

进境货物使用木质包装且货物属于《出入境检验检疫机构实施检验检疫的进出境商品名录》内的。

2. 未列入目录内的进境货物木质包装

进境货物使用木质包装,但货物不属于《出入境检验检疫机构实施检验检疫的进出境商品名录》内的。

相关链接

木质包装传带外来生物的危害

木质包装能够传播松材线虫、小蠹类、长蠹类、白蚁类、吉丁虫类、象虫类、长小蠹类、粉蠹类,以及蛾类的美国白蛾、舞毒蛾和木蠹蛾类等 11 大类几万种有害生物,会给林业资源造成极大的破坏。2003 年,全国各口岸从进口木质包装中截获包括松材线虫、天牛、双沟异翅长蠹在内多种林木病虫就有7000多批。以松材线虫病为例,这种被称为"不冒火的森林火灾"和松树的"癌症"的病害,自1982年传入我国后,已造成我国1600万株松树死亡,直接经济损失达20多亿人民币,造成森林生态效益损失达216亿人民币,通常一棵树龄达500年的高大松树从发病到死亡仅需2—3月。据不完全统计,目前我国主要外来生物有162种,这些外来的入侵者给我国生态环境、生物多样性和社会经济造成巨大危害,仅对农林业造成的直接经济损失每年就高达574亿元。

据分析,松材线虫是随疫区国家的输华木质包装材料被带入中国的。中国的松墨天牛和云杉花墨天牛可传播松材线虫,一条松墨天牛携带松材线虫的数量最多高达289000条,如果不能有效地阻止国外松材线虫传入我国,中国广泛分布的天牛就可很快将松材线虫传播开来。

二、入境货物木质包装报检工作程序

入境货物木质包装检疫的报检流程如图9-2所示:

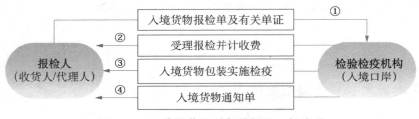

图9-2　入境货物木质包装报检一般流程

1. 报检时限

进境货物使用木质包装的,货主或代理人在其入境时,按规定时间向当地的出入境检验检疫局办理报检手续。

2. 报检所需单证

报检单证主要包括进口贸易合同、国外发票、装箱单、提(运)单、IPPC确认声明、入境货物报检单等,没有IPPC标识的木质包装,还要提供非针声明或官方检疫证书,如熏蒸、热处理证书、植物检疫证书等。报检单要注明木质包装有关信息。

3. 施检签证

木质包装实施现场检疫,在检验检疫人员到达现场后方可开启箱门,用射灯或强光照射木质包装缝隙和集装箱底板,重点检查木质包装上是否有松材线虫的为害状,是否有天牛、白蚁、蠹虫等钻蛀性害虫,必要时可以实施掏箱检疫。现场检疫中,如果发现的是幼虫(特别是天牛类幼虫),应将为害木块一起留样或送检,便于室内饲养、鉴定;发现病害(包括线虫)症状的,取样送室内检疫。对于没有发现活虫、病害症状的木质包装,按随机抽样原则,抽取代表样品送实验室检疫。取样应取较厚的方木(如木托盘的木墩),每份样品不得少于5块或2公斤。经检疫,没有发现活体有害生物的,予以放行,出具《入境货物检验检疫证明》。发现活虫或松材线虫的,在检验检疫机构监督下,对木质包装进行检疫除害处理、销毁或连同货物一起作退运处理,出具《检验检疫处理通知单》。报检人要求或需对外索赔的,则出具《植物检疫证书》。

经检疫,发现木质包装标识不符合要求或截获活体有害生物的,检验检疫机构监督货主或其代理人对木质包装实施除害处理、销毁处理或联系海关连同货物作退运处理,所需费用由货主承担。

三、入境货物木质包装检疫的管理

1. 木质包装标识企业的分类管理

为规范入境货物木质包装检疫监督管理,防止林木有害生物随进境货物木质包装传入,保护我国森林生态环境,便利货物进出境,出入境检验检疫机构对输出国家或者地区的木质包装标识企业的诚信作出评价,实施分类管理。对诚信好的企业,可以采取减少抽查比例和先行通关后在工厂或其他指定地点实施检疫等便利措施。对诚信不良的企业,可以采取加大抽查比例等措施。对多次出现问题的,国家质检总局可以向输出国家或者地区发出通报,暂停相关标识加施企业的木质包装入境。

2. 入境货物木质包装的监督管理

检验检疫机构依照《中华人民共和国进出境动植物检疫法》及实施条例的相关规定,对违法现象进行相应的处罚。

(1)行政处罚

予以行政处罚的情形包括:①未按照规定向检验检疫机构报检的;②报检与实际情况不符的;③未经检验检疫机构许可,擅自将木质包装货物卸离运输工具或者运递的;④其他违反《中华人民共和国进出境动植物检疫法》及实施条例的。

(2)罚款

处以3万元以下罚款的情形包括:①未经检验检疫机构许可,擅自拆除、遗弃木质包装的;②未按检验检疫机构要求,对木质包装采取除害或者销毁处理的;③伪造、变造、盗用IPPC专用标识的。

(3)其他规定

国家质检总局认定的检验机构违反有关法律法规以及本办法规定的,国家质检总局根据情节轻重,责令限期改正或者取消认定。检验检疫人员徇私舞弊、滥用职权、玩忽职守,违反相关法律法规和本办法规定的,依法给予行政处分;情节严重,构成犯罪的,依法追究刑事责任。

■ 案例分析

日前,某检验检疫局受理信义货代公司就来自美国的进境货物木质包装的报检,申报的货物木质包装(木托)数量为1块,但实际包装数量多达43块,申报数量与实际携带数量严重不符。请分析,根据我国《进出境动植物检疫法实施条例》的规定,检验检疫局将如何处理?

■ 实例展示

上海机械进出口公司从德国进口1台WX型数控机床,采用木条箱包装,并加施了IPPC

专用标识。近日,上海机械进出口公司收到到货通知后,委托上海田方报检公司办理入境货物报检手续,双方签订了报检委托书。上海田方报检公司依据上海机械进出口公司提供的入境货物报检资料,填写入境货物报检单,并及时向口岸出入境检验检疫机构办理报检手续。

一、办理进口货物木质包装入境报检手续

1. 签订代理报检委托书

样例 9－3

代理报检委托书

编号:

 上海市 出入境检验检疫局:

本委托人(备案号/组织机构代码 3103458843)保证遵守国家有关检验检疫法律、法规的规定,保证所提供的委托报检事项真实、单货相符。否则,愿承担相关法律责任。具体委托情况如下:

本委托人将于 2014 年 12 月间进口/出口如下货物:

品名	WX 型数控机床	HS 编码	8456.1000
数(重)量	1 台	包装情况	木框包装
信用证/合同号	2011453	许可文件号	
进口货物 收货单位及地址	上海机械进出口公司 上海市伊桑路 2 号	进口货物 提运单号	COS9841
其他特殊要求			

特委托 上海田方报检公司 (代理报检注册登记号 3100110908),代表本委托人办理上述货物的下列出入境检验检疫事宜:

☑1. 办理报检手续;
☑2. 代缴纳检验检疫费;
☑3. 联系和配合检验检疫机构实施检验检疫;
☑4. 领取检验检疫证单。
☐5. 其他与报检有关的相关事宜_____

联系人: 夏挺
联系电话: 56082541
本委托书有效期至 2014 年 12 月 31 日　　　　委托人(加盖公章)

上海机械进出口
公司报检专用章

2014 年 12 月 1 日

受托人确认声明

本企业完全接受本委托书。保证履行以下职责:
1. 对委托人提供的货物情况和单证的真实性、完整性进行核实;
2. 根据检验检疫有关法律法规规定办理上述货物的检验检疫事宜;
3. 及时将办结检验检疫手续的有关委托内容的单证、文件移交委托人或其指定的人员;
4. 如实告知委托人检验检疫部门对货物的后续检验检疫及监管要求。
如在委托事项中发生违法或违规行为,愿承担相关法律和行政责任。

联系人: 田方
联系电话: 65788888　　　　　　　　　受托人(加盖公章)

上海田方报检公司
代理报检专用章

2014 年 12 月 1 日

2. 填写入境货物报检单

样例 9-4

上海田方报检公司 代理报检专用章	中华人民共和国出入境检验检疫 **入境货物报检单**

报检单位(加盖公章):　　　　　　　　　　　　　　　　　　　　　　　　＊编号:＿＿＿＿＿＿＿＿

报检单位登记号:3100110908　联系人:田方　电话:65788888　　　　　报检日期:2014 年 12 月 5 日

收货人	(中文)上海机械进出口公司		企业性质(划"√")		□合资 □合作 □外资
	(外文)　SHANGHAI MACHINERY IMPORT & EXPORT CORPORATION				
发货人	(中文)				
	(外文)　WASTA IMPORT& EXPORT CORPORATION				

货物名称(中/外文)	HS 编码	原产国	数/重量	货物总值	包装种类及数量
WX 型数控机床 CNC MACHINE TOOL	8456.1000	德国	1 台	90000 美元	1 木箱

运输工具名称号码		TEU01786		合同号	2011453
贸易方式	一般贸易	贸易国别(地区)	德国	提单/运单号	COS9841
到岸日期	2014.12.4	启运国家(地区)	德国	许可证/审批号	
卸毕日期	2014.12.4	启运口岸	汉堡	入境口岸	吴淞
索赔有效期至	2015.12.4	经停口岸		目的地	上海

集装箱规格、数量及号码		
合同订立的特殊条款 以及其他要求	货物存放地点	上海市吴淞路 5 号
	用　途	

随附单据(划"√"或补填)		标记及号码	＊外商投资财产(划"√")	□是　否
☑合同 ☑发票 ☑提/运单 □兽医卫生证书 ☑植物检疫证书 □动物检验证书 □卫生证书 □原产地证 □许可/审批文件	☑到货通知 ☑装箱单 □质保书 □理货清单 □磅码单 □验收报告 □	SM SHANGHAI 2011453 C/NO.1-1	＊检验检疫费	
			总金额 (人民币元)	
			计费人	
			收费人	

报检人郑重声明: 　1. 本人被授权报检。 　2. 上列填写内容正确属实。 　　　　　　　　　　签名:　田方	领取证单	
	日期	
	签名	

注:有"＊"号栏由出入境检验检疫机关填写　　　　　　　　　　　　　　◆国家出入境检验检疫局制

二、出入境检验检疫局签证

样例 9 - 5

中华人民共和国出入境检验检疫
入境货物通关单

编号:3108745974

1. 收货人 上海机械进出口公司		5. 标记及唛码 SM SHANGHAI 2011453 C/NO. 1 - 1
2. 发货人 WASTA IMPORT&. EXPORT CORPORATION		
3. 合同/提(运)单号 2011453/COS9841	4. 输出国家或地区 德国	
6. 运输工具名称及号码 TEU01786	7. 目的地 上海	8. 集装箱规格及数量 — — — — — — —
9. 货物名称及规格 WX 型数控机床 *	10. HS 编码 8456.1000 11. 申报总值 90000 美元	12. 数/重量、包装数量及 种类 1 PC 500 KGS 1 CTN

13. 证明

上述货物业已报验/申报,请海关予以放行。
本通关单有效期至　2015 年 1 月 30 日

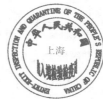

签字:杨芳

日期:2014 年 12 月 6 日

14. 备注

★★★★★ 知识技能训练 ★★★★★

一、单项选择题

1. 木质包装除害处理专用标识内的"XX"为 ISO 规定的(　　)国家编号。

　A. 4 个字母　　　　B. 3 个字母　　　　C. 2 个字母　　　　D. 1 个字母

2. 木质包装除害处理专用标识内的"000"为输出国家(　　)批准的木质包装生产企业编号。

　A. 官方植物检疫机构　　　　　　　　B. 工商行政管理局

　C. 出入境检验检疫局　　　　　　　　D. 海关

3. 木质包装除害处理专用标识内的"YY"为确认的(　　)方法。

　A. 植物检疫管理　　B. 海关管理　　　C. 检疫除害处理　　D. 生产管理

4. 木质包装除害处理专用标识内的"ZZ"为（　　　）的代码。

A．税务登记　　　　　B．海关注册　　　　　C．直属检验检疫局　D．商委备案

5. 以下不属于责令其暂停直至取消标识加施资格的情形是（　　　）。

A．未按照规定向检验检疫机构申报的

B．木质包装标识加施不符合规范要求的

C．木质包装除害处理、销售等情况不清的

D．未经有效除害处理加施标识的

6. 以下不属于责令其整改并暂停标识加施资格的情形是（　　　）。

A．熏蒸处理设施、检测设备达不到要求的

B．在国外遭受除害处理、销毁或者退货的

C．出现严重安全质量事故的

D．未经有效除害处理加施标识的

7. 来自松材线虫疫区国家的针叶树木质包装的熏蒸时间最低不应少于（　　　）。

A．12 小时　　　　　B．24 小时　　　　　C．36 小时　　　　　D．48 小时

8. 国际植物保护公约组织的英文简称是（　　　）。

A．IPPC　　　　　B．IPP　　　　　C．IPC　　　　　D．PPC

二、多项选择题

1. 对于来自美国的货物，带有木质包装的，应实施检疫，这里所说的木质包装包括（　　　）。

A．木桶　　　　　B．木轴　　　　　C．胶合板　　　　　D．纤维板

2. 进境货物木质包装是指用于（　　　）货物的木材料，但胶合板、纤维板等人造板材除外。

A．承载　　　　　B．铺垫　　　　　C．包装　　　　　D．加固

3. 向（　　　）出口货物带有木质包装的，需作检疫除害处理。

A．美国　　　　　B．阿根廷　　　　　C．巴西　　　　　D．加拿大

4. 对我国输出货物不带木质包装，但要求出口商出具无木质包装声明的国家有（　　　）。

A．美国　　　　　B．日本　　　　　C．加拿大　　　　　D．澳大利亚

5. 木质包装检疫除害处理方法有（　　　）。

A．热处理　　　　　　　　　　　B．销毁

C．除害处理　　　　　　　　　　D．溴甲烷熏蒸处理

6. 输入国家已采用木质包装检疫国际标准的，需办理报检的情形有（　　　）。

A．要求出具植物检疫证书的　　　　　B．要求出具卫生证书的

C．要求出具通关单的　　　　　　　　D．要求出具熏蒸消毒证书的

三、判断题

1. 木质包装除害处理专用标识必须使用红色，以示警示。（　　　）

2. 木质包装除害处理专用标识喷刷在木质包装的正面的显著位置。（　　　）

3. 获得标识加施资格的企业在除害处理时，无需向所在地检验检疫机构申报。（　　　）

4. 所有的出境货物木质包装均须按照要求进行检疫处理并加施 IPPC 专用标识。（　　　）

5. 输入国家已采用木质包装检疫国际标准的，检验检疫机构不对其进行抽查。（　　　）

6. 检验检疫机构对木质包装实施检疫,对符合要求的,签发入境货物通关单。(   )

7. 对承载加施 IPPC 专用标识的木质包装,检验检疫机构免于抽查。(   )

8. 出入境检验检疫机构对输出国家木质包装标识企业实施分类管理。(   )

四、流程示意题

根据出口货物木质包装报检程序,填写下表:

步 骤	工作内容	有关单证
1		
2		
3		
4		

五、操作题

1. 操作资料

受委托人:上海三王报检公司

电话:021 - 58332221

注册登记号:3105522414

报检员姓名:王立

检验检疫机构:上海出入境检验检疫局

合同号:RT061177

代理报检事宜:第 1 至第 4 条

收货人名称:上海进出口公司(组织代码 3106814341)

电话:021 - 56082266

发货人:新加坡电器贸易公司

商品名称:手工工具

商品编码:2548.1800

检验检疫机构:上海出入境检验检疫局

数量:5000 套

包装数量:500 木箱

重量体积:总毛重 5000 公斤、总净重 4500 公斤

贸易金额:20000 美元

货物产地:新加坡

许可证号:31087451

船名航次:FALIN V.082

提单号码:SHE2014561

贸易方式:一般贸易

货物存放地:上海市中山路 15 号

启运地:新加坡

入境口岸：吴淞海关

随附单据：合同、发票、装箱单、许可证、到货通知

需要证单名称：检验检疫证书

报关口岸：吴淞海关

到岸日期：2014 年 10 月 23 日

卸毕日期：2014 年 10 月 23 日

索赔有效期：1 年

2. 操作要求

请你以上海三王报检公司报检员的身份，填写代理报检委托书和入境货物报检单。

代理报检委托书

编号：

_____出入境检验检疫局：

　　本委托人（备案号/组织机构代码_____）保证遵守国家有关检验检疫法律、法规的规定，保证所提供的委托报检事项真实、单货相符。否则，愿承担相关法律责任。具体委托情况如下：

　　本委托人将于____年____月间进口/出口如下货物：

品名		HS 编码	
数（重）量		包装情况	
信用证/合同号		许可文件号	
进口货物收货单位及地址		进口货物提运单号	
其他特殊要求			

　　特委托_____（代理报检注册登记号_____），代表本委托人办理上述货物的下列出入境检验检疫事宜：

□1. 办理报检手续；

□2. 代缴纳检验检疫费；

□3. 联系和配合检验检疫机构实施检验检疫；

□4. 领取检验检疫证单。

□5. 其他与报检有关的相关事宜_____

联　系　人：_____

联系电话：_____

本委托书有效期至____年____月____日　　　　　　委托人（加盖公章）

　　　　　　　　　　　　　　　　　　　　　　　　　　年　月　日

受托人确认声明

本企业完全接受本委托书。保证履行以下职责：

1. 对委托人提供的货物情况和单证的真实性、完整性进行核实；

2. 根据检验检疫有关法律法规规定办理上述货物的检验检疫事宜；

3. 及时将办结检验检疫手续的有关委托内容的单证、文件移交委托人或其指定的人员；

4. 如实告知委托人检验检疫部门对货物的后续检验检疫及监管要求。

如在委托事项中发生违法或违规行为，愿承担相关法律和行政责任。

联　系　人：_____

联系电话：_____　　　　　　　　　　　　　　　受托人（加盖公章）

　　　　　　　　　　　　　　　　　　　　　　　　　　年　月　日

中华人民共和国出入境检验检疫
入境货物报检单

报检单位(加盖公章):　　　　　　　　　　　　　　　　　　　　　　　　　＊编号:_____

报检单位登记号:　　　　联系人:　　　电话:　　　　　　　　　　　　　报检日期:

收货人	(中文)		企业性质(划"√")	□合资　□合作　□外资
	(外文)			
发货人	(中文)			
	(外文)			

货物名称(中/外文)	HS编码	原产国	数/重量	货物总值	包装种类及数量

运输工具名称号码			合同号	
贸易方式		贸易国别(地区)	提单/运单号	
到货日期		启运国家(地区)	许可证/审批号	
卸毕日期		启运口岸	入境口岸	
索赔有效期至		经停口岸	目的地	

集装箱规格、数量及号码

合同订立的特殊条款以及其他要求	根据合同要求检疫	货物存放地点	上海逸仙路214号
		用　途	自营内销

随附单据(划"√"或补填)		标记及号码	＊外商投资财产(划"√")　□是　□否
□合同	□到货通知		＊检验检疫费
□发票	□装箱单		总金额(人民币元)
□提/运单	□质保书		
□兽医卫生证书	□理货清单		
□植物检疫证书	□磅码单		计费人
□动物检验证书	□验收报告		
□卫生证书	□		收费人
□原产地证			
□许可/审批文件			

报检人郑重声明: 　1. 本人被授权报检。 　2. 上列填写内容正确属实。 　　　　　　　　　　签名:_____	领取证单	
	日期	
	签名	

注:有"＊"号栏由出入境检验检疫机关填写　　　　　　　　　　◆国家出入境检验检疫局制

项目十
集装箱出入境报检业务

学习与考证目标

- 了解集装箱出入境检验检疫管理的内容
- 熟悉集装箱出入境报检范围
- 明确集装箱出入境检验检疫管理的主要作用
- 掌握集装箱出入境报检程序及要求
- 具备集装箱出入境报检工作的基本能力

项目背景

　　集装箱是进出口货物运输的重要载体,集装箱运输过程中的有害生物会从一国传入他国,为了加强进出境集装箱检验检疫管理工作,按照我国《进出口商品检验法》《进出境动植物检疫法》《国境卫生检疫法》《食品卫生法》及有关法律法规的规定,对入境、出境和过境的集装箱实施卫生和动植物验检检疫。

　　田方报检公司在从事出入境代理报检业务中必然会涉及到集装箱的报检。为此,田方先生要了解出入境集装箱的报检范围、程序和要求,掌握相关报检单据的填写方法,具备出入境集装箱报检工作的基本能力。

任务一　办理出境集装箱的报检

案例导入

　　近日,圆圆贸易公司与俄罗斯 SBDB 贸易公司签订了一批儿童服装销售合同,数量 20 万件,纸箱包装,拟装 2 个二十英尺集装箱。合同签订后,圆圆贸易公司根据合同的有关规定进行加工生产,办理托运手续,填写出/入境集装箱报检单,并随附有关单证向口岸出入境检验检疫局办理出境集装箱报检手续。请分析,出入境检验检疫机构如何进行检验检疫,为什么?

　　请思考下列问题:

　　1. 出境集装箱检验检疫管理有哪些具体规定?

　　2. 出境集装箱报检的范围有哪些规定?

　　3. 出境集装箱报检程序有哪几个具体环节及要求?

一、出境集装箱报检范围

　　集装箱是指国际标准化组织所规定的具有一定强度、刚度和规格,专供周转使用的大型装货容器。所有出境集装箱包括出境和过境的实箱及空箱,必须对其实施卫生检疫。装载动植物及其产品和其他检验检疫物的集装箱,应实施动植物检疫;装载易腐烂变质食品、冷冻品集装箱,应实施清洁、卫生、冷藏、密固等适载检验;输入国要求实施检验检疫的集装箱,按要求实施检验检疫;法律、行政法规、国际条约规定或者贸易合同约定的其他应当实施检验检疫的集装箱,按有关规定和约定实施检验检疫。

二、出境集装箱的报检工作程序

　　出境集装箱的报检流程如图 10 - 1 所示:

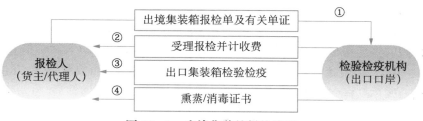

图 10 - 1　出境集装箱报检流程

1. 报检时间

承运人、货主或其代理人在集装箱装货前,应向所在地检验检疫机构报检。

2. 报检所需证单

承运人、货主或其代理人向检验检疫机构报检时,填写出/入境集装箱报检单(样例 10－1),并提供相关单据,向检验检疫机构办理报检手续。

样例 10－1

中华人民共和国出入境检验检疫
出/入境集装箱报检单

报检单位(加盖公章):　　　　　　　　　　　　　　　　　　* 编号:_____

报检单位登记号:　　　　　联系人:　　　　电话:　　　　报检日期:

收货人	(中文)	
	(外文)	
发货人	(中文)	
	(外文)	

集装箱规格及数量	集装箱号码	拟装/装载货物名称	包装/铺垫物种类及数量

运输工具名称号码		启运/到达国家或地区	
启运及经停地点		装运/到货日期	
提单/运单号		目的地	
集装箱停放地点		* 检验检疫费	
拆/装箱地点		总金额(人民币元)	
需要证单名称	□集装箱检验检疫结果单 □熏蒸/消毒证书 □	计费人	
		收费人	

报检人郑重声明: 1. 本人被授权报检。 2. 上列填写内容正确属实。 　　　　　　　签名:_____	领取证单	
	日期	
	签名	

注:1.有"*"号栏由出入境检验检疫机关填写;2.凡需要出入境货物通关单以及申请委托检验业务的,不适用于本单,一律填写出入境货物报检单。

3. 施检签证

在出境口岸装载拼装货物的集装箱,由出境口岸检验检疫机构实施检验检疫。出境易腐烂变质食品的集装箱可在装运前进行预检,由预检人员填写"集装箱适载性检验预检记录"(样例 10－2)。检验检疫人员审核有关单证,确定抽查集装箱数和箱号,并填写"进出境集装箱抽查通知单"(样例 10－3),书面通知报检人。报检人接到通知后,将指定集装箱调至检验检疫场地,并及时联系检验检疫人员实施检验检疫。现场查验后,根据情况分别填写"集装箱适载性检验/抽查原始记录"(样例 10－4)。对不符合适载性检验要求的集装箱,应经整理或通过调换集装箱等方式达到适载性检验要求。

样例 10－2

集装箱适载性检验预检记录

编号：

申请人								
船名/航次			货 名					
目的地			检验日期	年 月	日	时	分	
检 验 项 目						结 果		
箱体、箱门完好，箱号清晰，安全铭牌齐全。								
箱体无有毒有害危险品标志；箱内清洁、卫生，无有毒有害残留物，且风雨密状况良好。								
未发现病媒生物。								
未发现活害虫及其他有害生物。								
冷藏集装箱温度达到要求。								
罐式集装箱前一次未装运过有毒、有害货物。								
集装箱数量	×20'		×40'			×45'		
规格	集装箱号	规格	集装箱号		规格	集装箱号		
备注	有效期为自预检之日起 21 天							
合计	标箱	检验地点			检验结果	□合格 □不合格		
预检人员郑重申明：上列填写内容正确属实。								
（预检人员所在单位印章）				预检人员签名：负责人签名：				

样例 10－3

进出境集装箱抽查通知单

企业名称：

报检号：

报检箱数：			航 次：		船 名：	
重箱	废物原料箱	箱数：×20'×40'×45'	拟抽检箱： 　　（注：装运进口废物原料的集装箱按进口废物原料电子监管系统指定的箱号随同货物一并检验检疫，不再另行安排抽查。）			
	其他箱	箱数：×20'×40'×45'	拟抽检箱：			

续表

空箱	箱数： ×20' ×40' ×45'	拟抽检箱：

请报检单位将上述集装箱调至指定检验检疫场地，并及时联系检验检疫机构人员实施检验检疫。

检验检疫人员：　　　　　　　　电话：　　　　　　　　日期：

备注：

本通知单一式两份，检验检疫机构和报检人各执一份。

样例 10 - 4

集装箱适载性检验/抽查原始记录

编号：

报检单位		货　名	
船名/航次		目 的 地	
检验地点		检验日期	

检验依据：《出入境集装箱检验检疫操作规程》(SN/T1102 - 2002)

检 验 检 疫 项 目	结　果
箱体、箱门完好，箱号清晰，安全铭牌齐全。	
箱体无有毒危险品标志；箱内清洁、卫生，无有毒有害残留物。	
风雨密状况良好。	
未发现病媒生物。	
未发现活害虫及其他有害生物。	
冷藏集装箱温度达到要求。	
罐式集装箱前一次未装运过有毒、有害货物。	

集装箱数量		×20'		×40'		×45'
规格	集 装 箱 号	规格	集 装 箱 号	规格	集 装 箱 号	
备注						
合计		适载性检验/抽查结果评定：□合格　□不合格				

检验/抽查人：　　　　　　　　　　复核人：

现场检验检疫包括三个方面：(1)开箱前检疫查验。开箱前，以目视方法核查集装箱箱号、封识号与报检单据是否一致，查看集装箱箱体是否完整，检查集装箱外表，包括角件、叉车孔、地板下部等处是否带有软体动物(非洲大蜗牛)、种子、杂草籽、土壤等。(2)箱内检疫查验。一是对实施过熏蒸处理的集装箱进行查验时，应先对箱内熏蒸气体浓度进行检测，发现熏蒸剂残留超过安全标准(5 ppm)的，应立即关闭集装箱并移至安全地点进行通风散毒后,方可实施检疫,防止意外事故发生。二是检查箱体、货物、包装、铺垫物、填充物等有无啮齿类动物、鼠咬痕、鼠粪、鼠迹等。检查货物空隙、货物表面有无飞行或附着的蚊、蝇、游离蚤、蜱、螨、蜚蠊等。三是箱内有无积水及可能滋生的蚊幼虫。四是箱内是否夹带旧服装、旧麻袋、旧塑料器具等废旧物品,是否夹带工业、生活垃圾等。五是检查有无动植物危险性病、虫、杂草、土壤、动物尸体、动植物残留物等。若发现上述疫情应及时采样,进行分类鉴定。对于可能被致病微生物污染的集装箱,应进行微生物检测。对于装载放射源、可能超过放射性豁免水平的矿产品以及其他法律法规、国际条约、贸易合同规定必须进行放射性检测货物的集装箱,应实施放射性检测。对于装载有毒有害化学物品或可能被有毒有害化学物品污染的集装箱,应进行化学污染检查。(3)适载性检验。装运出口易腐烂变质食品的集装箱的适载性检验工作,具体按进出口用集装箱安全与卫生检验规程和进出口用冷藏集装箱安全与卫生检验规程进行。

检验检疫后,如需要实施卫生除害处理的,签发检验检疫处理通知书,完成处理后,向报检人出具熏蒸/消毒证书。如不需要进行卫生除害处理,则出具集装箱检验检疫结果单。出境口岸检验检疫机构凭启运口岸检验检疫机构出具的"集装箱检验检疫结果单"(样例 10 - 5)或熏蒸/消毒证书放行。法律、法规另有规定的除外。

样例 **10 - 5**

集装箱检验检疫结果单

No.

申请人				
船名/航次		货名		
目的地		检验日期		
检验结果				
检 验 项 目				结 果
箱体、箱门完好,箱号清晰,安全铭牌安全。				
箱体无有毒有害危险品标志;箱内清洁、卫生,无有毒有害残留物,且风雨密状况良好。				
未发现病媒生物。				
未发现活害虫及其他有害生物。				

集装箱数量	×20'		×40'		×45'	
规格	集装箱号	规格	集装箱号	规格	集装箱号	

以上集装箱符合验箱要求,申报无诈。

(盖章)

验箱地点/日期		协检人员	
检验检疫审核人员		审核日期	

新造集装箱的检验检疫

1. 非木地板集装箱

对不使用木地板的新造集装箱，仅作为商品空箱出口时，不实施检验检疫。

2. 木地板集装箱

新造木地板集装箱作为商品空箱出口时，按下列规定办理：

(1)木地板为进口木地板，且进口时附有澳大利亚检验检疫机构认可的标准做永久性免疫处理的证书，并经我国检验检疫机构检验合格的，出口时可凭该证书放行。

(2)木地板为国产木地板，且附有澳大利亚检验检疫机构认可的标准做永久性免疫处理的证书，出口时可凭该证书放行。

(3)进口木地板没有我国检验检疫机构签发的合格证书，或使用国产木地板没有澳大利亚检验检疫机构认可的标准做永久性免疫处理的证书，应实施出境动植物检验检疫。

三、出境集装箱卫生除害处理

出境集装箱应当作卫生除害处理的情况包括：(1)被传染病污染的或可能传播检疫传染病的；(2)携带有与人类健康有关的病媒昆虫或啮齿动物的；(3)检疫发现有国家公布的一、二类动物传染病、寄生虫病名录及植物危险性病、虫、杂草名录中所列病虫害和对农、林、牧、渔业有严重危险的其他病虫害的，发现超过规定标准的一般性病虫害的；(4)装载废旧物品或腐败变质有碍公共卫生物品的；(5)装载尸体、棺柩、骨灰等特殊物品的；(6)输入国家或地区要求作卫生除害处理的；(7)国家法律、行政法规或国际条约规定必须作卫生除害处理的。

新造集装箱的检验检疫

1. 蒸熏

所谓蒸熏，就是利用化学药品的燃烧、化学反应，生成有毒气体，在短时间内达到一定的浓度，来熏杀啮齿动物、媒介昆虫、有害微生物及动植物病虫等。常用的蒸熏剂有溴化甲烷、二氧化硫、氯化物、硫酰氟、环氧乙烷。

2. 消毒

常用消毒剂有过氧乙酸、福尔马林、次氯酸钠。

3. 杀虫

常用的杀虫剂有二氯苯醚菊酯、溴氢菊酯可湿性粉剂、气雾杀虫剂（喷雾弹）、环氧乙烷。

四、过境集装箱检疫

过境集装箱经查验，发现有可能中途撒漏造成污染的，报检人应按进境口岸检验检疫机构的要求，采取密封措施；无法采取密封措施的，不准过境。发现被污染或危险性病虫害的，应作卫生除害处理或不准过境。

五、出境集装箱检疫监督管理

从事进出境集装箱清洗、卫生除害处理的单位须经检验检疫机构考核认可，接受检验检疫机构的指导和监督。检验检疫机构对装载法检商品的进出境集装箱实施监督管理，包括查验集装箱封识、标志是否完好，箱体是否有损伤、变形、破口等。

■ 案例分析

近日，宁波食品公司报检员小刘向宁波检验检疫局提交了一份"集装箱检验检疫结果单"，用于领取该批货物的通关单。该局工作人员发现"集装箱检验检疫结果单"上"拟装/装载货物"栏中的"脱水山药、脱水叉烧肉"字样有变造的嫌疑，遂立案调查。经调查表明，小刘先前从宁波检验检疫局领取了两份"集装箱检验检疫结果单"，一份是拟出口到香港的"脱水叉烧肉"，货值 7000 多美元。另一份是准备出口的"脱水山药"。因疏于保管，刘某在准备领取"脱水叉烧肉"这批货物的通关单时，却找不到与此对应的"集装箱检验检疫结果单"，便在"脱水山药"对应的"集装箱检验检疫结果单"的"拟装/装载货物"一栏中打印的"脱水山药"后面自行打印上"脱水叉烧肉"的字样，企图蒙混过关，没想到被宁波检验检疫局工作人员识破。请分析，宁波检验检疫局依据何种法律法规进行处理？

■ 实例展示

上海砂轮进出口公司向越南出口 15 万片砂轮片，共计 2488 箱，拟装 2 个二十英尺集装箱，采用航空货物运输方式。上海砂轮进出口公司根据出入境检验检疫有关法律法规的规定，填写出/入境集装箱报检单，并随附有关报检资料，向上海出入境检验检疫局办理集装箱及出口货物的报检。检验监管人员对载货的两个空集装箱进行检验检疫，核准后，对该货实施全过程集装箱监装，然后对装箱完毕的集装箱加施 CIQ 标识签封、拍照后发往越南。

一、办理出境集装箱报检手续

上海砂轮进出口公司填写下列出/入境集装箱报检单：

样例 10 - 6

<table>
<tr><td>上海砂轮进出口公司
报检专用章</td><td colspan="2">中华人民共和国出入境检验检疫
出/入境集装箱报检单</td></tr>
</table>

报检单位（加盖公章）：　　　　　　　　　　　　　　　* 编号：_____

报检单位登记号:3108810908　联系人：蔡丽　电话:65785432　　报检日期:2014 年 12 月 5 日

<table>
<tr><td rowspan="2">收货人</td><td colspan="4">（中文）</td></tr>
<tr><td colspan="4">（外文）HULI IMPORT & EXPORT CORPORATION</td></tr>
<tr><td rowspan="2">发货人</td><td colspan="4">（中文）上海砂轮进出口公司</td></tr>
<tr><td colspan="4">（外文）SHANGHAI GRINDING WHEEL I/E CO.</td></tr>
<tr><td>集装箱规格及数量</td><td>集装箱号码</td><td>拟装/装载货物名称</td><td colspan="2">包装/铺垫物种类及数量</td></tr>
<tr><td>2×20'</td><td>TEXU680410
TEXU680411</td><td>砂轮片</td><td colspan="2">2488 纸箱</td></tr>
<tr><td>运输工具名称号码</td><td colspan="2">TEX1786</td><td>启运/到达国家或地区</td><td>越南</td></tr>
<tr><td>启运及经停地点</td><td colspan="2">上海</td><td>装运/到货日期</td><td>2014.12.10</td></tr>
<tr><td>提单/运单号</td><td colspan="2">FU - 3291</td><td>目的地</td><td>河内</td></tr>
<tr><td>集装箱停放地点</td><td colspan="2">上海市宝杨路 321 号</td><td colspan="2">* 检验检疫费</td></tr>
<tr><td>拆/装箱地点</td><td colspan="2">上海市宝山路 1257 号</td><td colspan="2">总金额（人民币元）</td></tr>
<tr><td rowspan="3">需要证单名称</td><td colspan="2" rowspan="3">☑集装箱检验检疫结果单
☐熏蒸/消毒证书
☐</td><td>计费人</td><td></td></tr>
<tr><td rowspan="2">收费人</td><td rowspan="2"></td></tr>
<tr></tr>
<tr><td colspan="3" rowspan="3">报检人郑重声明：
　1. 本人被授权报检。
　2. 上列填写内容正确属实。
　　　　　　　　签名：_蔡丽_</td><td colspan="2">领取证单</td></tr>
<tr><td>日期</td><td></td></tr>
<tr><td>签名</td><td></td></tr>
</table>

注:1. 有"＊"号栏由出入境检验检疫机关填写;2. 凡需要出入境货物通关单以及申请委托检验业务的,不适用于本单,一律填写出入境货物报检单。

二、出入境检验检疫机构施检签证

出入境检验检疫机构开出下列抽查通知单：

样例 10 - 7

进出境集装箱抽查通知单

企业名称：上海砂轮进出口公司　　　　　　　　　　　　　　　　　报检号：3109874561

报检箱数：2 箱			航　次：V. 309	船　名：TEX1786
重箱	废物原料箱	箱数： ×20' ×40' ×45'	拟抽检箱： 　　（注：装运进口废物原料的集装箱按进口废物原料电子监管系统指定的箱号随同货物一并检验检疫，不再另行安排抽查。）	
	其他箱	箱数： 2×20' ×40' ×45'	拟抽检箱： 1 箱	
空箱		箱数： ×20' ×40' ×45'	拟抽检箱：	
请报检单位将上述集装箱调至指定检验检疫场地，并及时联系检验检疫机构人员实施检验检疫。				
检验检疫人员：丁琳　　　　　　电话：65789654　　　　　　日期：2014.12.6				
备注：				

本通知单一式两份，检验检疫机构和报检人各执一份。

出入境检验检疫机构根据检验检疫的结果填写下列"集装箱适载性检验/抽查原始记录"：

样例 10 - 8

集装箱适载性检验/抽查原始记录

编号：31045945001

报检单位	上海砂轮进出口公司	货　名	砂轮片
船名/航次	TEX1786/ V. 309	目 的 地	河内
检验地点	上海市宝杨路 321 号	检验日期	2014.12.6
检验依据：《出入境集装箱检验检疫操作规程》(SN/T1102 - 2002)			
检 验 检 疫 项 目		结　果	
箱体、箱门完好，箱号清晰，安全铭牌齐全。		合格	
箱体无有毒危险品标志；箱内清洁、卫生，无有毒有害残留物。		合格	
风雨密状况良好。		合格	

续表

未发现病媒生物。	合格
未发现活害虫及其他有害生物。	合格
冷藏集装箱温度达到要求。	
罐式集装箱前一次未装运过有毒、有害货物。	

集装箱数量	2×20'		×40'		×45'	
规格	集 装 箱 号	规格	集 装 箱 号	规格	集 装 箱 号	
20'	TEXU680410 TEXU680411					
备注						
合计	2 标箱		适载性检验/抽查结果评定：☑合格　□不合格			

检验/抽查人：董丽　　　　　　　　　复核人：夏立

出入境检验检疫机构根据"集装箱适载性检验/抽查原始记录"的内容签发下列集装箱检验检疫结果单：

样例 10-9

集装箱检验检疫结果单

No. 310456743

申请人	上海砂轮进出口公司			
船名/航次	TEX1786/ V.309	货名	砂轮片	
目的地	河内	检验日期	2014.12.6	
检验结果	合格			

检 验 项 目	结 果
箱体、箱门完好，箱号清晰，安全铭牌安全。	合格
箱体无有毒有害危险品标志；箱内清洁、卫生，无有毒有害残留物，且风雨密状况良好。	合格
未发现病媒生物。	合格
未发现活害虫及其他有害生物。	合格

集装箱数量	2×20'		×40'		×45'	
规格	集 装 箱 号	规格	集 装 箱 号	规格	集 装 箱 号	
20'	TEXU680410 TEXU680411					

以上集装箱符合验箱要求，申报无诈。

（盖章）　上海出入境检验检疫局
检验检疫专用章

验箱地点/日期	上海市宝杨路 321 号/ 2014.12.6	协检人员	王明
检验检疫审核人员	夏立	审核日期	2014.12.6

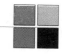

任务二　办理入境集装箱的报检

案例导入

　　近日,上海依依服装进出口公司从日本青山服装贸易公司进口男式西服,采用集装箱运输。当进口货物到达后,填写出/入境集装箱报检单,并随附有关报检资料,向上海出入境检验检疫局办理入境集装箱报检手续。

　　请思考下列问题:

　　1. 入境集装箱检验检疫管理有哪些具体规定?

　　2. 入境集装箱报检的范围有哪些规定?

　　3. 入境集装箱报检程序有哪几个具体环节及要求?

一、入境集装箱报检范围

　　入境集装箱是指国际标准化组织所规定的具有一定强度、刚度和规格,专供周转使用的大型装货容器。报检范围包括三个方面:(1)所有入境集装箱,包括进境和过境的实箱及空箱;(2)来自动植物疫区的,装载动植物、动植物产品和其他检验检疫物的,以及箱内带有植物性包装物或辅垫材料的集装箱,应实施动植物检疫;(3)法律、行政法规、国际条约规定或者贸易合同约定的其他应当实施检验检疫的集装箱。

二、入境集装箱报检工作程序

　　入境集装箱的报检流程如图 10－2 所示:

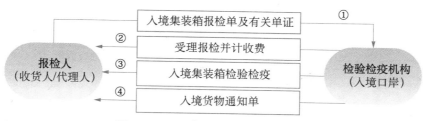

图 10－2　入境集装箱报检一般流程

　　1. 报检时间

　　入境集装箱的承运人、货主或其代理人应在办理海关手续前,向入境口岸检验检疫机构报检,未经检验检疫机构许可,不得提运或拆箱。

2. 报检所需证单

入境集装箱的承运人、货主或其代理人应填写出/入境集装箱报检单,随附到货通知单等有关单据。

3. 施检签证

检验检疫机构受理进境集装箱报检后,对报检人提供的相关材料进行审核,并对集装箱实施检验检疫或作卫生除害处理,并根据情况分别填写"进境集装箱重箱检疫原始记录"(样例 10-10)。如查验不合格的,扩大该批集装箱抽检比例继续查验,直至全部开箱查验。具体情形如下:

(1)法律规定入境口岸查验的集装箱

在入境口岸结关的以及国家有关法律法规规定必须在入境口岸查验的集装箱,由入境口岸检验检疫机构对集装箱及货物一同进行施检,检验检疫合格后,出具"入境货物通关单"。如需实施卫生除害处理的,签发"检验检疫处理通知书"。完成处理后,向报检人出具"熏蒸/消毒证书"。

(2)指运地结关的集装箱

入境口岸检验检疫机构受理在指运地结关集装箱的报检后,检查集装箱外表(必要时进行卫生除害处理),办理调离和签封手续,并通知指运地检验检疫机构进行检验检疫。

(3)进口废物原料的集装箱

装运经国家批准进口的废物原料的集装箱,由入境口岸检验检疫机构实施检验检疫。经检验检疫符合国家环保标准的,签发"检验检疫情况通知单";不符合国家环保标准的,出具"检验检疫证书",并移交当地海关、环保部门处理。

(4)过境应检集装箱

过境应检集装箱,由进境口岸检验检疫机构实施查验,离境口岸检验检疫机构不再检验检疫。

样例 10-10

进境集装箱重箱检疫原始记录

报检号:

船名/航次:＿＿＿＿		提单号:＿＿＿＿	
报检集装箱数:＿＿＿＿		启运国家或地区:＿＿＿＿	
货物名称:＿＿＿＿		收货人(代理):＿＿＿＿	
	时间:	地点:	抽查数量:
现场检疫	检出情况	1. 箱表携带土壤、杂草及其他有害生物; □无　□有 2. 啮齿动物及其痕迹、蚊、蝇、蟑螂等医学媒介生物; □无　□有 3. 夹带废旧物品、生活垃圾及其他有毒有害物质; □无　□有 4. 箱内土壤、杂草、动物尸体、动植物残留物等; □无　□有 5. 其他		

续表

	名称	学名(拉丁文)	死(活)	检出量	备注
截获疫情					
检疫评定	☐　经检疫合格,同意进境。 ☐　经检疫处理,符合检验检疫要求,同意进境。 ☐ 检疫员：　　　年　　月　　日 审核人：　　　年　　月　　日				

三、集装箱检验检疫管理

1. 实施卫生除害处理

经查验,发现需要实施卫生除害处理的情况包括：(1)携带土壤的；(2)携带有医学媒介生物和其他医学生物的；(3)检疫发现有国家公布的一、二类动物传染病、寄生虫病名录及植物危险性病、虫、杂草名录中所列有害生物和对农、林、牧、渔业有严重危险的其他有害生物的；(4)发现超过规定标准的一般性病虫害的；(5)携带动物尸体、动植物残留物的；(6)载有腐败变质货物、食品的；(7)被传染病污染的。

2. 实施其他除害处理

经查验,发现需要实施其他除害处理的情况包括：(1)查验发现被有害化学物质污染的集装箱必须采取冲洗、擦拭、酸碱中和、稀释等有效清洁措施；(2)查验发现一般放射性超标的集装箱,在条件许可的情况下,可以采取放置衰变法、表面去污法、净化处理法等进行防辐射处理。

3. 实施销毁货物或集装箱连同货物退运处理

经查验,发现需要实施销毁货物或集装箱连同货物退运处理的情况包括：(1)非装运进口废物原料的集装箱夹带有废旧物品的；(2)严重超过放射性标准且无法实施防辐射处理的货物的(不包括专用放射源)；(3)特殊物品包装泄漏或被污染的；(4)国家法律、行政法规针对具体情况有明确规定的。

■ 案例分析

近日,上海检验检疫局浦江分局的检验检疫人员在现场查验一批来自美国的二级马口铁,共十个集装箱,发现其中一个集装箱的角落散落着少许黑色芝麻状颗粒。经检疫发现,该黑色颗粒包含十几个种类的植物种子,其中包括二类危险性有害生物菟丝子种子。请分析,检疫人员按规定将如何对集装箱进行检疫处理？

■ 实例展示

　　上海依依服装进出口公司与日本青山服装商社签订了一批男式西服购货合同。合同签订后,上海依依服装进出口公司根据合同的有关规定进行加工生产,并委托上海旺岭国际货代公司办理集装箱运输托运和入境集装箱及西服的报检手续。上海旺岭国际货代公司收到到货通知后,填写出/入境集装箱报检单,随附购货确认书、外国发票、外国装箱单等报检资料,向上海出入境检验检疫局办理入境集装箱报检手续。

一、办理入境集装箱报检手续

　　上海旺岭国际货代公司填写下列出/入境集装箱报检单

样例 10－11

上海旺岭国际货代
公司报检专用章

中华人民共和国出入境检验检疫
出/入境集装箱报检单

报检单位(加盖公章)：

报检单位登记号:310212123　　联系人：万依　电话:65213785

＊编号：＿＿＿＿＿＿＿＿＿

报检日期:2014 年 12 月 15 日

收货人	(中文) 上海依依进出口公司		
	(外文) SHANGHAI YIYI IMPORT & EXPORT CORPORATION		
发货人	(中文) 青山服装商社		
	(外文) AOYAMA CLOTHES TRADE CORPORATION		
集装箱规格及数量	集装箱号码	拟装/装载货物名称	包装/铺垫物种类及数量
1×40'	TEXU32680412	男式西服	
运输工具名称号码	TEXU4086	启运/到达国家或地区	中国
启运及经停地点	大阪	装运/到货日期	2014.12.04
提单/运单号	TX 4332	目的地	上海
集装箱停放地点	上海市淞沪路 121 号	＊检验检疫费	
拆/装箱地点	＿＿＿＿＿＿	总金额(人民币元)	
需要证单名称	☐集装箱检验检疫结果单 ☑熏蒸/消毒证书 ☐	计费人	
		收费人	

报检人郑重声明： 　1. 本人被授权报检。 　2. 上列填写内容正确属实。 　　　　　　　　签名　万依	领取证单	
	日期	
	签名	

注:1.有"＊"号栏由出入境检验检疫机关填写;2.凡需要出入境货物通关单以及申请委托检验业务的,不适用于本单,一律填写出入境货物报检单。

二、出入境检验检疫机构施检签证

检验检疫机构对承载男式西服的集装箱发出下列抽查通知单：

样例 10 - 12

进出境集装箱抽查通知单

企业名称：上海旺岭国际货代公司

报检号：310987999

报检箱数：1箱	航 次：V. 230	船 名：TEXU4086

重箱	废物原料箱	箱数： ×20' ×40' ×45'	拟抽检箱： （注：装运进口废物原料的集装箱按进口废物原料电子监管系统指定的箱号随同货物一并检验检疫，不再另行安排抽查。）
	其他箱	箱数： ×20' 1×40' ×45'	拟抽检箱： 1箱
空箱		箱数： ×20' ×40' ×45'	拟抽检箱：

请报检单位将上述集装箱调至指定检验检疫场地，并及时联系检验检疫机构人员实施检验检疫。
检验检疫人员：丁琳　　　电话：65789654　　　日期：2014.12.16

备注：

本通知单一式两份，检验检疫机构和报检人各执一份。

检验检疫机构根据实施检疫的结果，填写下列进境集装箱重箱检疫原始记录：

样例 10 - 13

进境集装箱重箱检疫原始记录

报检号：3103454933

船名/航次： TEXU4086/ V. 230	提单号： TX 4332
报检集装箱数： 1箱	启运国家或地区： 日本
货物名称： 男式西服	收货人（代理）： 上海依依进出口公司

现场检疫	检出情况	时间：2014 年 12 月 16 日	地点：上海淞沪路 121 号	抽查数量：1箱
		1. 箱表携带土壤、杂草及其他有害生物； ☑无　□有 2. 啮齿动物及其痕迹、蚊、蝇、蟑螂等医学媒介生物； ☑无　□有 3. 夹带废旧物品、生活垃圾及其他有毒有害物质； ☑无　□有 4. 箱内土壤、杂草、动物尸体、动植物残留物等； ☑无　□有 5. 其他			

续表

	名称	学名(拉丁文)	死(活)	检出量	备注
截获疫情	————	————	————	————	

检疫评定	☑ 经检疫合格,同意进境。 □ 经检疫处理,符合检验检疫要求,同意进境。 □ 检疫员:理化 2014 年 12 月 16 日 审核人:田名 2014 年 12 月 16 日

　　检验检疫机构在检验检疫过程中未发现任何医学媒介生物、有毒有害物质和其他残留物,于是签发下列"集装箱检验检疫结果单",并在提货单上盖章放行。

　　样例 10 - 14

集装箱检验检疫结果单

No. 310456111

申请人	上海旺岭国际货代公司			
船名/航次	TEXU4086/ V.230	货名		男式西服
目的地	上海	检验日期		2014.12.16
检验结果	合格			

检 验 项 目	结 果
箱体、箱门完好,箱号清晰,安全铭牌安全。	合格
箱体无有毒有害危险品标志;箱内清洁、卫生,无有毒有害残留物,且风雨密状况良好。	合格
未发现病媒生物。	合格
未发现活害虫及其他有害生物。	合格

集装箱数量	×20'		1×40'		×45'	
规格	集装箱号	规格	集装箱号	规格	集装箱号	
		40'	TEXU32680412			

以上集装箱符合验箱要求,申报无诈。	(盖章) 上海出入境检验检疫局 检验检疫专用章

验箱地点/日期	上海市淞沪路 121 号/ 2014.12.16	协检人员	王小琳
检验检疫审核人员	田名	审核日期	2014.12.16

★★★★★ 知识技能训练 ★★★★★

一、单项选择题

1. 承运人、货主或其代理人向检验检疫机构报检时,填写(　　)。

　A. 出境货物报检单　　　　　　　　　B. 入境货物报检单

　C. 出/入境集装箱报检单　　　　　　　D. 出境集装箱报检单

2. 在出境口岸装载拼装货物的集装箱由(　　)检验检疫机构实施检验检疫。

　A. 口岸　　　　　　　　　　　　　　B. 产地

　C. 报关地　　　　　　　　　　　　　D. 工商注册地

3. 出境装载(　　)的集装箱可在装运前进行预检。

　A. 冷冻食品　　　　　　　　　　　　B. 快餐食品

　C. 易腐烂变质食品　　　　　　　　　D. A 与 B

4. 检验检疫机构在开箱前实施检疫查验,以下表述错误的是(　　)。

　A. 核查集装箱箱号　　　　　　　　　B. 核查封识号

　C. 进行微生物检测　　　　　　　　　D. 查看集装箱箱体

5. 检验检疫机构在出境集装箱实施卫生除害处理后,向报检人出具(　　)。

　A. 熏蒸/消毒证书　　　　　　　　　B. 出境货物通关单

　C. 卫生证书　　　　　　　　　　　　D. 检验检疫证书

6. 检验检疫机构对出境集装箱实施检验检疫后,向报检人出具(　　)。

　A. 熏蒸/消毒证书　　　　　　　　　B. 出境货物通关单

　C. 卫生证书　　　　　　　　　　　　D. 集装箱检验检疫结果单

二、多项选择题

1. 出境集装箱报检范围是(　　)。

　A. 出境实箱　　　　B. 过境实箱　　　C. 出境空箱　　　　D. 过境空箱

2. 出境集装箱报检范围是(　　)。

　A. 所有出境集装箱　　　　　　　　　B. 装载动植物及产品集装箱

　C. 装载易腐烂变质食品集装箱　　　　D. 装载冷冻品集装箱

3. 装运出口易腐烂变质食品、冷冻品的集装箱应实施(　　)等适载检验。

　A. 清洁　　　　　　B. 卫生　　　　　C. 冷藏　　　　　　D. 密固

4. 出境口岸检验检疫机构凭启运口岸检验检疫机构出具的(　　)放行。

　A. 熏蒸/消毒证书　　　　　　　　　B. 出境通关单

　C. 许可证书　　　　　　　　　　　　D. 集装箱检验检疫结果单

5. 进出境集装箱应当作卫生除害处理的情形有(　　)。

　A. 装载尸体、棺柩、骨灰等特殊物品的　B. 装载腐败变质有碍公共卫生物品的

　C. 可能传播检疫传染病的　　　　　　D. 来自检疫传染病或监测传染病疫区的

6. 集装箱需实施卫生除害处理的情形有(　　)。

　A. 携带土壤的　　　　　　　　　　　B. 被传染病污染的

　C. 载有腐败变质货物的　　　　　　　D. 携带动物尸体的

三、判断题

1. 对不使用木地板的新造集装箱,仅作为商品空箱出口时,也必须实施检验检疫。(　　)

2. 入境口岸检验检疫机构对集装箱及货物一同进行施检,合格后出具入境货物通关单。
(　　)

3. 入境口岸检验检疫机构受理在指运地结关集装箱的报检后,检查集装箱外表。(　　)

4. 过境应检集装箱由进境口岸检验检疫机构实施查验,离境时再次检验检疫。(　　)

5. 特殊物品包装泄漏或被污染的集装箱实施卫生除害处理。(　　)

6. 非装运进口废物原料的集装箱夹带有废旧物品的,该货物作销毁处理。(　　)

四、流程示意题

根据出境集装箱的报检程序,填写下表:

步　骤	工作内容	有关单证
1		
2		
3		
4		

五、操作题

1. 操作资料

受委托人:上海三王报检公司

电话:021 - 58332221

注册登记号:3105522414

报检员姓名:王立

收货人名称:上海进出口公司

电话:021 - 56082266

出口商名称:新加坡电器贸易公司

商品名称:手工工具

集装箱规格及数量:20 英尺一个

集装箱号码:TEXU25478965

船名航次:FALIN V.082

到达国家或地区:中国

启运地:新加坡

提单/运单号:TE20148798541

集装箱停放地点:上海市中山路 215 号

需要证单名称:熏蒸/消毒证书

2. 操作要求

请你以上海三王报检公司报检员的身份,填写出/入境集装箱报检单。

中华人民共和国出入境检验检疫
出/入境集装箱报检单

报检单位(加盖公章)：

报检单位登记号：　　　　联系人：　　　　电话：

*编号：_____

报检日期：

收货人	(中文)	
	(外文)	
发货人	(中文)	
	(外文)	

集装箱规格及数量	集装箱号码	拟装/装载货物名称	包装/铺垫物种类及数量

运输工具名称号码		启运/到达国家或地区	
启运及经停地点		装运/到货日期	
提单/运单号		目的地	
集装箱停放地点		*检验检疫费	
拆/装箱地点		总金额(人民币元)	
需要证单名称	□集装箱检验检疫结果单 □熏蒸/消毒证书 □	计费人	
		收费人	

报检人郑重声明：
1. 本人被授权报检。
2. 上列填写内容正确属实。

签名：_____

领取证单	
日期	
签名	

注：1.有"*"号栏由出入境检验检疫机关填写；2.凡需要出入境货物通关单以及申请委托检验业务的，不适用于本单，一律填写出入境货物报检单。

图书在版编目(CIP)数据

出入境报检业务操作/童宏祥主编. —上海:华东师范
大学出版社,2014.11

高职国际贸易实务专业"十二五"新标准系列教材

ISBN 978 - 7 - 5675 - 2779 - 9

Ⅰ.①出…　Ⅱ.①童…　Ⅲ.①国境检疫−中国−高等
职业教育−教材　Ⅳ.①R185.3

中国版本图书馆 CIP 数据核字(2014)第 270658 号

出入境报检业务操作

主　　编	童宏祥
组稿编辑	李恒平
项目编辑	蒋　将
审读编辑	裴　蕾
责任校对	胡　静
封面设计	孔薇薇
版式设计	卢晓红

出版发行　华东师范大学出版社
社　　址　上海市中山北路 3663 号　邮编 200062
网　　址　www.ecnupress.com.cn
电　　话　021 - 60821666　行政传真 021 - 62572105
客服电话　021 - 62865537　门市(邮购)电话 021 - 62869887
地　　址　上海市中山北路 3663 号华东师范大学校内先锋路口
网　　店　http://hdsdcbs.tmall.com

印 刷 者　句容市排印厂
开　　本　787×1092　16 开
印　　张　16.25
字　　数　364 千字
版　　次　2015 年 2 月第 1 版
印　　次　2015 年 2 月第 1 次
书　　号　ISBN 978 - 7 - 5675 - 2779 - 9/F・314
定　　价　35.00 元

出 版 人　王　焰

(如发现本版图书有印订质量问题,请寄回本社客服中心调换或电话 021 - 62865537 联系)